國譯 難經

國譯 難經

This Edition was published by Jipmoondang Publishing Co. in 2015, Seoul, Korea.

改訂版

國譯 難經

琴 坰 樹
宋 志 青 譯

집문당

금경수(琴坰樹) 현재 원광대학교 한의과대학 교수
대한한의학원전학회 명예회장

송지청(宋志青) 현재 대구한의대학교 한의과대학 한의예과 조교수
대구한의대학교 한의과대학 한의예과장

改訂版

國譯 難經

2015년 9월 1일 1판 1쇄
2016년 9월 30일 1판 2쇄

역 자 | 금경수·송지청
발행인 | 임동규
발행처 | **집문당**
등 록 | 1971. 3. 23. 제300-2012-69호
영업부 | 10881 경기도 파주시 광인사길 85
(02)743-3192~3 팩스(02)742-4657
전자우편 | sale@jipmoon.co.kr
편집부 | 03134 서울시 종로구 돈화문로 82
(02)743-3096~7 팩스(02)743-0227
전자우편 | edit@jipmoon.co.kr
홈페이지 | www.jipmoon.co.kr

편 집 | 남시중
디자인 | 임용우

ISBN 978-89-303-1699-6

가격 22,000원

이 도서의 국립중앙도서관 출판시도서목록(CIP)은 e-CIP홈페이지(http://www.nl.go.kr/ecip)와 국가자료공동목록시스템(http://www.nl.go.kr/kolisnet)에서 이용하실 수 있습니다.
(CIP제어번호: CIP2015022562)

□ 譯序

『난경難經』의 원명原名은 『황제팔십일난경黃帝八十一難經』으로 저자는 진월인秦越人이며, 대략 후한後漢 이전에 완성된 것으로 추정한다. 이 책은 한의학 기초이론을 81개의 문답형식으로 편술되어 있고, 각종 간본刊本과 주본注本이 있다.

초학자들은 학습 과정 중에 한의학이론의 기본과 원천이 되는 『내경內經』부터, 『난경難經』, 『신농본초경神農本草經』, 『상한론傷寒論』의 순서로 점진적으로 나아가는 것이 일반적인데, 『내경內經』과 『난경難經』의 기초이론은 내용이 다양하면서도 전문적이기 때문에 한의학 공부의 필독서가 되었다.

본인이 한의예과에 재학 시에 선고先考께서 대만臺灣 출장 중 사다 주신 한의학 관련 서적 몇 권 가운데 소인출판사昭人出版社 발행 『난경역석難經譯釋』을 접하게 되었다. 간결한 역석이 『난경難經』을 이해하는 데 도움이 되었으나, 간기刊記 없이 발행되었기 때문에 이 책을 누가, 언제 역석을 했는지는 궁금하였다. 뒤에 알게 된 것은 대륙大陸의 간자체簡字體로 된 많은 서적이 대만臺灣에서 번자체繁字體로 바꾸어 재발행되었다는 사실과 이 책 또한 그 가운데 하나로 1961년 남경

중의학원南京中醫學院 의경교연조醫經教研組에 의해 역석譯釋되고 상해과학기술출판사上海科學技術出版社에서 출판된 책이다.

20여 년 전 용재庸齋 박경朴炅 선생님의 권유로 원광한의학연구소(현 한국전통의학연구소)의 연구비 지원을 받아 원전학교실 석박사과정 원생들과 함께 국역작업을 완료하였으나 당시(1994년)에는 몇 십 부만 인출印出하였다. 후에 다시 보완하여 재출간하고자 하였으나 게으른 탓에 그동안의 세월이 지났다.

다행히도 수년 전부터 송지청宋志青 선생이 대구한의대학교에서 난경 강의를 하면서 이를 교재로 이용하겠다는 제의를 하였고, 작년에 대구한의대학교에 임용되면서 송 교수가 나머지 부분을 보완하여 공동으로 출판하게 되었다.

보면 볼수록 부족한 부분이 많으나 후학들이 이를 발판 삼아 좀 더 나은 책을 쓸 것으로 기대하면서 위안으로 삼는다.

그동안 지도해 주신 용재庸齋 선생님과 도와준 원광대학교 한의과대학 원전학교실 원생들, 그리고 역자의 원고를 기꺼이 맡아 출판해주신 집문당 임동규 사장님께 깊은 감사를 드린다.

2015년 7월

琴垌樹 誌

□ 原緖

동양의학東洋醫學은 오랜 역사를 가지고 있으며 역사상 의학서가 매우 많으므로 처음 배우는 사람들은 요령을 파악하여 순서에 따라 차차 나아가야 하는데, 일반적으로 『내경內經』, 『난경難經』, 『신농본초경神農本草經』, 『상한론傷寒論』 등부터 시작하게 된다. 왜냐하면 이들은 동의이론東醫理論의 기본과 의술의 원천이 되기 때문이다. 『상한론傷寒論』 서문에 "『소문素問』, 『구권九卷』, 『팔십일난八十一難』을 찬용撰用하여 … "라는 구절 속에서, 장중경張仲景이 찬술한 『상한론傷寒論』에도 『내경內經』과 『난경難經』의 기초이론이 포함되어 있으니, 『내경內經』과 『난경難經』의 이론이 동양의학 가운데에 중요한 위치를 차지하고 있음을 이해할 수 있다. 동양의학에서 이 책은 필독서가 되기 때문에 이를 존귀하게 여겨 '의경醫經'이라고도 한다.

『난경難經』의 저자와 완성 시기는 지금까지도 통일된 의견과 결론이 아직 없다. 하지만 장중경張仲景의 『상한잡병론傷

寒雜病論』 서문에 이미 『팔십일난八十一難』이라는 명칭이 언급되어 있어서 이 책이 만들어진 시기는 일반적으로 한대漢代 이전으로 보고 있다. 본서의 저자에 대해 역대로부터 3가지 견해가 있는데 아래와 같다.

1. 황제黃帝가 저술하였다는 견해 : 『제왕세기帝王世紀』를 인용한 『태평어람太平御覽』에 "황제 유웅씨有熊氏가 뇌공雷公과 기백岐伯에게 명하여 경맥을 설명하게 하고 81가지의 난해한 것을 질문하여 알게 된 것이 『난경難經』이다."라고 하였으므로 『난경難經』은 황제가 직접 저술하였다는 견해이다.
2. 위탁서라는 견해 : 이 견해는 이 책의 문자적인 면에서 헤아릴 수 있는데. 예를 들어 『난경』의 '원기元氣'라는 용어는 한대漢代 동중서董仲舒의 『춘추번로春秋繁露』와 양웅揚雄의 『해조解嘲』에 보이고, 후한대後漢代에 이르러 많이 쓰였다. 또 『난경』의 "남자는 인寅[양목陽木]에서 생하고 여자는 신申[음금陰金]에서 생한다."라는 문구는 『설문해자說文解字』 주注를 포함하여 고유高誘의 『회남자淮南子』 주注, 『이소장구離騷章句』에 이와 같은 표현이 있고, "목木은 수水를 얻으면 뜨고, 간肝은 수水를 얻으면 가라앉으며, 폐肺는 수水를 얻으면 뜨고, 금金은 수水를 얻으면 가라앉는다."라는 문구는 『백호통白虎通』에 나와 있으며, "금金은 사巳에서 생하고, 수水는 신申에서

생한다."라는 문구는 오행위설가五行緯說家가 언급한 것과 유사하므로, 『난경』은 황제가 저술한 것이 아니라 황제를 저자로 위탁한 것으로 봐야 한다는 견해이다.

3. 진월인秦越人의 저서라는 견해 : 대다수의 주석가들은 『난경難經』을 진월인秦越人이 저술한 것으로 여긴다. 당대唐代의 양현조楊玄操는 "『황제팔십일난경黃帝八十一難經』은 바로 발해渤海의 월인越人이 지은 것이다. 월인이 장상군長桑君의 비술秘術을 전수받아 드디어 의도醫道에 통달하여 장부臟腑를 명백히 이해할 수 있는 경지에 이르러 장부臟腑를 도려내고 심心을 오려내었다. 헌원시대軒轅時代의 편작扁鵲이라 불리는 새와 서로 비슷하다 하여 바로 편작扁鵲이라고 호칭한다."고 하였다. 그 외에 여복呂復, 왕위王瑋, 이동李駉, 빙승희憑承熙 등도 모두 같은 견해였으며, 현재는 진월인의 작품으로 간주한다. 이외에도 사적史籍과 고대 역사가들이 기재한 것을 보면 사마천司馬遷이 "세상에서 오늘날에 이르기까지 맥을 설명하는 자는 편작扁鵲으로부터 유래한다."고 하였고, 『구당서舊唐書 · 경적지經籍志』에 "『황제팔십일난』은 진월인秦越人이 찬한 것이다."라고 하였으니 『구당서』의 기록과 역사가들의 말이 비교적 믿을 만하다.

『난경』의 명칭에 대하여 대체로 3가지의 견해가 있다.

첫 번째는 '난難'을 '논란論難'으로 해석해야 한다는 것이다. 황보밀皇甫謐이 "『제왕세기帝王世紀』에 황제黃帝께서 기백岐伯, 뇌공雷公에게 경맥經脈에 대하여 설명하게 하여 81가지의 논란論難을 알게 한 것이 『난경』이다."라고 한 것과 같다.

두 번째는 '난難'을 '어렵다'는 뜻으로 해석해야 한다는 것이다. 여태진黎泰辰은 "난難이란 인체의 오장육부五臟六腑가 내부에 숨겨져 있어 사기邪氣가 침범하면 잘 헤아려 알지 않으면 안 되는데, 오직 맥리脈理로 터득해야 하니 이와 유사한 것이 아니겠는가? 맥脈을 짚는데 콩 12개의 무게로 누르기도 하고, 또는 수레 덮개와 같이 살짝 누르기도 하며, 닭 깃을 만지듯 눌러서 내외內外의 질병을 살펴서 아는 것이 어렵지 아니하겠는가?"라고 한 것과 같다.

세 번째는 '난難'을 '의심스럽고 판단하기 어려운 것을 해설하다.'의 뜻으로 해석해야 한다는 것이다. 서영태徐靈胎는 "(의학의) 간단하면서도 심오한 뜻을 『소문素問』과 『영추靈樞』에서 실마리만 끌어내고 발명하지 않았는데, (『난경』에서) 문답하는 말로써 그 뜻을 창달하게 하였다."라고 한 것과 같다.

이상을 종합하면 학자들의 견해에 비록 각각의 이유가 있지만, 『난경』의 체제와 내용 면에서 볼 때 문답으로서 의문점을 풀기 때문에 『난경』의 '난難'은 '논란論難하다.' 또는 '의심스럽고 판단하기 어려운 것을 해설하다.'라는 뜻이 비교적 합당한 것 같다.

『난경難經』에 대해 역대 주석가들의 수많은 주석이 있는데 오대吳代에 여광呂廣이 주석한 것, 당대唐代의 초기에 양현조楊玄操의 보주본補注本이 있고, 그 뒤 송대宋代에 정덕용丁德用·광서廣庶·주중립周仲立·방안시龐安時 등이, 금대金代에는 기천석紀天錫·장원소張元素 등이, 원대元代에는 원순보元淳甫·사견백謝堅白·활백인滑伯仁 등이, 명대明代에는 장천성張天成·우천민虞天民 등이, 청대淸代에는 서영태徐靈胎·정이중丁履中·황곤재黃坤載 등이 있었으며, 근대의 주석가들도 또한 적지 않았으나 다만 문장을 따라 일반적인 주석만을 하였다.

본서는 역석譯釋의 방법을 채택하여 원문原文과 자구해字句解, 국역國譯, 연의演義, 본난本難 요점要點으로 나누었고, 장절을 나누어 역석譯釋함으로써 내용을 명백하도록 하여 전체적인 이해와 중점을 파악하는데 편리하도록 하였다. 본서의 원문은 활백인滑伯仁의 『난경본의難經本義』를 근거로 삼고 기타 서적들도 참고하였다.

현존하는 판본에 따라 장章을 두 가지 방법으로 분류하였는데, 하나는 양현조楊玄操의 분류법으로 1~24난을 경맥脈經과 증후證候로, 25~26난을 경락대수經絡大數로, 27~ 29난을 기경팔맥奇經八脈으로, 30~31난을 영위營衛와 삼초三焦로, 32~37난을 장부臟腑의 배합과 상징으로, 38~47난을 장부臟腑의 도수

度數로, 48~52난을 허실虛實과 정기正氣·사기邪氣로, 53~54난을 장부臟腑의 전병傳病으로, 55~56난을 장부적취臟腑積聚로, 57~60난을 오설五泄과 상한傷寒으로, 61난을 신성공교神聖工巧로, 62~68난을 장부경수臟腑經兪로, 69~81난을 침자鍼刺의 보사補瀉로 모두 13장으로 나누었다. 이러한 분류는 너무 번잡한데 그 가운데 48~52난의 허실과 정기·사기, 53~54난의 장부의 전병, 55~56난의 장부적취, 57~60난의 오설과 상한 등은 실제로 모두 질병의 범주에 속하는 것이며, 또 61난을 신성공교神聖工巧로 하여 별도의 장을 만든 것은 더욱 필요 없다. 오징吳澄은 이와 같이 장을 나누는 방법이 합당하지 않다고 하여 다시 분류하였는데, 그는 『난경難經』을 6장으로 나누고 말하기를 "옛적에 신의神醫인 진월인秦越人이 『팔십일난八十一難』을 편찬하였는데 후세인이 81난을 13편으로 나누었으나, 나는 그렇게 나눈 방법이 합당하지 않다고 생각되어 다시 정리하여 6장으로 나눈다."고 하였다. 이에 본서는 오징吳澄이 분류한 1~22난을 맥학脈學, 23~29난을 경락經絡, 30~47난을 장부臟腑, 48~61난을 질병疾病, 62~67난을 수혈兪穴, 69~81난을 침법鍼法으로 나눈 방법을 채택하였다. 이와 같은 방법은 『난경』에 대한 개괄성이 탁월하고 내용에 조리가 분명한 장점이 있다. 이 외에 황원어黃元御와 정금丁錦 등의 주석본은 배열순서면에서 약간 차이가 있지만, 대체로 모두 오징吳澄과 서로 근사하므로 참고할 가치가 있다.

『난경難經』의 내용에는 생리生理, 병리病理, 진단診斷, 치료治療 등 각 방면을 포괄하고 있으며 역대 의가들은 모두 매우 훌륭한 평가를 하였다. 활백인滑伯仁은 그의 『난경본의難經本義』 서문에 『난경』의 내용이 풍부하고 이론이 정확하다고 매우 칭찬하였고, 후학들 연구하는 데 많은 도움이 된다고 하면서 "『난경』은 황제黃帝의 『소문素問』, 『영추靈樞』의 요지를 문답체로 그 뜻을 설명하였는데, 그 가운데 영위도수營衛度數, 촌척부위寸尺部位, 음양오행陰陽五行, 장부내외臟腑內外, 맥법脈法, 병태病態와 경락유주經絡流注, 침자수혈鍼刺兪穴에 이르기까지 두루 간략한 말로써 그 뜻을 광범위하게 설명하였으며, 옛 성인의 글을 확충하여 후학자들을 계발하였으므로 백성을 염려하는 자에게는 매우 절실한 책이 될 것이다."라고 하였다.

『난경』의 이론은 비교적 완벽하고 또 여러 면으로 독창적인 의미가 있어서 다음과 같이 몇 가지 방면으로 설명할 수 있다.

1. 진단방면診斷方面 : 진맥방법에 비교적 분명한 계통성이 있으며, 특히 제1난의 '촌구寸口'에서 맥을 짚는 방법은 독창적인 발명으로 오늘에 이르기까지 수 천년동안 임상에 응용되었다. 근대의 장산뢰張山雷는 이에 대하여

특별히 찬양하여 "후세에 불멸의 공로"라고 하였다. 또 관부關部를 확정하는 데에도 제2난에 명백하게 설명하고 있으며, 어떤 사람은 "『난경難經』만의 독창적으로 터득한 비법"이라고 일찍이 말한 적이 있다. 제4, 5난에는 맥의 음양陰陽과 부맥浮脈, 침맥沈脈을 비교적 구체적으로 상세하고 확실하게 서술해 놓았다. 제14난에서 서술한 '손맥損脈'은 노손병勞損病의 진단에 상당한 가치가 있을 뿐만 아니라 노손병의 치료법을 제시하였는데, 즉 "폐肺가 허손하면 그 기를 보익補益하고 … 비脾가 허손하면 음식을 조절하며 한온寒溫을 알맞게 해야 한다." 등으로써 임상의 원칙적인 방향을 제시해 주고 있다.

2. 생리방면生理方面 : 제26난의 십오락十五絡에 대한 자세한 설명에서 양락陽絡은 양교락陽蹻絡, 음락陰絡은 음교락陰蹻絡으로 제시하였는데 이는 낙맥絡脈에 대한 독창적인 견해이며 치료에 상당한 영향을 주고 있고, 제45난에서 논술한 '팔회八會'도 이와 같다. 이들은 모두 치료경험의 총결산이며 생리이론을 탐구했을 뿐만 아니라 새로운 이론을 창조한 것이다. 경락학설經絡學說면에서 기경팔맥奇經八脈의 순행방향과 기지起止점을 상세히 설명하였을 뿐만 아니라 기경팔맥奇經八脈과 십이경맥十二經脈의 생리기능상 차이점을 두드러지게 하였고 『내경內經』의 미비점을 보충하였다.

3. 병리방면病理方面 : 제55난에서 설명한 '적취積聚'와 제56난에서 설명한 '오장적五臟積' 등은 모두 그 증상, 병리, 질병과정의 전변을 전반적으로 설명한 것이다. 제57난에서 설명한 위설胃泄, 비설脾泄, 대장설大腸泄, 대하설大瘕泄과 제58난에서 설명한 중풍中風, 상한傷寒 등은 질병의 근원과 현상에 대하여 모두 깊이 연구한 것이다.
4. 치료방면治療方面 : 치료방면에서는 보사補瀉를 강조하였는데 오장五臟의 복잡한 관계에 맞추어 '사남보북瀉南補北'의 법칙[제75난]을 제시하였다. 또 "유능한 의사는 미처 병들기 전에 미리 다스리니 가령 간병肝病이 나타나면 이는 비脾로 전해기기 때문에 먼저 비기脾氣를 실하게 하여야 간肝의 사기邪氣를 받지 않도록 할 수 있다.[제77난]"고 하였는데, 장중경張仲景의 『금궤요략金匱要略 · 장부경락선후병맥증臟腑經絡先後病脈證』은 이 이론을 바로 계승하고 설명한 것이며, 후세 의학에서도 이로 말미암아 치료상 예방의학적 조치로 이해되었다. 또한 수혈兪穴과 침자鍼刺의 수기법手技法 등도 비교적 구체적이고 새로운 내용을 갖추고 있다.

이상의 몇 가지는 생리生理, 병리病理, 진단診斷, 치료治療방면에서 대표적인 것을 하나씩 제시하고 간략히 설명한 것으로, 이로 말미암아 『난경難經』의 본질을 전체적으로 인식할 수 있도록 하였다.

그러나 한편으로 『난경』도 약간의 결함이 있다. 예를 들면 심폐心肺가 횡격막橫膈膜 위에 위치한다는 원리와 오장五臟의 형태에 관한 내용 등은 일부 견강부회牽强附會한 측면이 있다. 더욱이 '금金은 사巳에서 생하고 수水는 신申에서 생한다.'는 이론은 위가설緯家說이 섞여 있고, 오행이론의 생극법칙生克法則과 실제적인 운용의 의의가 뒤섞여 있다. 그러므로 학습과 연구 과정에서 경솔하게 부정할 수도 없을 뿐만 아니라 장단점을 가려서 받아들이지 않을 수도 없으니 반드시 취사선택하여 따라야 할 것이다.

□ 목 차

第 1 章

脈 學

第2章
經 絡

第3章
臟 腑

第 4 章

疾 病

第5章

兪 穴

第6章

鍼法

第 1 章

脈 學

第1難

寸口脈과 經脈營衛의 度數

十二經[1]에 皆有動脈[2]이나 獨取寸口[3]하야 以決五藏六府의 死生吉凶之法[4]은 何謂也오

然[5]하다 寸口者는 脈之大會[6]니 手太陰之脈動[7]也라 人[8]이 一呼에 脈行三寸[9]하고 一吸에 脈行三寸하니 呼吸定息[10]엔 脈行六寸이라 人이 一日一夜에 凡一萬三千五百息하고 脈行五十度[11]하야 周[12]於身하니 漏水下百刻[13]에 榮衛[14]는 行陽二十五度[15]하고 行陰도 亦二十五度[15]하야

---

1) 十二經 : 手足三陰三陽經脈이 모두 12개이므로 十二經脈을 十二經이라 약칭한다.
2) 動脈 : 경맥이 손가락에 감응하여 박동하는 것을 모두 동맥이라고 한다.
3) 寸口 : 맥을 짚는 부위의 명칭으로 손바닥 뒤 손목관절에 있다. 여기서 '寸口'는 寸·關·尺 삼부 전체를 말한다.
4) 法 : 진법을 말한다.
5) 然 : 滑伯仁은 "然은 답사이다."라 하였다.
6) 大會 : 회합하는 것이다.
7) 脈動 : 『脈經』에는 動脈으로 되어 있다.
8) 人 : 정상인을 말한다.
9) 脈行三寸 : 『靈樞 · 五十營』에는 '氣行三寸'으로 되어 있다.
10) 定息 : 한 번 호흡이 끝난 것을 정식이라고 한다.
11) 度 : 순행하는 횟수를 말한다.
12) 周 : 맥기가 경락을 따라 순환하는 것을 말한다. 『靈樞 · 五十營』에는 '脈行五十度周於身'이 '脈行五十營周於身'으로 되어 있다.
13) 漏水下百刻 : 고대에 시간을 계산하는 방법으로 銅壺[물시계]에 물을 담아 물방울이 떨어지는 눈금[刻數]에 따라서 시간을 계산하였으므로 '漏水'라 한다. 동호에 모두 일백 개의 눈금을 새겨서 하루의 시간을 계산하므로 '百刻'이라 하였다.

爲一周[16]也라 故로 五十度에 復會於手太陰하니 寸口者는 五藏六府之所終始라 故로 法取於寸口也라

【國譯】

십이경맥十二經脈에 모두 동맥動脈이 있는데 촌구寸口에서만 맥을 취하여 오장육부五臟六腑의 생사길흉生死吉凶을 진단하는 방법은 어떠한 것을 말하는가?

촌구寸口는 맥이 모이는 곳이며, 수태음폐경手太陰肺經의 동맥動脈이다. 정상인이 한 번 숨을 내뱉으면 맥기脈氣가 3촌寸을 가고 한 번 숨을 들이마시면 맥기脈氣가 3촌寸을 가니 호흡呼吸하는 사이에 맥기脈氣가 6촌寸을 간다. 정상인이 하루에 13,500번 호흡을 하고 맥기脈氣가 50회 돌아서 전신을 한 바퀴 도니, 백각百刻의 시간 내에 영위營衛는 낮에 25회 순행하고 밤에도 25회 순행하여 한 바퀴 돈다. 그러므로 50회 순행하면 다시 수태음폐경手太陰肺經에 모이니 촌구寸口는 오장육부五臟六腑의 기혈氣血이 시작하고 종료하는 곳이 되므로 그 상을 촌구寸口에서 취한다.

14) 榮衛 : '榮'자는 '營'자와 통하며 營衛를 의미한다.

15) 行陽二十五度, 行陰亦二十五度 : '榮衛'는 수곡이 변화하여 된 精氣이며, '陽'은 낮, '陰'은 밤을 의미하고, '二十五度'는 榮衛가 하룻낮과 밤에 순환하는 횟수를 말한다.

16) 一周 : 영위가 하루에 50회 순환을 마친 것을 말한다.

【演義】

1) "십이경十二經에 모두 동맥動脈이 있다."의 의의 : 십이경맥十二經脈은 수족삼음삼양경맥手足三陰三陽經脈을 가리킨다. 십이경맥十二經脈에는 모두 동맥動脈이 있으니 수태음경手太陰經의 중부中部 · 천부天府 · 협백俠白, 수양명경手陽明經의 합곡合谷 · 양계陽谿, 수소음경手少陰經의 극천極泉 · 신문神門, 수태양경手太陽經의 천창天窗, 수궐음경手厥陰經의 노궁勞宮, 수소양경手少陽經의 화료禾髎, 족태음경足太陰經의 기문箕門 · 충문衝門, 족양명경足陽明經의 대영大迎 · 인영人迎 · 기가氣街 · 충양衝陽, 족소음경足少陰經의 태계太谿 · 음곡陰谷, 족태양경足太陽經의 미충眉衝, 족궐음경足厥陰經의 태충태충 · 오리五里 · 음렴陰廉, 족소양경足少陽經의 청회聽會 · 함염頷厭 등의 경혈經穴부위를 눌러보면 모두 박동이 감촉되므로 "십이경十二經에 모두 동맥動脈이 있다."고 하였다.

2) 촌구寸口에서만 진맥診脈하는 원리[독취촌구獨取寸口] : 진맥診脈의 방법은 『소문素問 · 삼부구후론三部九候論』에 전신을 삼부구후三部九候로 나누어 진맥하는 방법이 있는데, 이와 십이경맥十二經脈은 모두 연관이 있는 동시에 십이경十二經과 내부의 장부臟腑가 모두 낙촉絡屬관계가 있다. 이러한 진맥법은 질병을 진단하기에 충분하며 그 원리는 간단히 이해된다. '촌구寸口'는 수태음폐경手太陰肺經의 부위에 속하는데 여기에서 오직 촌구寸口에서 오장육부五臟六腑의 병변을 진단하는 것은 맥진脈診의 방법에 대단한 혁신이며 후세들에

게 매우 편리한 방법을 남겨준 것이다. 그 원리는 바로 『내경內經』에서 말한 "촌구寸口는 맥의 대회大會"라는 것이니, 곧 촌구寸口는 십이경맥十二經脈의 경기經氣가 모이는 곳이다. 폐肺와 다른 경맥經脈은 모두 밀접한 관계가 있기 때문에 『소문素問 · 경맥별론經脈別論』에 "맥기脈氣가 경맥으로 흘러들어 가니 경기經氣는 폐肺에 귀속되며 폐肺는 백맥百脈을 조회朝會한다."라고 한 것이다. 다른 경맥經脈도 폐肺와 밀접한 관계가 있으므로 오장육부五臟六腑에 병이 있으면 기혈氣血의 운행이 상실되어 그 영향이 폐경肺經에 미치어 기구氣口[촌구寸口]에 나타나게 된다. 동시에 위기胃氣와의 작용에도 관계가 있으니 『소문素問 · 오장별론五藏別論』에 "위胃는 수곡水穀의 바다이며 육부六府의 대원大源이다. … 이런 까닭으로 오장육부五藏六府의 기미氣味는 모두 위胃에서 나와 기구氣口[촌구寸口]에 드러난다."라 한 것이다. 실제로 이는 진기眞氣의 생성이나 진기眞氣와 질병의 관계에도 문제가 되므로 촌구寸口만을 취하여 질병을 진단할 수 있다.

3) 영위營衛의 운행횟수 : "정상인이 한 번 숨을 내뱉으면 맥기脈氣가 3촌寸을 가고 한 번 숨을 들이마시면 맥기脈氣가 3촌寸을 가니 호흡呼吸하는 사이에 맥기脈氣가 6촌寸을 간다."에서부터 "촌구寸口는 오장육부五臟六腑의 기혈氣血이 시작하고 종료하는 곳"까지의 문장은 영위營衛가 주야간에 순행하는 횟수를 설명한 것이나, 하루 밤낮에 50회 주행하고 다시 수태음경手太陰經에 모이니 주행의 시작과 종료하는 곳이

모두 수태음폐경手太陰肺經이 된다는 의미이다. 그 중 "영위營衛는 낮에 25회 순행하고 밤에도 25회 순행하여 한 바퀴 돈다."는 영위營衛가 주·야간에 순행하는 횟수를 개괄적으로 설명한 것이며, 합하여 50회 순행하는 것을 '일주一周'라 한 것이다.

【本難 要點】

1. 진맥診脈에 수태음촌구手太陰寸口만을 취하는 원리를 설명한 것이다. 이는 맥진방법脈診方法에 있어서 『난경難經』의 대발명이다. 아울러 촌구寸口가 영위기혈營衛氣血의 순행이 시작하고 종료하는 곳이 되고 오장육부五臟六腑와의 관계가 매우 밀접하므로 독취촌구獨取寸口를 설명하는 근거가 된다.
2. 인체에서 영위營衛가 운행하는 횟수는 주간에 25회, 야간에 25회 순행하여 50회에 이르며 그 운행이 시작하고 종료하는 것은 모두 수태음경맥手太陰經脈에 있음을 설명하였다.

第2難

診脈의 부위[氣口]

脈有尺寸[1]은 何謂也오

然하다 尺寸者는 脈之大要會[2]也라 從關[3]至尺은 是尺內니 陰之所治[5]也요 從關至魚際[4]는 是寸口內니 陽之所治[5]也라 故로 分[6]寸爲尺하고 分尺爲寸 故로 陰得尺內一寸하고 陽得寸內九分하니 尺寸의 終始는 一寸九分이라 故로 曰尺寸也라

【國譯】

진맥診脈을 하는 부위에 척尺과 촌寸이 있다 하니 어떠한 것을

---

1) 尺寸 : 진맥하는 부위의 명칭으로 손목관절로부터 팔꿈치관절까지의 길이가 1尺 1寸이 되므로 尺寸이라고 하였다. 팔꿈치관절 尺澤부터의 거리가 1尺이 되는 關部 후방의 부위가 尺部가 되고, 魚際 방향으로 1寸의 부위가 寸部가 된다.

2) 大要會 : 제1난의 '大會'와 같이 회합의 뜻이다.

3) 關 : 진맥하는 부위의 명칭이다. 尺寸의 경계부위로서 손바닥 뒤 高骨處에 있다.

4) 魚際 : 엄지손가락 본관절 뒤 肌肉이 풍부한 곳을 '魚'라 하고 그 바깥 변두리 선을 '魚際'라 한다.

5) 陽之所治, 陰之所治 : 滑伯仁은 "寸은 陽이 되고 尺은 陰이 되니, 陽은 상부에 있고 陰은 하부에 있다."고 하였고, 徐靈胎는 "關의 아래는 尺이 되어 腎과 肝을 주재하여 沈脈이므로 陰에 속하고, 關의 상부는 寸口가 되어 心과 肺를 주재하여 浮脈이 되므로 陽에 속한다."고 하였으니 '陰'은 尺部, '陽'은 寸部를 가리키며, '治'는 속한다는 뜻이다.

6) 分 : 隔也, 떨어질 분

말하는가?

척과 촌은 경맥經脈의 기氣가 모두 모이는 곳이다. 관부關部부터 척택尺澤까지는 척내尺內이니 음陰에 속하는 곳이며, 관부關部부터 어제魚際까지는 촌구내寸口內이니 양陽에 속하는 곳이다. 그러므로 관부關部 이상 1촌寸을 제외한 아래쪽이 척尺이 되고 관부關部 이하 1척尺을 제외한 위쪽이 촌寸이 되므로, 음陰은 척尺의 내부 1촌寸을 얻고 양陽은 촌寸의 내부 9분分을 얻으니 척촌尺寸의 길이는 1촌寸 9분分이다. 그러므로 척촌尺寸이라 한다.

【演義】

1. 본난에서 설명한 '척촌尺寸'은 실제적으로 촌관척寸關尺 삼부三部를 포괄하고, 또 『소문素問·오장별론五藏別論』의 "기구氣口는 어찌하여 홀로 오장五藏을 주관하는가?"란 문장 중의 '기구氣口'와 같으니 수태음경맥手太陰經脈의 동맥動脈이 있는 곳이다. 수태음경맥手太陰經脈은 또 안으로 폐肺에 속하며 전신 십이경맥十二經脈 모두와 밀접한 연관이 있으므로 "경맥經脈의 기氣가 모두 모이는 곳"이라 하고, 또 "폐肺는 백맥百脈을 조회朝會한다."는 생리관계가 유래하였다.
2. "관부關部부터 척택尺澤까지는 … 양陽에 속하는 곳이다."라는 문장은 촌관척寸關尺 삼부의 구분과 음양陰陽의 속성을 설명한 것이다. 촌관척寸關尺 삼부의 구분과 그 부위의 확정은 관부關部를 중심으로 삼았다. "관부關部부터 척택尺澤까지는 척내尺內이다."는 관부關部부터 척택尺澤까지가 척부맥尺

部脈의 범위에 속하고, "관부關部부터 어제魚際까지는 촌구寸口내이다."는 관부關部부터 어제魚際까지가 촌부맥寸部脈의 범위에 속함을 설명하였다. 음양陰陽의 속성으로 보면 관부關部를 경계로 삼아 관부가 확정된 뒤에 관전關前의 촌맥寸脈은 양陽에 속하고, 관후關後의 척맥尺脈은 음陰에 속한다. 척尺은 음陰에 속하고 촌寸은 양陽에 속하는 이유는 내장內臟의 상태가 나타나는 맥상脈象의 부위와 관계가 있기 때문이다. 양측 척맥尺脈은 모두 신장腎臟에 속하고 신장腎臟은 음중陰中의 음陰이 되므로 척맥尺脈은 음陰에 속하고, 좌측 촌맥寸脈은 심장心臟에 속하고 우측 촌맥寸脈은 폐장肺臟에 속하는데 심폐心肺가 모두 횡격막橫隔膜 상부에 위치하므로 심장心臟은 양중陽中의 양陽이 되고 폐장肺臟은 양중陽中의 음陰이 되어 촌맥寸脈은 양陽에 속한다.

3) 마지막 구절인 "그러므로 관부關部 이상 1촌寸을 제외한 아래쪽이 척尺이 되고 … 그러므로 척촌尺寸이라 한다."는 척尺과 촌寸의 구분방법과 촌구맥寸口脈을 짚는 부위의 길이를 설명하였으니, 원문에 근거하여 서술하면 그 삼부三部의 길이는 아래와 같다.

尺內	寸部	寸內 九分	一寸 九分
	關部	寸尺의 경계	
	尺部	尺內 一寸	

【本難 要點】

1. 척촌부尺寸部[기구氣口]와 경맥經脈의 밀접한 관계를 설명하였다.
2. 촌관척寸關尺 삼부 위치 구분과 음양陰陽의 속성을 설명하였다.
3. 촌관척寸關尺 삼부의 길이를 설명하였다.

第3難

尺寸의 太過不及한 맥상

脈에 有太過[1)]有不及[1)]하고 有陰陽相乘[2)]하고 有覆 有溢[3)]하고 有關[4)] 有格[4)]하니 何謂也오

然하다 關之前者는 陽之動也니 脈當見九分而浮[5)]나 過者는 法曰太過요 減者는 法曰不及이라 遂[6)]上魚爲溢이요 爲外關內格이니 此는 陰乘之脈也라 關以後者는 陰之動也니 脈當見一寸而沈[5)]이나 過者는 法曰太過요 減者는 法曰不及이라 遂入尺爲覆는 爲內關外格이니 此는 陽乘之脈也라 故로 曰覆溢은 是其眞藏之脈이니 人不病而死也라

---

1) 太過·不及 : 태과는 맥박이 정상 박동수와 위치를 지나친 것이고, 불급은 맥박이 정상 박동수와 위치에 미치지 못하는 것이다.

2) 陰陽相乘 : 맥상과 부위가 평상과 상반된 것을 말한다. '陽'은 寸部, '陰'은 尺部를 말하며, '乘'은 침습의 뜻이다.

3) 有覆 有溢 : 음양이 서로 침습한 2종의 맥상을 형용한 것이다. 滑伯仁은 "覆은 물건이 엎어진 것과 같으니 상부에서 하부로 쏟아지는 것이고, 溢은 물이 넘치는 것과 같으니 내부에서 외부로 나오는 것이다."라고 하였다. '覆'은 寸脈이 尺部로 내려가서 寸部에 脈이 나타나지 않는 것이고, '溢'은 寸脈이 너무 성하여 魚際까지 위로 솟구쳐서 尺部에 脈이 나타나지 않는 것이다.

4) 關格 : '關'은 關閉이고, '格'은 格拒이니 모두 陰陽의 기가 가로막혀 격리되어 통하지 못한다는 뜻이다.

5) 浮·沈 : 진맥법에서 浮取, 沈取의 뜻이다.

6) 遂 : 滑伯仁이 "遂는 지름길로 곧 바로 나아가는 것이다."라고 하였으니, 비유하면 순조롭게 적진을 점령하는 모양을 말한다.

【國譯】

맥에 태과太過, 불급不及, 음양상승陰陽相乘, 복覆, 일溢, 관關, 격格이 있으니 어떠한 것을 말하는가?

관부關部 앞 촌구寸口는 양기陽氣가 박동하는 곳이니 맥박은 9분分위치[촌寸 부위]에 부맥浮脈으로 나타나나, 9분分을 지나가는 것은 맥법에 태과太過라 하고, 9분分에 부족한 것은 맥법에 불급不及이라 한다. (그 맥이 태과太過하여) 곧바로 어제魚際에 올라가면 일맥溢脈이 되고, 이는 양기陽氣가 외부를 막아 음기陰氣가 내부에서 막히게 되어 (음맥陰脈인 척맥尺脈이 촌부寸部를 침범하였으므로) 음陰이 올라탄 맥이라 한다. 관부關部 뒤 척맥尺脈은 음기陰氣가 박동하는 곳이니 맥박은 1촌寸 부위[척尺 부위]에 침맥沈脈으로 나타나나, 1촌寸을 지나가는 것은 맥법에 태과太過라 하고, 1촌寸에 부족한 것은 맥법에 불급不及이라 한다. (그 맥이 태과太過하여) 척부尺部까지 들어가면 복맥覆脈이 되고, 이는 양기陽氣가 내부를 막아 음기陰氣가 외부에서 막히게 되어 (양맥陽脈인 촌맥寸脈이 척부尺部를 침범하였으므로) 양陽이 올라탄 맥이라 한다. 그러므로 복맥覆脈과 일맥溢脈은 모두 진장맥眞藏脈이니 환자가 뚜렷한 병증은 없더라도 장차 죽게 된다.

【演義】

본난에서 설명한 '태과太過 · 불급不及', '음양상승陰陽相乘', '복覆 · 일溢', '관關 · 격格' 등은 주로 복맥覆脈과 일맥溢脈의 현상과 성질 및 기전을 가리킨다. 일맥溢脈의 맥상脈象은 위로 어제魚際에 나타나나 척부尺部에는 맥이 없는 것이니, 이는 양맥陽脈은 넘치고 음맥陰脈은 부족하여 음맥陰脈인 척맥尺脈이 위로 촌부寸部에 침범한 것이므로 또 음陰이 올라탄 맥이라 하고, 복맥覆脈의 맥상脈象은 아래로 척부尺部에 옮겨져서 촌부寸部에는 맥이 없는 것이니, 이는 양맥陽脈이 부족하고 음맥陰脈은 넘쳐 양맥陽脈인 촌맥寸脈이 척부尺部에 침범한 것이므로 또 양陽이 올라탄 맥이라 한다. 이른바 '외관내격外關內格'과 '내관외격內關外格'은 복맥覆脈 · 일맥溢脈이 형성되는 기전을 설명한 것으로 이는 인체의 음기陰氣와 양기陽氣가 가로 막히므로 음양陰陽 서로 벌어지는 현상이 된다. 그러므로 원문의 끝에 복맥覆脈과 일맥溢脈은 모두 위기胃氣가 없는 진장맥眞藏脈임을 지적하였다. 맥脈에 위기胃氣가 없으면 곧 죽게 되므로 "환자가 뚜렷한 병증은 없더라도 장차 죽게 된다."고 하였다. 바로 활백인滑伯仁이 "복일맥覆溢脈은 곧 고음孤陰, 독양獨陽의 상태로 상하가 서로 분리된 맥이므로 진장맥眞藏脈이라 한다."고 한 것과 같이 그 예후가 매우 불량하다.

【本難 要點】

1. 촌관척寸尺脈이 태과불급太過不及하여 복맥覆脈과 일맥溢脈으로 변화한 것을 설명하였다.
2. 복맥覆脈 · 일맥溢脈의 병리기전은 인체의 음양陰陽이 내외內外로 관격關格의 관계이므로 임상에서 이러한 종류의 맥상이 나타나면 매우 위험함을 설명하였다.

第4難

맥의 음양

脈有陰陽之法하니 何謂也오

然하다 呼出心與肺요 吸入腎與肝이요 呼吸之間에 脾受穀味也니 其脈在中일새 浮[1]者는 陽也요 沈[2]者는 陰也라 故로 曰陰陽也라

心肺俱浮하니 何以別之오

然하다 浮而大散者는 心也요 浮而短澁[3]者는 肺也라

腎肝俱沈하니 何以別之오

然하다 牢[4]而長者는 肝也요 按之濡[5]하고 擧指來實者는 腎也라 脾者는 中州 故로 其脈在中하니 是는 陰陽之法也라

脈에 有一陰一陽 一陰二陽 一陰三陽하고 有一陽一陰 一陽二陰 一陽三陰하니 如此之言은 寸口에 有六脈俱動耶아

---

1) 浮 : 손가락으로 가볍게 누르면 나타나는 맥. 『脈經』에 "浮脈은 손가락을 들면 유여하고 누르면 부족하다."고 하였다.

2) 沈 : 손가락으로 세게 누르면 나타나는 맥. 『脈經』에 "沈脈은 손가락을 세게 눌러서 근에 도달하면 나타나는 맥"이라 하였다.

3) 澁 : 맥의 형태가 막혀 느리고, 매끄럽지 않은 맥. 『脈經』에 "澁脈은 맥상이 가늘고 느리며, 왕래가 매끄럽지 않고, 短하거나 또는 散하며, 혹은 한 번 그쳤다가 다시 온다."고 하였다.

4) 牢 : 굳을 뢰. 沈伏하면서 유력한 맥. 『脈經』에 "牢脈은 沈伏脈과 비슷하고, 實大하고 長하며 조금 弦하다."고 하였다.

5) 濡 : 『脈經』에 "濡脈은 지극히 부드러우면서 浮脈이고, 가늘기가 비단을 물속에 넣고 가볍게 누를 때 느껴지는 것과 같으며 누르면 없어진다."고 하였다.

然하다 此言者는 非有六脈俱動也요 謂浮沈長短[6]滑[7]澁也라 浮者陽也요 滑者陽也요 長者陽也며 沈者陰也요 短者陰也요 澁者陰也라 所謂一陰一陽者는 謂脈來沈而滑也요 一陰二陽者는 謂脈來沈滑而長也요 一陰三陽者는 謂脈來浮滑而長하고 時一沈也라 所謂一陽一陰者는 謂脈來浮而澁也요 一陽二陰者는 謂脈來長而沈澁也요 一陽三陰者는 謂脈來沈澁而短하고 時一浮也라 各以其經所在[8]로 名病逆順也라

【國譯】

진맥診脈에 음양陰陽을 구별하는 방법이 있으니 어떠한 것을 말하는가?

내뱉는 숨은 심장心臟과 폐장肺臟에 의하여 나오고, 들이마시는 숨은 신장腎臟과 간장肝臟에 의하여 들어가고, 호흡呼吸하는 사이에 비장脾臟이 수곡水穀의 기미氣味를 받아들이니 맥상脈象은 그 가운데에 있다. 맥상이 부浮한 것은 양陽에 속하고, 맥상이 침沈한 것은 음陰에 속하므로 진맥에 음양陰陽이 있다고 하였다.

심장心臟과 폐장肺臟의 맥이 모두 부맥浮脈이니 어떻게 구별하는가?

---

6) 長短 : 楊玄操는 "본래의 맥위를 지나치는 것을 長, 본래의 맥위에 미치지 못하는 것을 短이라 한다."고 하였다.

7) 滑 : 왕래가 매끄러운 맥. 澁脈과 서로 반대가 된다.

8) 經所在 : 十二經이 있는 부위를 말한다.

부浮하면서 대맥大脈 혹은 산맥散脈을 겸하면 심장의 맥이고, 부浮하면서 단맥短脈 혹은 삽맥澁脈을 겸하면 폐장의 맥이다.

간장肝臟과 신장腎臟의 맥이 모두 침맥沈脈이니 어떻게 구별하는가?

침뢰沈牢하면서 장맥長脈을 겸하면 간장의 맥이고, 누르면 유맥濡脈이 나타나고 손가락을 들면 실맥實脈이 나타나는 것은 신장의 맥이다. 비장脾臟은 중초中焦를 주재하므로 맥상이 부침浮沈 중간에 있으니, 이러한 것들은 음맥陰脈과 양맥陽脈을 구별하는 방법이다.

맥상에 일음일양一陰一陽, 일음이양一陰二陽, 일음삼양一陰三陽이 있고, 또 일양일음一陽一陰, 일양이음一陽二陰, 일양삼음一陽三陰이 있다고 하니 이와 같은 말은 촌구寸口에서 여섯 종류의 맥상이 동시에 박동한다는 것인가?

이는 여섯 종류의 맥상이 동시에 박동하는 것이 아니고, 맥상에 부浮·침沈·장長·단短·활滑·삽澁의 구별이 있음을 말한 것이다. 부浮·활滑·장長한 맥상은 양맥陽脈이 되고, 침沈·단短·삽澁한 맥상은 음맥陰脈이 된다. 이른바 일음일양은 맥상이 침沈하면서 활맥滑脈이 오는 것, 일음이양은 맥상이 침활沈滑하면서 장맥長脈이 오는 것, 일음삼양은 맥상이 부활浮滑하면서 장맥長脈이 오고 가끔 한 번씩 침맥沈脈이 오는 것을 말한다. 이른바 일양일음은 맥상이 부浮하면서 삽맥澁脈이 오는 것, 일양이음은 맥상이 장長하면서 침삽맥沈澁脈이 오는 것, 일양삼음은 맥상이 침삽沈澁하면서 단맥短脈이 오고 가끔 한 번씩 부맥浮脈이 오는 것을 말한다. 각 경맥經脈의 맥박이 나타나는 부위에 따라서 질병의 악화와 호전을 확실히 판단할 수 있다.

【演義】

진맥診脈에서 음양陰陽을 구별하는 방법에 대하여 두 가지의 견해가 있다. 하나는 촌관척寸關尺으로 분별하는 것인데, 곧 촌寸은 양陽으로서 심장心臟과 폐장肺臟이 주재하고, 척尺은 음陰으로서 간장肝臟과 신장腎臟이 주재하고, 관關은 중앙에 위치하여 비장脾臟과 위장胃腸이 주재한다. 등만경鄧萬卿은 "심장心臟과 폐장肺臟의 맥은 모두 부맥浮脈이니 촌부寸部에 나타나는 것이 평상맥이고 비장맥脾臟脈은 양측 관부關部에서 어느 쪽으로도 치우치지 않게 나타나므로 그 맥이 중앙에 있다고 한다."고 하였다. 나머지 다른 하나는 부중침浮中沈으로 구별하는데, 곧 부맥浮脈은 양맥陽脈이니 심장心臟과 폐장肺臟이 주재하고, 침맥沈脈은 음맥陰脈이니 신장腎臟과 간장肝臟이 주재하고, 부맥浮脈도 침맥沈脈도 아닌 것이 중간이니 비장脾臟이 주재하게 된다. 정금丁錦은 "이 문장에서는 맥의 음양陰陽이 비록 척촌尺寸에 있다고 하지만 음양陰陽의 기氣는 또 부침浮沈에 있다. 가령 심폐心肺는 상부에 위치하므로 양陽이 되고 내뱉는 숨이 이로 인하여 나가며, 간신肝腎은 하부에 위치하므로 음陰이 되고 들이마시는 숨이 이로 인하여 들어오며, 비脾는 수곡의 기미를 받아들이는데 중앙에 있어서 곧 내뱉는 숨과 들이마시는 숨에 의하므로, 진맥법에 부부浮部에서는 심폐心肺의 양陽을 취하고, 침부沈部에서는 간신肝腎의 음陰을 취하고, 중부는 비위脾胃에 상응한다."고 하였다.

원문의 뜻에 근거하여 보면 본난에서 말한 음양陰陽은 주로 부침浮沈으로서 부부浮部는 심폐心肺를 주재하고 침부沈部는 간신肝腎을 주재한다는 것이다. 더 나아가 분석하면 심장心臟은 양중陽中의 양陽이므로 그 맥脈이 부부浮部에 나타나면서 산대맥散大脈이고, 폐장肺臟은 양중陽中의 음陰이므로 그 맥脈이 부부浮部에 나타나면서 단삽맥短澁脈이고, 간장肝臟은 음중陰中의 양陽이므로 그 맥脈이 침부沈部에 있으면서 실맥實脈 가운데 또 장맥長脈을 겸하고, 신장腎臟은 음중陰中의 음陰이므로 그 맥脈이 누르면 유맥濡脈이 되고 가볍게 들면 실맥實脈이 되니 외유내강外柔內剛한 맥이다. 또한 비장脾臟은 심폐心肺의 아래 간신肝腎의 위에 위치하므로 중주中州라고 하고, 그 맥은 부침浮沈의 가운데 나타난다. 섭림葉霖은 "비脾는 토土에 속하여 중주中州에 위치하고 사계四季에 왕성하며 사장四臟을 기르니 그 맥이 종용從容하고 화완和緩하며 침沈도 부浮도 아니므로 그 맥이 중앙에 있다."고 하였으니, 이는 부침浮沈으로써 음양陰陽을 구별하는 것이다. 다시 세분하면 또 삼음삼양三陰三陽의 맥이 있으니 부맥浮脈·활맥滑脈·장맥長脈의 세 가지는 양陽에 속하고, 침맥沈脈·유맥澁脈·단맥短脈의 세 가지는 음陰에 속한다. 부침浮沈에서 육맥六脈을 진찰할 때에 가령 부부浮部에 삼음맥三陰脈이 나타나면 이는 음陰이 양陽을 위로 침범한 것이고, 침부沈部에 삼양맥三陽脈이 나타나면 이는 양陽이 음陰을 아래로 침범한 것이 된다.

일음일양一陰一陽, 일음이양一陰二陽 능은 모두 동시에 겸해서 나타나는 뒤섞인 맥상脈象이고, 또 음양陰陽의 편성偏盛 혹은 편쇠偏衰를 나타낸다. 이는 바로 활백인滑伯仁이 말한 "맥이 나타나는 곳이 질병이 있는 곳이니 맥과 병, 경락經絡, 장부臟腑를 참작하여 어떤 것이 타당하고 어떤 것이 타당하지 않은지를 알고, 사시四時에 상응하고 상응하지 않는 것으로써 병의 역순을 알 수 있다."라고 한 것과 같다. 여기에 따르면 삼음삼양맥三陰三陽脈이 척촌尺寸의 부침부위浮沈部位에 나타나는 것이고, 제 위치에 마땅하지 않으면 음양陰陽이 서로 침범한 것임을 알 수 있다. 따라서 임상에서 십이경十二經이 반응하는 부위를 잘 결합하면 질병의 역순逆順을 알 수 있을 것이다.

【本難 要點】

1. 맥상脈象의 음양陰陽을 구별하는 데는 아래의 두 가지 면을 주의하여야 한다.
   (1) 척촌尺寸의 부위部位
   (2) 맥상脈象에서의 부침浮沈
2. 부浮·침沈·장長·단短·활滑·삽澁의 6종 맥상脈象을 근거로 환자들의 상이한 음양陰陽의 속성을 구별한다. 부浮·활滑·장長은 양맥陽脈에 속하나, 그 중에 또 서로 겸하여 나타나는 것이 있으니, 곧 양중陽中에 음陰이 있고 음중陰中에 양陽이 있는 맥상脈象으로 원문의 '일음일양一陰一陽', '일양일음一陽一陰' 등이다.

第5難

진맥의 경중법

脈有輕重하니 何謂也오

然하다 初持脈[1]에 如三菽[2]之重하야 與皮毛相得者는 肺部也요 如六菽之重하야 與血脈相得者는 心部也요 如九菽之重하야 與肌肉相得者는 脾部也요 如十二菽之重하야 與筋平者는 肝部也요 按之至骨하야 擧指來疾[3]者는 腎部也라 故로 曰輕重也라

【國譯】

진맥에 경중輕重이 있다 하니 어떠한 것을 말하는가?

처음 맥을 짚을 때 콩 3개의 무게로 가볍게 눌러 피모皮毛에서 나타나는 맥상이 폐부肺部, 콩 6개의 무게로 눌러 혈맥血脈의 사이에서 나타나는 맥상이 심부心部, 콩 9개의 무게로 눌러 기육肌肉 사이에서 나타나는 맥상이 비부脾部, 콩 12개의 무게로 눌러 근筋의 사이에서 나타나는 맥상이 간부肝部, 골骨에 이르도록 눌렀다가 위로 들면 맥상이 힘 있고 빠른 것은 신부腎部의 맥이다. 그러므로 진맥에 경중이 있다고 한다.

---

1) 持脈 : 按脈, 切脈의 뜻이다.

2) 菽 : 콩을 말함. 콩의 다수에 따른 무게로 진맥할 때 지력의 경중을 나타낸 것이다.

3) 擧指來疾 : '擧指'는 손가락을 위로 들어서 가볍게 누르는 것. '來疾'은 맥상이 힘이 있고 빠른 것이다.

【演義】

처음 진맥할 때에 먼저 가볍게 부부浮部를 누르고 뒤에 세게 침부沈部를 누른다고 하니 이는 진맥의 기본이다. 손가락을 가볍게 눌렀다가 세게 누름으로써 오장五臟의 맥상을 알 수 있으니, 가령 폐肺의 부위는 가장 높고 피모皮毛를 주재하므로 콩 세 개의 무게로 가볍게 눌러 맥을 본다. 심장心臟은 폐肺의 아래에 있고 혈맥血脈을 주재하므로 조금 세게 콩 여섯 개의 무게로, 비장脾臟은 심心의 아래에 있고 기육肌肉을 주재하므로 조금 더 세게 콩 아홉 개의 무게로, 간장肝臟은 비脾의 아래에 있고 근筋을 주재하므로 비장脾臟에 비해 조금 더 세게 콩 열두 개의 무게로 각 臟에 해당하는 맥이 되며, 신장腎臟은 간肝의 아래에 있고 골骨을 주재하므로 골骨에 이르도록 아주 세게 눌렀다가 다시 손가락을 가볍게 들면 빠르게 나타나는 맥상은 신부腎部의 맥이 된다. 이러한 진맥의 경중법輕重法은 임상에서 응용되고 있으며 일반적으로 부중침浮中沈으로 나누어 진찰한다.

【本難 要點】

1. 가볍게 눌렀다가 점점 세게 눌러서 나타나는 맥상脈象으로 폐肺 · 심心 · 비脾 · 간肝 · 신腎 오장五臟의 상태 진찰을 설명하였다.
2. 진맥할 때 손가락으로써 맥을 짚는 방법을 콩 개수에 따른 무게로써 설명하였다.

第6難
맥의 음양허실

脈有陰盛陽虛하고 陽盛陰虛하니 何謂也오

然하다 浮[1]之損[2]小하고 沈[1]之實大 故로 曰陰盛陽虛요 沈之損小하고 浮[1]之實大 故로 曰陽盛陰虛니 是는 陰陽虛實之意也라

【國譯】

맥상에 음陰이 성하고 양陽이 허한 것이 있고, 양陽이 성하고 음陰이 허한 것이 있으니 어떤 것을 말하는가?

진맥할 때에 맥을 가볍게 누르면 세소細少하고 맥을 세게 누르면 실대實大하므로 음성양허陰盛陽虛라 하고, 진맥할 때에 맥을 세게 누르면 세소細少하고 맥을 가볍게 들면 실대實大하므로 양성음허陽盛陰虛라 하니 이러한 것들은 진맥상의 음양허실陰陽虛實이다.

【演義】

『소문素問 · 음양응상대론陰陽應象大論』에 "진맥을 잘 하는 자는

---

1) 浮 · 沈 : 진맥 시 지력의 경중을 가리킨 것이다. 가볍게 누르는 것은 浮, 세게 누르는 것은 沈이다.

2) 損 : 맥상이 細少하다는 뜻이다.

맥을 살필 때 먼저 음양을 구별한다."라 말한 것은 맥진에서 음양陰陽을 구별하는 것이 가장 중요하다는 것이고, 본난에서 말한 "맥에 음陰이 성하고 양陽이 허한 것이 있고, 양陽이 성하고 음陰이 허한 것이 있다."는 맥상에 음양실조陰陽失調 현상이 있다는 것이다. "맥을 가볍게 누르면 세소細少하고, 맥을 세게 누르면 실대實大하다."는 것은 한 환자의 맥상이 부침浮沈부위에서 각각 다른 형태로 나올 수 있으니, 부취법浮取法을 사용하여 느끼는 맥상이 세소細少하고 침취법沈取法을 사용하여 느끼는 맥상이 반대로 대맥大脈이면서 유력한 것이다. 침취沈取는 이부裏部를 주재하여 음陰에 속하므로 실대實大맥이 나타나면 음陰이 성한 징후가 되고, 부취浮取는 표부表部를 주재하여 양陽에 속하므로 세소맥細少脈이 나타나면 양陽이 허한 징후가 된다. 아래에서 말한 "맥을 세게 누르면 세소細少하고 맥을 가볍게 들면 실대實大하다."는 것은 위 문장과 상반된 경우이니 같은 방법으로 이해할 수 있다.

【本難 要點】

1. 음성양허陰盛陽虛와 양성음허陽盛陰虛는 질병에 따라 복합된 맥상이 나타날 수 있음을 설명하였다.
2. 복합된 맥상脈象을 진찰할 때는 부취浮取와 침취沈取의 진맥법診脈法을 병용함을 설명하였다.

第7難

절기에 왕성한 맥

經[1]에 言少陽之至는 乍[2]大乍小 乍短乍長하며 陽明之至는 浮大而短하고 太陽之至는 洪[3]大而長하고 太陰之至는 緊大而長하고 少陰之至는 緊細而微[4]하고 厥陰之至는 沈短而敦[5]이라하니 此六者는 是平脈[6]耶아 將病脈耶아

然하다 皆王脈[7]也라

其氣以何月로 各王幾日고

然하다 冬至之後에 得甲子[8]는 少陽王하고 復得甲子는 陽明王하고 復得甲子는 太陽王하고 復得甲子는 太陰王하고 復得甲子는 少陰王하고 復得甲子는 厥陰王하야 王各六十日로 六六三百六十日하야 以成一歲하니 此三陽三陰之王時日[9]大要也라

---

1) 經 : 고대의 의학이론에 관한 서적을 말한다.

2) 乍 : 잠깐 사. '乍大乍小'는 맥박이 불규칙적으로 혹은 大脈으로 혹은 小脈으로 나타나는 것이다.

3) 洪 : 浮하면서 유력하고 大하면서 數한 脈象이다.

4) 微 : 脈이 연약해서 있는 것 같기도 하고, 없는 것 같기도 하며, 눌렀을 때에 끊어지려는 맥상이다.

5) 敦 : 두텁다는 뜻이다.

6) 平脈 : 平은 정상이라는 뜻이다. 평맥은 병맥이 아닌 정상맥을 말한다.

7) 王脈 : '王'은 '旺'의 뜻이다. 왕맥은 시령에 맞는 맥상을 의미하는 것으로 가령 봄에는 弦脈, 여름에는 洪脈, 가을에는 毛脈, 겨울에는 石脈 등이다.

8) 甲子 : 甲은 天干 가운데 하나이고 子는 地支 가운데 하나이며, 고대의 산시기일법에 의하면 60년에 甲子가 일주하게 된다. 여기서는 60일을 의미한다.

【國譯】

『의경醫經』에서 말하기를 소양맥少陽脈이 이르는 형태는 혹 대大하기도 하고 혹 소小하기도 하며, 혹 단短하기도 하고 혹 장長하기도 하며, 양명맥陽明脈이 이르는 형태는 부대浮大하면서 단短하고, 태양맥太陽脈이 이르는 형태는 홍대洪大하면서 장長하고, 태음맥太陰脈이 이르는 형태는 긴대緊大하면서 장長하고, 소음맥少陰脈이 이르는 형태는 긴세緊細하면서 미微하고, 궐음맥厥陰脈이 이르는 형태는 침단沈短하면서 두텁다고 하니 이 여섯 가지 맥은 정상맥인가? 아니면 병맥인가?

모두 시령時令에 따라 왕성한 맥이다.

그 기氣가 각각 어느 달에 며칠 동안 왕성한가?

동지冬至 후 60일은 소양기少陽氣가 왕성하고, 다음 60일은 양명기陽明氣가 왕성하고, 다음 60일은 태양기太陽氣가 왕성하고, 다음 60일은 태음기太陰氣가 왕성하고, 다음 60일은 소음기少陰氣가 왕성하고, 다음 60일은 궐음기厥陰氣가 왕성하여, 왕성한 날이 각각 60일로 모두 360일이 되어서 한 해를 이루니, 이는 삼음삼양三陰三陽의 기氣가 왕성한 시일을 나타내는 대체적인 요점이다.

【演義】

천시天時는 계절마다 기후가 다르고, 맥상에도 대소음양大小陰陽의 변화가 있으니, 이는 그 시령時令에 당연히 왕성해야 하는 맥을 얻어야만 정상적인 현상임을 설명하였다. 옛사람들이 천기

9) 王時日 : 왕성한 기간을 말하는 것으로, 三陰三陽이 각각 60일 동안 왕성하다.

天氣가 60일씩 모여 1년을 이루는 것이 사람의 육경六經이 사시음양四時陰陽의 변화에 따라 60일 주기로 합하고, 이들이 모여 1년이 되는 것을 근거로, 동지冬至부터 일양一陽이 생하여 삼양경三陽經이 왕성해지고, 하지夏至에 일음一陰이 생하여 삼음경三陰經이 왕성해지는 등 1년 중 계절에 따라 왕성해지는 맥을 설명하였다.

年中 六經의 旺脈時日表

六經	時令	日數	氣候	脈象
少陽	冬至 後 一甲子	六十	陰氣未消 陽氣初生	乍大乍小 乍短乍長
陽明	冬至 後 二甲子	六十	陰氣漸消 陽氣漸盛	浮大而短
太陽	冬至 後 三甲子	六十	陰氣盡而陽氣全盛	洪大而長
太陰	冬至 後 四甲子	六十	暑濕當令 秋氣始生	緊大而長
少陰	冬至 後 五甲子	六十	陽氣衰而陰氣盛	緊細而微
厥陰	冬至 後 六甲子	六十	陰氣全盛	沈短而敦

위의 표는 1년 중 계절에 따라 왕성해지는 맥을 설명한 것이다. 동지冬至 이후에는 낮이 점점 길어지고 밤은 점점 짧아지므로 양陽이 점차 왕성해지고 음陰은 점차 쇠약해지니 장세현張世賢은 "소양少陽은 반양반음半陽半陰이므로 맥이 혹은 장長 혹은 대大하여 양陽을 나타내며, 혹은 단短 혹은 소小하여 음陰을 나타내고, 양명陽明은 양陽 가운데 음陰이 있으므로 맥이 부대浮大한 것은 양陽이 되며 단短은 음陰에 속하고, 태양太陽은 양陽이 극에 달한 것이므로 홍대洪大하면서 장長하니 모두 양맥陽脈이다."라고 하였다. 하지夏至 이후에는 낮이 점점 짧아지고 밤은 점점 길어지므로 음陰은 점차 왕성해지고 양陽은 점차 쇠약해지니, 장세현張世賢은

"태음太陰의 맥은 음陰이 적고 양陽이 많으므로 맥이 긴대緊大하면서 장長하니, 장長과 대大는 양陽이 되며 긴緊은 음陰이 되고, 소음少陰은 모두 음陰이므로 음맥陰脈이 긴세緊細하면서 미微하고, 궐음厥陰은 음陰이 다한 것이므로 그 맥이 침沈하면서 단短하다." 고 하였다.

【本難 要點】

1. 건강한 사람의 맥상脈象도 시령時令의 기후변화에 따라 다르게 나타남을 설명하였다.
2. 맥상脈象의 변화가 동지冬至 이후 갑자일甲子日부터 소양맥少陽脈이 먼저 왕성하고, 그 후 60일 간격으로 하나씩 변화한다. 이는 삼음삼양맥三陰三陽脈이 왕성해지는 일반적인 법칙이다.

第8難

寸口脈이 화평하여도 사망하는 이유

寸口脈이 平而死者는 何謂也오

然하다 諸十二經脈者는 皆係[1)]於生氣之原[2)]하고 所謂生氣之原者는 謂十二經之根本也요 謂腎間動氣[3)]也라 此는 五藏六府之本이요 十二經脈之根이요 呼吸之門[4)]이요 三焦之原이니 一名守邪之神[5)]이라 故로 氣者는 人之根本也일새 根絶則莖葉이 枯矣니 寸口脈이 平而死者는 生氣가 獨絶於內也라

【國譯】

촌구맥寸口脈이 화평和平하여도 죽는 것은 어떠한 것을 말하는가?

십이경맥十二經脈은 모두 생기生氣의 근원에 연계되어 있고, 생

---

1) 係 : 연계의 뜻이다.

2) 生氣之原 : 生氣는 元氣이니 生氣之原은 곧 원기의 근원이다.

3) 腎間動氣 : 呂廣은 "氣衝의 맥은 두 腎臟 사이에서 시작하여 氣를 주재하므로 신간동기라 한다."고 하였고, 『中國醫學大辭典』에는 "腎에서 발생하는 氣"라고 하였다.

4) 呼吸之門 : 문은 관건의 뜻이다. 호흡지문은 숨을 내뱉고 들이마시는 관건이다.

5) 守邪之神 : 守는 방어의 뜻이다. 『中國醫學大辭典』에 "邪氣를 막아내는 神은 곧 腎氣의 작용이니, 腎氣가 왕성하면 사기가 침입할 수 없으므로 이와 같이 명명하였다."고 하였는데, 이는 인체 내장 중에서 腎氣가 외부 사기의 침입을 방어하는 작용을 한다는 것이다.

기生氣의 근원은 십이경맥十二經脈의 근본根本이며, 또 신간동기腎間動氣라 한다. 이는 오장육부五臟六腑의 근본이 되고, 십이경맥十二經脈의 근원이 되고, 호흡呼吸의 관건關鍵이 되고, 삼초三焦의 원천이 되니, 일명 사기邪氣를 방어하는 신神이라 한다. 그러므로 생기生氣는 사람의 근본인바 가령 뿌리가 끊어지면 줄기와 잎사귀가 마르는 것처럼, 촌구맥寸口脈이 화평和平하여도 죽는 것은 생기生氣가 내부에서 끊어졌기 때문이다.

【演義】

1. 촌구맥寸口脈이 화평하여도 죽는 이유

'촌구寸口'는 촌관척寸關尺 삼부 중에 촌부맥寸部脈을 말한다. 촌구맥이 화평하다는 뜻은 촌맥寸脈은 아직 정상적인 것처럼 나타나지만, 전혀 병이 없는 맥상은 아니며, 단지 정상인 맥상과 별로 차이가 없다는 것이다. 척맥尺脈에는 정상맥과 현저하게 다르므로, 맥이 화평하다는 것은 척맥尺脈에 대하여 말한 것으로 예후를 진단함에 척부맥尺部脈의 중요성을 설명한 것이다.

2. 촌구맥寸口脈이 화평하여도 죽는 현상의 기전

촌관척寸關尺 삼부三部와 내장內臟의 배합관계를 보면 척맥尺脈은 모두 신장腎臟에 속한다. 신장腎臟은 인체에서 원기元氣의 근본이 되므로 특별히 중요하다. 다만 촌부寸部가 중요하지 않다는 것이 아니라 이는 원기元氣생성의 측면에서 설명한 것이다. 신맥腎脈에 병이 심하면 장차 죽는 징조가 되는 이유는 신장腎臟은 인체에서 선천기先天氣의 근본이 되므로 생명활동의 원천이기 때문이다. 그러므로 척부맥尺部脈이 미微하거나 무맥無脈이면 모두 신원腎元이 부족한 것이며, 신기腎氣가 장차 끊어지려는 징조이므로 원기元氣의 근본이 끊어짐으로써 사망하게 된다. 아래 제14난에서 또 이 원리를 설명하는데 나무의 뿌리와 줄기 및 잎의 관계로 비유하였다. 서로 참고할 만하다.

3. 신기腎氣의 생리적 중요성

본난에서 생명활동에 신기腎氣의 작용이 중요하다고 하였다. 이는 신기腎氣가 십이경맥十二經脈의 순행과 호흡 및 삼초三焦의 기화출납氣化出納 작용을 할 뿐만 아니라 인체가 사기邪氣에 저항하는 방어 작용도 하며, 척맥尺脈이 박동하는 힘의 내원이 된다는 것이다. 만약 신간동기腎間動氣가 내부에서 끊어지면 척맥尺脈이 근본이 없어지므로 촌구맥寸口脈은 화평和平하지만 뿌리 없는 나무와 같은 모양이므로, 『소문素問 · 삼부구후론三部九候論』에서 말한 "중부中部의 맥후脈候는 고르지만 모든 장臟과 균형을 상실하면 죽는다."와 같은 의미이다.

【本難 要點】

1. 신간동기腎間動氣는 원기元氣의 근원이고, 생명이 연계된 곳으로서 생리적으로 중요한 작용을 함을 설명하였다.
2. 본난에서 서술한 맥이 변화하는 현상은 제1난의 "촌구寸口만을 진맥하여 생사生死를 판단"하는 것과 의미하는 바가 다르니, 제1난에서 촌구는 "맥이 모이는 곳"이라고 한 것은 곧

기穀氣가 매우 왕성하여 맥기脈氣가 촌관척寸關尺 삼부를 넘치는 것을 말한 것이고, 본난에서 “사람의 근본인 원기元氣가 끊어지면 죽는다.”고 한 것은 오직 척부尺部와 촌부寸部를 대비하여 말한 것이니 혼돈해서는 안 된다.

第9難

맥상에 따른 장부질병의 구별

何以別知藏府之病耶아

然하다 數者는 府也요 遲者는 藏也며 數則爲熱하고 遲則爲寒하며 諸陽爲熱하고 諸陰爲寒이라 故로 以別知藏府之病也라

【國譯】

장부臟腑의 질병을 어떻게 구별하는가?

삭맥數脈은 병이 부腑에 있고, 지맥遲脈은 병이 장臟에 있으며, 삭맥數脈은 주로 열증熱證이 되고, 지맥遲脈은 주로 한증寒證이 되며, 양경陽經에서 발생하는 병은 열증熱證이 되고, 음경陰經에서 발생하는 병은 한증寒證이 된다. 이러한 까닭에 장臟과 부腑의 질병을 구별할 수 있다.

【演義】

맥상에 따라서 질병이 장臟과 부腑에 있는 것을 구별하며, 또 음양陰陽으로써 구별한다. 여광呂廣은 "부腑는 양陽이므로 그 맥이 삭數하고, 장臟은 음陰이므로 그 맥이 지遲하다."고 하였으니, 곧 음맥陰脈 · 지맥遲脈이 오장병五臟病을 주재하고, 양맥陽脈 · 삭

맥數脈이 육부병六腑病을 주재함을 설명하였다. 삭맥數脈은 양陽에 속하여 맥이 한 번 호흡에 여섯 번 이상 박동하므로 양기陽氣가 유여한 것이고, 지맥遲脈은 음陰에 속하여 맥이 한 번 호흡에 네 번 이하 박동하므로 음기陰氣가 유여한 것이다. 가령 양명부병陽明腑病은 열증熱證에 속하여 삭맥數脈이 나오고, 태음장병太陰臟病은 한증寒證에 속하여 지맥遲脈이 나온다.

"양경陽經에서 발생하는 병은 열증熱證이 된다."라는 것은 모든 양경陽經에서 발생하는 병이 대부분 양맥陽脈과 열증熱證을 나타낸다는 것이다. 예를 들면 태양맥太陽脈이 부맥浮脈이면 표열증表熱證이 되고, 양명맥陽明脈이 대맥大脈이면 이열증裏熱證이 된다. "음경陰經에서 발생하는 병은 한증寒證이 된다."라는 것은 모든 음경陰經에서 발생하는 병이 대부분 음맥陰脈과 한증寒證을 나타낸다는 것이다. 예를 들면 태음맥太陰脈이 지맥遲脈이면 비한증脾寒證이 되고, 소음맥少陰脈이 미세맥微細脈이면 전신한증全身寒證이 된다.

본난의 내용은 맥상脈象의 지삭遲數으로 장병臟病과 부병腑病을 구별한다는 것인데, 이는 또한 맥과 병이 상응한다는 일반적인 법칙에도 부응한다. 다만 기계적으로 이해할 수 없으니, 가령 양명부실증陽明腑實證에도 또한 지맥遲脈이 있고, 궐음유열증厥陰遺熱證에도 또한 삭맥數脈이 있어서, 서영태徐靈胎가 "부병腑病에도 지맥遲脈이 있고, 장병臟病에도 삭맥數脈이 있다."고 한 것과 같다. 또한, 진열가한증眞寒假熱證 등에 나타나는 맥상脈象도 이와 같이 일정하지 않다. 그리고 또 제6난, 제10난과 같은 것은 비정상적인 경우를 설명한 것이므로 이해하는 방법에서 각주구검刻舟求劍과 같이 문자에만 얽매여 그 본래의 의미를 해치지 않도록 하고, 실제에 연계시킬 때는 실사구시實事求是하여 지혜롭게 대처해야 한다.

【本難 要點】

본난은 진맥診脈할 때에 지맥遲脈 혹은 삭맥數脈이 나오는 것으로써 병이 음양陰陽 가운데 어디에 속하는지, 장부臟腑 가운데 어디에 있는지를 알도록 기본원리를 설명하였다.

第10難

일맥십변

一脈爲十變[1]者는 何謂也오

然하다 五邪[2]剛柔[3]相逢[4]之意也라 假令心脈急甚者는 肝邪干[5]心也며 心脈微急者는 膽邪干小腸也요 心脈大甚者는 心邪自干心也며 心脈微大者는 小腸邪自干小腸也요 心脈緩甚者는 脾邪干心也며 心脈微緩者는 胃邪干小腸也요 心脈澁甚者는 肺邪干心也며 心脈微澁者는 大腸邪干小腸也요 心脈沈甚者는 腎邪干心也며 心脈微沈者는 膀胱邪干小腸也니 五藏各有剛柔邪라 故로 令一脈으로 輒變爲十也라

【國譯】

한 장부臟腑의 맥이 열 가지로 변하는 것은 어떠한 것을 말하는가?

오장육부五臟六腑의 병사가 서로 영향을 주어 전변傳變한다는

---

1) 一脈爲十變 : 한 臟의 맥상이 열 가지로 변화하는 것이다. 葉霖은 "一脈十變은 한 臟의 맥에 그 변화가 열 가지가 있다."라 하였다.

2) 五邪 : 徐靈胎는 "五臟, 五腑의 邪氣"라 하였다.

3) 剛柔 : 徐靈胎는 "五臟은 柔, 六腑는 剛이 된다."고 하였다.

4) 相逢 : 서로 영향을 미쳐서 전변한다는 뜻이다.

5) 干 : 침범의 뜻이다.

뜻이다. 가령 심맥心脈이 급심急甚하면 간사肝邪가 심장心臟을 침범한 것이며, 심맥心脈이 미급微急하면 담사膽邪가 소장小腸에 침범한 것이요, 심맥心脈이 대심大甚하면 심사心邪가 그 자체로 심장心臟을 병들게 한 것이며, 심맥心脈이 미대微大하면 소장小腸의 사기邪氣가 그 자체로 소장小腸을 병들게 한 것이요, 심맥心脈이 완심緩甚하면 비사脾邪가 심장心臟에 침범한 것이며, 심맥心脈이 미완微緩하면 위사胃邪가 소장小腸에 침범한 것이요, 심맥心脈이 삽심澁甚하면 폐사肺邪가 심장心臟을 침범한 것이며, 심맥心脈이 미삽微澁하면 대장大腸의 사기邪氣가 소장小腸에 침범한 것이요, 심맥心脈이 침심沈甚하면 신사腎邪가 심장心臟에 침범한 것이며, 심맥心脈이 미침微沈하면 방광膀胱의 사기邪氣가 소장小腸에 침범한 것이니, 오장五臟에 각각 장臟과 부腑의 사기邪氣가 영향을 미치므로 한 맥이 곧 열 가지 형태로 변하게 된다.

【演義】

맥진으로 장부臟腑의 병변을 분석할 때 복잡한 관계를 이용한다. 본난에서는 장부臟腑의 사기邪氣를 오사五邪라 하고, 그 사이의 복잡한 관계를 강유상봉剛柔相逢이라 하였다. 여기서 강유상봉剛柔相逢은 병변과정 중에 한 장부臟腑의 사기邪氣가 자신의 장부臟腑 또는 다른 장부臟腑에 전변傳變하는 관계를 설명한 것이다. 맥상의 변화에서 일반적인 법칙은 곧 장臟이 장臟을 침범하면 그 맥이 심甚하게 나오고, 부腑가 부腑를 침범하면 그 맥이 미微하게 나온다. 다만 미微·심甚 두 글자는 모름지기 사세히 보아야 하는데 원문에서는 비록 맥으로써 말했으나 그 실제는 부병腑病이 비교적 장병臟病에 비해 경미하고, 장병臟病이 부병腑病에 비해 비교적 심하다는 의미이다. 그 변화과정의 구체적 상황은 상당히 복잡하니 하나의 맥에 열 가지의 변화형태가 있다고 함은 바로 이것이다. 심맥心脈이 급심急甚한 것은 간사肝邪가 심心에 침범했기 때문이고, 미급微急한 것은 담사膽邪가 소장小腸을 침범한 것이니 가령 급심急甚으로 인해서 완급緩急한 것으로 전변되거나, 미급微急으로 인해서 급심急甚으로 전변되는 것은 간사肝邪가 소장小腸을 침범하거나 담사膽邪가 심心을 침범하는 것으로 설명할 수 있으므로 "한 맥이 곧 열 가지 형태로 변한다."고 한 것이다.

본난에서는 심병心病을 예로 들어 오장오변五臟五變 및 오부오변五腑五變을 합한 십변十變과 강유상봉剛柔相逢을 설명하였다. 내장內臟이 서로 침범하는 것과 오행五行의 승모乘侮 관계를 설명한 것 등은 본난에서 나누어 설명한 것을 근거로 하였는데, 이를 우서虞庶는 "이 십변十變의 양상을 따라 오행五行이 승모乘侮하므로 성인聖人이 오사五邪라 한다."고 하였다. 그 외의 다른 모든 장부臟腑의 병변관계도 이와 유사하므로 같은 형식에서 같은 양상의 변화가 나올 수 있으니, 이와 같은 방법으로 이해할 수 있다.

【本難 要點】

1. 병변 과정에서 맥상이 질병의 변화에 따라 여러 종류로 다양하게 나타남을 설명하였다.
2. 심장心臟을 예로 들어 오장五臟에 각각 강유剛柔의 사기邪氣

와 서로 올라타는 맥상脈象이 있어서 장부臟腑를 강유剛柔로 구분함에 장臟이 장臟을 침범하면 강剛이 되고, 부腑가 부腑를 침범하면 유柔가 되며, 맥상으로 강유剛柔를 구분함에 맥이 심甚하면 강剛이 되고, 맥脈이 미微하면 유柔가 됨을 설명하였다.

第11難

간헐적인 止脈과 腎臟병변의 관계

經에 言脈不滿五十動而一止[1]면 一藏無氣[2]者라하니 何藏也오

然하다 人의 吸者는 隨陰入하고 呼者는 因陽出호대 今吸不能至腎하고 至肝而還이라 故로 知一藏無氣者는 腎氣先盡[3]也라

【國譯】

『의경醫經』에 맥박이 오십 번도 뛰기 전에 한 번씩 정지하면 한 장臟에 기氣가 없다고 하니 어느 장臟이 그러한가?

사람의 들이마시는 숨은 음기陰氣를 따라 들어가고 내뱉는 숨은 양기陽氣를 따라 나가나, 이제 들이마시는 숨이 신腎에까지 이르지 못하고 간肝에 이르렀다가 되돌아 나오므로 한 장臟의 기가 없다는 것은 신기腎氣가 먼저 다 되었음을 알 수 있다.

---

1) 止 : 맥박이 간헐적으로 정지하는 것이다.

2) 無氣 : 內臟에 생기가 없는 것이다.

3) 盡 : 쇠갈의 뜻이다.

【演義】

정상인의 호흡수와 맥박수는 일정한 비율이 있는데 일반적으로 한 번 호흡 시 맥이 네 번 또는 다섯 번 뛴다. 『소문素問 · 평인기상론平人氣象論』에 "한 번 내뱉는 숨에 맥이 두 번 뛰고 들이마시는 숨에 맥이 두 번 뛰어 호흡하는 사이에 맥이 다섯 번 뛰고 가끔씩 한숨을 쉬는 사람을 평인平人이라고 한다."고 하였으니 이는 정상인의 호흡수와 맥박수의 비율을 설명한 것이다. 『의경醫經』에서 말한 "맥박이 오십 번도 뛰기 전에 한 번씩 정지"하는 맥상이 나타나면 내장內臟의 어떤 한 장기가 갈진되었다는 본난의 내용은 원문에 따르면 신기腎氣가 먼저 갈진된 것임을 추측할 수 있다.

『영추靈樞 · 근결根結』에 "사람은 하루에 50번씩 오장五臟의 정기精氣를 운영하는데 그 횟수에 상응하지 않는 것을 광생狂生이라고 명명한다. 50번 운영한다는 것은 오장五臟이 모두 정기精氣를 받는다는 것이므로, 맥을 짚어 박동수를 세었을 때 50번에 한 번도 바뀌지 않는 것은 오장五臟이 모두 기氣를 받은 것이고, 40번에 한 번 바뀌는 것은 한 장臟의 기氣가 없는 것이고, 30번에 한 번 바뀌는 것은 두 장臟의 기氣가 없는 것이고 … "라고 하였는데, 이는 본난 내용과 비슷한 점이 있다. 총괄적으로 말하면 장臟의 기氣가 갈진하여 맥에 직접 영향을 미칠 수 있고, 맥이 박동 중에 한 번씩 쉬는 것은 장臟의 기氣가 갈진된 것이 나타나는 것이다. 이로 인해 맥이 박동 중에 한 번씩 쉬는 것이 많으면 많을수록 더 많은 장臟의 기氣가 갈진된 것임을 알 수 있다.

호흡呼吸과 내장內臟의 관계에 관하여 제4난에서 "내뱉는 숨은 심장心臟과 폐장肺臟에 의해 나오고, 들이마시는 숨은 신장腎臟과 간장肝臟에 의해 들어간다."라 하였다. 심폐心肺는 인체의 상부에 위치하여 양陽에 속하고, 간신肝腎은 하부에 위치하여 음陰에 속하므로, "들이마시는 숨은 음기陰氣를 따라 들어가고, 내뱉는 숨은 양기陽氣를 따라 나간다."라 한 것은 바로 사장四臟의 위치상 음양陰陽을 가리킨 것이다. 맥박이 50번도 뛰기 전에 한 번씩 쉬면 호흡한 기가 깊이 신장腎臟에 까지 도달할 수 없다고 하는 이유는 신腎의 위치가 가장 깊이 하부에 위치하여 신기腎氣가 받아들이지 못하여 들이마시는 숨이 들어가지 못하므로 신기腎氣가 먼저 갈진되었다는 것이다. 활백인滑伯仁은 "오장五臟에서 신腎이 가장 아래쪽에 위치하여 들이마시는 숨이 가장 늦게 이르는데 만약 맥박이 50번도 뛰기 전에 한 번 쉬게 되면 신腎이 의지할 것이 없어서 기氣가 먼저 갈진된 것임을 알 수 있다. '진盡'은 쇠갈의 뜻으로서 기氣가 쇠갈하면 나머지 장기臟氣를 따라서 상행할 수가 없다."라고 하였으니, 또 가령 맥박이 40번에 한 번 쉬는 것과 30번에 한 번 쉬는 것은 각각 간肝과 비脾의 기氣가 안에서 끊어진 것임을 같은 방법으로 이해할 수 있다. 총괄적으로 이는 내장內臟과 호흡수 및 맥박수의 관계를 설명한 것이다.

【本難 要點】

본난에서 맥박이 50번 뛰는 동안 한 번 쉰다고 하였는데 이는 장기臟氣의 쇠갈함이 맥상에 나타나는 것이니, 그 원인은 신기腎

氣의 쇠갈로 인하여 나머지 장기臟氣를 따라 상행하지 못하므로 50번 뛰는 동안 한 번 쉰다고 하였다.

第12難

虛虛實實의 오치

經에 言五藏脈이 已絶[1]於內에 用鍼者가 反實其外하고 五藏脈이 已絶於外에 用鍼者가 反實其內라하니 內外[2]之絶을 何以別之오

然하다 五藏脈이 已絶於內者는 腎肝氣가 已絶於內也나 而醫反補其心肺하고 五藏脈이 已絶於外者는 其心肺氣가 已絶於外也나 而醫反補其腎肝이라 陽絶에 補陰하고 陰絶에 補陽하니 是를 謂實實虛虛[3]니 損不足益有餘라 如此死者는 醫殺之耳라

【國譯】

『의경醫經』에 오장五臟의 맥이 이미 안이 허손虛損한데 자침刺鍼하는 사람이 도리어 그 밖을 실實하게 하고, 오장五臟의 맥이 이미 밖이 허손虛損한데 자침刺鍼하는 사람이 도리어 그 안을 실實하게 한다고 하니 내외의 허손虛損을 어떻게 구별하는가?

오장五臟의 맥이 이미 안에서 끊어졌다는 것은 간신肝腎의 기가

---

1) 絶 : 허손되어 부족하다는 뜻이다.

2) 內外 : 肝·腎이 內에, 心·肺가 外에 해당한다.

3) 實實虛虛 : 실한 것을 補하고, 허한 것을 瀉하는 誤治를 말한다.

이미 안에서 끊어진 것이나 의사가 도리어 심폐心肺를 보한 것이고, 오장五臟의 맥이 이미 밖에서 끊어졌다는 것은 심폐心肺의 기가 이미 밖에서 끊어진 것이나 의사가 도리어 간신肝腎을 보한 것이다. 양陽이 허손虛損한데 음陰을 보하고, 음陰이 허손虛損한데 양陽을 보하였으니 이를 실실허허법實實虛虛法이라 하니, 부족한 것을 휴손시키고 유여한 것을 더 왕성하게 하는 것이다. 이처럼 치료하여 (환자가) 죽은 경우는 의사가 죽인 것이다.

【演義】

『영추靈樞 · 구침십이원九鍼十二原』에 "자침刺鍼을 할 때는 반드시 먼저 진맥을 하여 기氣의 역순을 살펴야만 치료할 수가 있다."고 하였으니, 이는 의사가 질병을 치료할 때에는 먼저 진단을 통해서 질병의 상태를 정확히 알고 나서 치료방법을 검토하고 (침鍼을) 사용해야 제대로 치료할 수 있다는 것이다. 본난은 인용문을 통해 병의 허실虛實이 명확하지 않으면 치료상의 보사법補瀉法에 착오가 생김을 설명하였다.

오장五臟의 허실虛實은 맥박으로 알 수 있다. 본난에서 말한 오장맥五臟脈의 내외에서 외外는 심폐心肺를, 내內는 간신肝腎을 가리킨다. 장경악張景岳은 "맥이 부허浮虛하여 누르면 없어지는 것은 안이 허손虛損하여 맥이 이르지 않은 것이니 음기陰氣가 허한 것이고, 맥이 침미沈微하여 가볍게 들었을 때 없어지는 것은 밖이 허손虛損하여 맥이 이르지 않은 것이니 양기陽氣가 허한 것이다."라고 하였으니, 이는 맥상에 따라 오장五臟의 기허氣虛를 진단하는 방법이다. 질병의 허실虛實을 진찰하여 치료함에 허虛하면 마땅히 보補하고 실實하면 마땅히 사瀉하는 것이 일반적인 치료원칙이다. 만약 심폐心肺가 허虛하면 마땅히 그 심폐心肺를 보補하고, 간신肝腎이 허虛하면 마땅히 그 간신肝腎을 보補해야만 하며, 만약 병의 상태를 고려하지 않고 안이 허虛한데 밖을 보補하고 밖이 허虛한데 안을 보補하면 오치誤治이다. 그러므로 "이처럼 치료하여 (환자가) 죽는 경우는 의사가 죽인 것이다."라 하였다.

심心 · 폐肺 · 간肝 · 신腎 사장四臟의 음양陰陽과 내외內外를 구별하는 데 있어서 섭림葉霖은 "진월인秦越人이 심心 · 폐肺 · 간肝 · 신腎을 음양陰陽으로 구분하는데 심폐心肺는 횡격막 위에 있으므로 천기天氣에 통하며 심心은 맥脈을 주재하여 영營이 되고, 폐肺는 기氣를 주재하여 위衛가 되니 영위營衛가 피부皮膚와 혈맥血脈을 운행하므로 외外라 하고, 간신肝腎은 횡격막 아래에 있으므로 지기地氣에 통하며 정혈精血을 저장하여 골수骨髓를 충실하게 하므로 내內라 한다."고 인식하였다.

본난의 원문과 『영추靈樞 · 구침십이원九鍼十二原』의 "오장五藏의 기氣가 이미 내부內部에서 끊어졌는데 침鍼을 놓는 사람이 반대로 그 외부外部를 실實하게 하면 이를 중갈重竭이라고 하니 중갈重竭이 되면 반드시 죽는데, 고요하게 죽는다. … 오장五藏의 기氣가 이미 외부外部에서 끊어졌거늘 침鍼을 놓는 사람이 반대로 그 내부內部를 실實하게 하는 것을 역궐逆厥이라고 하니 역궐逆厥이 되면 반드시 죽는데, 죽을 때 날뛰며 죽는다."는 서로 비슷한데 본난에서는 진단을 함에 내외內外와 허실虛實을 혼동하여 실實

한데 보補하고 허虛한데 사瀉하는 오치誤治가 치명적인 결과를 초래함에 중점을 두어 설명하였다.

【本難 要點】

1. 맥에 안이 허虛한 것을 의사가 도리어 그 밖을 실實하게 하고, 맥에 밖이 허虛한 것을 의사가 도리어 그 안을 실實하게 하는 것은, 내외內外와 허실虛實상태에 근거를 두지 않으면 치료상 허虛한데 더 허虛하게 하고 실實한데 더 실實하게 하는 원칙적인 오류가 생길 수 있음을 설명하였다.
2. 부취浮取로 심폐心肺의 기氣를 알 수 있고, 침취沈取로 간신肝腎의 기氣를 알 수 있으니, 심폐心肺는 밖을 주관하고 간신肝腎은 안을 주관하므로 맥진脈診을 통하여 내허內虛와 외허外虛의 병정을 알 수 있다.

第13難

色脈尺膚의 진단상 운용

經에 言見其色而不得其脈한대 反得相勝之脈者는 卽死요 得相生之脈者는 病卽自已[1)]하니 色之與脈으로 當參[2)]相應이 爲之는 奈何오

然하다 五藏有五色하야 皆見於面하고 亦當與寸口[3)]尺內[4)]로 相應하니 假令色靑이면 其脈當弦而急하고 色赤이면 其脈浮大而散하고 色黃이면 其脈中緩而大하고 色白이면 其脈浮澁而短하고 色黑이면 其脈沈濡而滑하니 此는 所謂五色之與脈으로 當參相應也라

脈數[5)]하면 尺之皮膚[6)]亦數이요 脈急하면 尺之皮膚亦急이요 脈緩하면 尺之皮膚亦緩이요 脈澁하면 尺之皮膚亦澁이요 脈滑하면 尺之皮膚亦滑이라

五藏에 各有聲色臭味하야 當與寸口尺內로 相應이나 其不應者는 病也라 假令色靑에 其脈浮澁而短커나 若大而緩이면 爲相勝이요 浮大而散커나 若小而滑이면 爲相生也라

---

1) 已 : 止也. 병 나을 이.

2) 參 : '참고하다', '종합하다'의 뜻이다.

3) 寸口 : 진맥부위로서 寸·關·尺 삼부를 포괄하여 말한다.

4) 尺內 : 尺部의 피부를 말한다.

5) 數 : 맥상으로서 心에 속하고 熱을 주관한다. 丁錦은 "數은 心의 맥으로서 팔뚝 내측 피부의 열이다."라고 하였다.

6) 尺之皮膚 : 關部에서 尺澤까지의 피부, 즉 팔뚝의 내측 피부를 가리킨다.

經에 言知一[7]爲下工이요 知二爲中工이요 知三爲上工이니 上工者는 十全[8]九요 中工者는 十全七이요 下工者는 十全六이라하니 此之謂也라

【國譯】

『의경醫經』에 환자에게 (병에 따른) 안색顏色은 나타나지만, 그것에 상응하는 맥상脈象은 나타나지 않는 경우에 상극相克의 맥이면 죽고, 상생相生의 맥이면 병이 저절로 낫는다고 하니 색色과 맥脈이 결합하여 상응하는 것이 어떤 형태로 되는가?

오장五臟에는 오색五色이 있어서 모두 안면에 나타나고 또 촌구맥寸口脈과 척부尺膚도 상응하여 나타나니, 가령 안면이 청색靑色이면 그 맥은 마땅히 현급弦急하고, 적색赤色이면 그 맥은 마땅히 부대산浮大散하고, 황색黃色이면 그 맥은 완대緩大하고, 백색百色이면 그 맥은 부삽단浮澁短하고, 흑색黑色이면 그 맥은 침유활沈濡滑하니, 이는 오색五色과 맥脈이 상응함을 말한 것이다.

맥이 삭數하면 척부尺部의 피부皮膚도 역시 열熱이 있고, 맥이 急하면 척부의 피부도 긴급緊急하고, 맥이 완緩하면 척부의 피부도 이완弛緩되고, 맥이 삽澁하면 척부의 피부도 까칠하고, 맥이 활滑하면 척부의 피부도 역시 매끄럽다.

오장五臟은 각각 성聲 · 색色 · 취臭 · 미味가 있어서 촌구맥寸口脈

7) 知一 : 色, 脈, 尺膚의 세 진단법 중 한 가지를 파악하는 것을 말한다.
8) 全 : 痊과 같다. 병 나을 전.

과 척부尺膚에 마땅히 상응을 하나 상응하지 않으면 병이다. 가령 안색이 청색青色에 그 맥이 부삽단浮澁短하거나 대완大緩하게 나타나면 상극相克의 맥상이고, 부대산浮大散하거나 소활小滑하면 상생相生의 맥상이 된다.

『의경』에 "한 가지 치법을 알면 낮은 등급의 의사가 되고, 둘을 알면 중등급의 의사가 되고, 셋을 알면 높은 등급의 의사가 되니, 높은 등급의 의사는 열 가운데 아홉을, 중등급의 의사는 열 가운데 일곱을, 낮은 등급의 의사는 열 가운데 여섯을 온전하게 치료할 수 있다."고 하였으니 바로 이러한 것을 말한다.

【演義】

임상에서 질병 진찰법은 여러 가지가 있으나 결국 망望·문聞·문問·절切의 사진四診으로 귀납된다. 본문에서 망진望診[색진色診]과 절진切診의 양면으로 설명하였고, 절진切診 가운데 또 맥진脈診과 척부진찰尺膚診察의 두 종류로 나누었는데, 이 세 가지 진단법은 상호 결합할 수 있는 중요한 것이므로 "세 가지를 알면 높은 등급의 의사이니 높은 등급의 의사는 열 가운데 아홉을 온전하게 치료할 수 있다."고 하였으며, 『영추靈樞·사기장부병형邪氣藏府病形』에 "색色·맥脈과 척부尺部가 상응하는 것이 북채로 북을 칠 때 나는 소리가 상응하여 조화를 이루는 것과 같다."고 하였다.

색色·맥脈과 더불어 척부진단법尺膚診斷法은 오행이론五行理論의 상생상극법칙相生相克法則으로 병의 진퇴와 예후를 설명하는데 응용할 수 있다. 일반적으로 상생은 순順이고 상극은 역逆이 된다. 색色 · 맥脈 · 척부尺膚와 병이 상응하면 순順이고, 상응하지 않으면 역逆이 되니 순順은 병이 가벼워 쉽게 낫고 예후가 양호하지만, 역逆은 병이 중하여 치료하기 어렵고 예후가 불량하다. 그 외에 본문에서는 오장五臟의 성聲 · 취臭 · 미味를 결합해 설명하여 전반적인 상태를 이해하는데 편리하고 진단에 도움이 되게 하였다.

色脈과 尺內의 상응표

五行	五臟	色脈相應		脈尺相應		五聲	五臭	五味
		色	脈	脈	尺			
木	肝	靑	弦而急	急	急	呼	臊	酸
火	心	赤	浮大而散	數	數	笑	焦	苦
土	脾	黃	緩而大	緩	緩	歌	香	甘
金	肺	白	浮澁而短	澁	澁	哭	腥	辛
水	腎	黑	沈濡而滑	滑	滑	呻	腐	鹹

【註】

1. 색맥상응色脈相應에서 색色은 안면에, 맥脈은 촌구寸口에 나타나는데, 어떤 장臟에 병이 들면 그 장臟의 색色과 맥脈이 나오므로 '색맥상응色脈相應'이라 한다.
2. 맥척상응脈尺相應에서 맥脈은 촌구寸口, 척尺은 척부尺部의 피부皮膚를 말하니 맥과 척부尺部의 피부皮膚가 서로 결합하여 상합하므로 '맥척상응脈尺相應'이라 한다.
3. 성聲 · 취臭 · 미味는 우서虞庶와 장세현張世賢의 주석본을 따라 표 안에 보입하였다.

【本難 要點】

1. 진단할 때에 필수적으로 색色 · 맥脈 · 피부尺膚를 결합해 참고하는 것은 "정상을 알아서 그 병변을 추측한다."는 말과 같이 질병의 경중과 예후의 좋고 나쁨을 판단하는 것에 대하여 설명하였다.

2. 오장五臟의 색色 · 맥脈과 피부尺膚를 결합해 참고하는데 오행 상생상극이론을 결합하면 질병의 예후 분석에 도움이 됨을 설명하였다.
3. 진단에서 오장五臟이 주재하는 성聲 · 취臭 · 미味를 결합시킴으로써 전반적인 병의 상태를 이해할 수 있고 마지막으로 확진을 내릴 수 있다.

第14難

損脈·至脈의 병과 치법

脈有損至[1]하니 何謂也오

然하다 至之脈이 一呼再至曰平이요 三至曰離經[2]이요 四至曰奪精[3]이요 五至曰死[4]요 六至曰命絶[5]이니 此는 至之脈也라

何謂損잇고

一呼一至曰離經이요 再呼一至曰奪精이요 三呼一至曰死요 四呼一至曰命絶이니 此는 損之脈也라 至脈은 從下上하고 損脈은 從上下也라

---

1) 損至 : 損은 退, 至는 進의 뜻이므로, 損至는 실제적으로 맥박의 遲數을 의미한다. 陳瑞孫은 "至는 陽氣만이 성하여 맥박수가 많은 것, 損은 減의 뜻으로 陰氣만이 성하여 맥박수가 적은 것이다."라고 하였다.

2) 離經 : 葉霖은 "離經은 맥이 한 번 호흡에 여섯 번 이르러서 정상수를 벗어난 것"이라 하였다.

3) 奪精 : 葉霖은 "맥이 한 번 내뱉는 숨에 네 번, 들이마시는 숨에 네 번 이르러서 한 번 호흡에 여덟 번 이르는 것은 陽氣가 어지러운 것이므로 맥이 數하고, 맥이 數하면 氣가 뜨거워져서 耗散되고, 모산되면 精이 竭盡되므로 奪精된다."고 하였고, 滑伯仁은 "奪精은 精氣를 빼앗긴 것"이라고 하였다.

4) 死 : 사망의 의미가 아니라, 예후가 불량하다는 의미이다.

5) 命絶 : 앞의 '死'의 의미보다 더 위중한 표현으로 반드시 죽는다는 뜻이다.

【國譯】

맥에는 손맥損脈과 지맥至脈이 있는데 어떠한 것을 말하는가?

맥이 한 번 내뱉는 숨에 두 번 이르는 것이 평맥平脈, 세 번이면 이경離經, 네 번이면 탈정奪精, 다섯 번이면 사死, 여섯 번이면 절명絶命이라 하니 이것이 지맥至脈이다.

손맥損脈은 어떠한 것을 말하는가?

맥이 한 번 내뱉는 숨에 한 번 이르는 것은 이경離經, 두 번 내뱉는 숨에 한 번 이르는 것은 탈정奪精, 세 번 내뱉는 숨에 한 번 이르는 것은 사死, 네 번 내뱉는 숨에 한 번 이르는 것은 절명絶命이라 하니, 이것이 손맥損脈이다. 지맥至脈은 아래에서 위로 올라가고, 손맥損脈은 위에서 아래로 내려간다.

【演義】

고대 의사들의 진맥방법은 『소문素問 · 평인기상론平人氣象論』에 "의사가 병이 없으므로 환자를 위하여 정상적인 호흡으로써 조절하는 것을 진법診法으로 삼았다."고 한 것과 같이 자신의 호흡수로써 환자의 맥박수를 보았다. 그 정상적인 표준을 본문에서는 "맥이 한 번 내뱉는 숨에 두 번, 들이마시는 숨에 두 번 박동하여 더 많지도 적지도 아니한 것을 평맥平脈이라 한다."고 하여 명확히 기술하였다. 질병의 변화는 많으나, 총괄적으로 말하면 태과太過와 불급不及의 두 가지 경우에 지나지 않으며, 태과한 것도 병이고 불급한 것도 역시 병이다. 본절에서 말한 "맥에 손맥損脈과 지맥至脈이 있음"은 맥상에 나타나는 태과, 불급의 두 경우로 나눈 것인데, 단지 정도상 경중輕重 구별을 '이경離經', '탈정奪精',

'사死', '절명命絶'이라 하여 질병의 경중으로 예후의 길흉을 예측할 수 있음을 설명하였다.

"지맥至脈은 아래에서 위로 올라간다.", "손맥損脈은 위에서 아래로 내려간다."는 맥상의 변화로써 질병의 전변 상태를 알 수 있음을 설명한 것인데, 지맥至脈의 병은 신腎에서 시작하여 차례애로 폐肺에 전해지고, 손맥損脈의 병은 폐肺에서 시작하여 차례대로 신腎에 전해지니 이는 질병이 시작하는 곳과 그 전변과정을 논술한 것이다.

損脈之爲病은 奈何오

然하다 一損은 損於皮毛하니 皮聚而毛落하고 二損은 損於血脈하니 血脈虛少하야 不能榮於五藏六府하고 三損은 損於肌肉하니 肌肉消瘦하며 飮食不能爲肌膚하고 四損은 損於筋하니 筋緩하야 不能自收持하고 五損은 損於骨하니 骨痿하야 不能起於床이라 反此者는 至於收病也[6]라 從上下者가 骨痿하야 不能起於床者면 死요 從下上者가 皮聚而毛落者도 死라

【國譯】

손맥損脈이 나타나는 병은 어떠한 형태인가?

일손一損은 피모皮毛를 손상한 것이니 피부皮膚가 까칠하며 모

6) 至於收病也 : 滑伯仁은 "'至脈之病'으로 되어야 한다."고 하였다.

발毛髮이 탈락하고, 이손二損은 혈맥血脈을 손상한 것이니 혈맥이 허소虛少하여 오장육부五臟六腑를 영양하지 못하고, 삼손三損은 기육肌肉을 손상한 것이니 기육이 마르고 수척하며 음식을 먹어도 기부肌膚로 가지 못하고, 사손四損은 근筋을 손상한 것이니 근이 이완弛緩되어 마음대로 굽히고 펴지 못하고, 오손五損은 골骨을 손상한 것이니 골이 위약하여 침상에서 일어나지 못한다. 이와 상반되는 것은 지맥至脈의 병이다. 병이 위에서 아래로 내려오는 경우 골骨이 위약하여 침상에서 일어나지 못하면 죽게 되고, 병이 아래에서 위로 올라가는 경우 피부皮膚가 까칠하고 모발毛髮이 탈락하면 죽게 된다.

【演義】

원문에서 말한 손맥損脈이 나타나는 병의 상태는 일손一損은 피모皮毛, 이손二損은 혈맥血脈, 삼손三損은 기육肌肉, 사손四損은 근筋, 오손五損은 골骨에 나타나는데, 이는 표부表部에서 이부裏部로, 천부淺部에서 심부深部로 병이 전변하는 상태를 설명한 것으로, 이를 실제에서 기계적으로 이해하여서는 안 된다. 총괄적으로 손맥損脈이 나타나는 병은 폐肺가 먼저 병든 뒤에 신腎으로 전변함을 설명하였으며, 다른 한편으로 신腎이 먼저 병든 뒤에 폐肺로 전변한다고 한 것은 지맥至脈의 병변이다.

"병이 위에서 아래로 내려오는 경우 골骨이 위약하여 침상에서 일어나지 못하면 죽게 되고, 병이 아래에서 위로 올라가는 경우 피부皮膚가 까칠하고 모발毛髮이 탈락하면 죽게 된다."라는 말은 손맥損脈, 지맥至脈의 병이 장기에 있는 것은 일반적으로 두 가지 형태로 전변과정이 나타나고 마지막까지 전변되면 모두 예후가 불량함을 설명하였다.

治損之法은 奈何오

然하다 損其肺者는 益其氣하고 損其心者는 調其營衛하고 損其脾者는 調其飮食하며 適其寒溫하고 損其肝者는 緩其中[7]**하고 損其腎者는 益其精하니 此는 治損之法也라**

【國譯】

허손虛損을 치료하는 방법은 어떠한가?

폐肺가 허손하면 그 기氣를 보익補益하고, 심心이 허손하면 영위營衛를 조화롭게 하고, 비脾가 허손하면 음식을 조절하며 한온寒溫을 적절히 하고, 간肝이 허손하면 간肝을 풀어 완화하고, 신腎이 허손하면 그 정精을 보익補益하니 이것이 허손의 치법이다.

【演義】

1. 폐손치법肺損治法

폐肺는 기氣를 주관하니 폐기肺氣가 병이 들어 오랫동안 치료하지 아니하여 폐기肺氣가 허손할 때의 치법은 그 기氣를 보익補益하는 치료원칙에 따라야 한다.

---

7) 緩其中 : 甘味의 약재로 완화시키는 것이다.

2. 심손치법心損治法

심心은 혈血을 주관하니 우수사려憂愁思慮가 있으면 심心이 손상되고, 심心이 손상되면 혈血이 부족하므로 치법은 마땅히 그 영위營衛를 조화롭게 해야 한다. 여기에서 '영위營衛'의 의미는 기혈氣血이다. 기氣와 혈血의 관계에서 기氣는 혈血을 인도하고, 혈血은 기氣에 의지하여 기혈氣血이 서로 도와서 운행하므로 기氣와 혈血은 조화로워야 되니 반드시 어느 한쪽만이 아니라 기혈氣血 양쪽에 주의를 기울이는 동시에 우수사려憂愁思慮를 제거하는 것도 중요하다.

3. 비손치법脾損治法

비脾는 수곡水穀의 운화를 주관하는데, 비脾를 손상하는 것은 음식과 노권勞倦 등이다. 치료로는 음식을 조절하고 한온寒溫을 적절히 하라고 하였는데, 이는 음식을 섭취함에 두 가지 주의가 필요함을 말한 것이다. 첫째는 오미五味의 조화와 먹는 양의 일정한 한도가 필요함을 말한 것이며, 둘째는 음식물 온도가 알맞아야 함을 말한 것이다. 가령 굶주리거나 포식하고, 차거나 뜨거운 것을 먹으면 비장脾臟의 운화運化작용이 손상을 받는다.

4. 간손치법肝損治法

간肝은 혈血을 저장하며, 또 긴장을 싫어하고 완화緩和를 좋아하는데, 간肝에 병이 들면 간肝의 긴장을 풀어 완화하는 원칙으로 치료해야 한다. 『소문素問 · 장기법시론藏氣法時論』에 "간肝은 긴장을 싫어하니 단맛을 먹어서 완화緩和시켜야 한다."고 하였으니 '완기중緩其中'은 간肝을 부드럽게 한다는 뜻을 포함하고, 실제 간병肝病의 치법에서 소간疏肝시키는 것이나 단맛의 약으로 완화하는 것 등은 모두 '완기중緩其中'의 원칙에 부합된다.

5. 신손치법腎損治法

신腎은 정精을 저장하니 신정부족腎精不足과 같은 음정허손陰精虛損한 질환은 그 정精을 보補해야 하는데, 정精을 보補하는 방법은 또 영양보충을 위주로 하므로 『소문素問·음양응상대론陰陽應象大論』에 "정精 부족에는 오미五味로 보補한다."라고 하였다.

脈에 有一呼再至 一吸再至하고 有一呼三至 一吸三至하고 有一呼四至 一吸四至하고 有一呼五至 一吸五至하고 有一呼六至 一吸六至하고 有一呼一至 一吸一至하고 有再呼一至 再吸一至하고 有呼吸再至[8)]하니 脈來如此면 何以別知其病也아

然하다 脈來가 一呼再至하고 一吸再至하며 不大不小를 曰平이요 一呼三至하고 一吸三至는 爲適得病[9)]하니 前大後小[10)]면 卽頭痛目眩하며 前小後大면 卽胸滿短氣하고 一

8) 呼吸再至 : 滑伯仁은 "'呼吸再至'는 맥이 한 번 내뱉는 숨과 들이마시는 숨에 각각 한 번씩 뛰는 것으로 연문인 것 같다."고 하였다.

9) 適得病 : 병이 처음 시작한다는 뜻이다.

10) 前大後小 : 寸大尺小의 맥상. 徐靈胎는 "前은 寸, 後는 尺이니 前大後小는 병이

呼四至하고 一吸四至는 病欲甚[11)]하니 脈洪大者는 苦煩滿하며 沈細者는 腹中痛하며 滑者는 傷熱이요 澁者는 中霧露요 一呼五至하고 一吸五至는 其人當困하니 沈細면 夜加요 浮大면 晝加요 不大不小면 雖困[12)]可治요 其有大小者면 爲難治라 一呼六至하고 一吸六至는 爲死脈也니 沈細면 夜死요 浮大면 晝死라 一呼一至하고 一吸一至를 名曰損이니 人雖能行이나 猶當着床이니 所以然者는 血氣皆不足故也라 再呼一至하고 再吸一至하며 呼吸再至를 名曰無魂이니 無魂者는 當死也요 人雖能行이라도 名曰行尸[13)]라

【國譯】

맥박이 한 번 내뱉는 숨과 들이마시는 숨에 각각 두 번씩 뛰는 것, 세 번씩 뛰는 것, 네 번씩 뛰는 것, 다섯 번씩 뛰는 것, 여섯 번씩 뛰는 것이 있고, 한 번 내뱉는 숨과 들이마시는 숨에 한 번씩 뛰는 것도 있고, 두 번 내뱉는 숨과 들이마시는 숨에 각각 한 번씩 뛰고 다시 호흡呼吸하는 것도 있으니 맥이 뛰는 것이 이와 같으면 그 병을 어떻게 분별하여 아는가?

맥박이 한 번 내뱉는 숨과 들이마시는 숨에 각각 두 번씩 뛰고 크지도 작지도 아니한 것을 평맥平脈이라 하고, 한 번 내뱉는 숨

陽에 있으므로 頭痛과 目眩이 있고, 前小後大는 병이 陰에 있으므로 胸滿과 短氣가 있다."고 하였다.

11) 病欲甚 : 병이 장차 심해진다는 뜻이다.

12) 困 : 위험하다는 뜻이다.

13) 行尸 : 사람의 생기가 이미 끊어져 걸어 다니기는 하나 실제는 죽은 시체와 다름이 없다는 뜻이다.

과 들이마시는 숨에 각각 세 번씩 뛰는 것은 병의 시초가 되니 촌맥寸脈이 크고 척맥尺脈이 작으면 두통頭痛과 목현目眩이 나타나고, 촌맥이 작고 척맥이 크면 흉만胸滿과 단기短氣가 나타나며, 한 번 내뱉는 숨과 들이마시는 숨에 각각 네 번씩 뛰는 것은 병이 점차 심해지려는 것이니, 맥이 홍대洪大하면 번만煩滿으로 괴로워하고, 침세沈細하면 복통腹痛이 있고, 활맥滑脈은 열熱에 상한 것이며, 삽맥澁脈은 무로霧露의 침습을 받은 것이고, 한 번 내뱉는 숨과 들이마시는 숨에 각각 다섯 번씩 뛰는 것은 환자가 위급하게 된 것이니 맥이 침세沈細하면 병세가 밤에 더 심하고, 부대浮大하면 낮에 더 심해지며, 맥이 크지도 작지도 않고 고르면 위험하나 치료할 수는 있고, 맥이 크기도 하고 작기도 하여 불규칙하면 치료하기 어렵다. 한 번 내뱉는 숨과 들이마시는 숨에 각각 여섯 번씩 뛰는 것은 사맥死脈이니 침세맥沈細脈이면 밤에 죽고, 부대맥浮大脈이면 낮에 죽는다. 맥이 한 번 내뱉는 숨과 들이마시는 숨에 각각 한 번씩 뛰는 것을 손맥損脈이라고 하는데 환자가 걸을 수는 있으나 오히려 침대에 누워 일어나지 않으려고 하니 그 까닭은 기혈氣血이 모두 부족하기 때문이다. 두 번 내뱉는 숨과 들이마시는 숨에 각각 맥이 한 번씩 뛰며 다시 한 번 호흡하는 것을 '혼이 없다.'라고 하니 '혼이 없다.'는 것은 반드시 죽는다는 것이고 사람이 걸어 다녀도 걸어 다니는 시체라고 한다.

【演義】

본절은 호흡과 맥박수의 비율로 실병을 분석하고 진단히는 것을 설명하였는데, 아울러 임상에서 주의해야 할 점은 아래와 같다.

1) "한 번 내뱉는 숨과 들이마시는 숨에 맥박이 각각 세 번씩 뛰는 것은 병의 시초가 된다."에서 한 번 호흡에 맥이 여섯 번 뛰는 것은 이미 한 번 호흡에 맥이 네 번 뛰는 정상맥을 초과한 것이니 삭맥數脈이라 하며, "질병의 시초가 된다."는 뜻은 명확하게 말하면 열병熱病이 시작한다는 것이다.

   "촌맥寸脈이 크고 척맥尺脈이 작으면 두통頭痛과 목현目眩이 나타난다."의 촌부寸部는 양陽의 부위에 속하여 상부에 질환이 나타나며, 척부尺部는 음陰의 부위에 속하여 하부에 질환이 나타나고, '크고 작음'은 척尺과 촌寸을 대비해서 한 말이다. 두부頭部는 모든 양陽이 모이는 곳이고 신기神氣가 왕래하는 문호이므로 병이 양분陽分에 있으면 관부關部 앞이 양陽의 부위에 속하므로 양병陽病이 맥의 양부陽部에 나타나서 맥脈과 증證이 일치한다.

   "촌맥이 작고 척맥이 크면 흉만胸滿과 단기短氣가 나타난다."는 맥脈과 증證이 위의 경우와 정반대이니 척부尺部의 맥상을 위주로 설명하면 척부尺部는 음陰에 속하고, 흉만胸滿과 단기短氣는 음병陰病에 속하므로 맥脈과 증證이 역시 부합된다.

2) "한 번 내뱉는 숨과 들이마시는 숨에 각각 네 번씩 뛰는 것은 병이 점차 심해지려는 것이다."에서 한 번 호흡에 맥이 여덟 번 뛰는 것은 열이 극심하게 되어 병세가 발전한 것이므로 '병심病甚'이라 한다. "맥이 홍대洪大한 경우는 번만煩滿

으로 괴로워한다."에서 맥이 홍대유력洪大有力하면서 부맥浮脈을 겸하였으므로 『빈호맥학瀕湖脈學』에 "부대浮大한 맥이 홍맥洪脈이다."라 하였고, '번만煩滿'은 심번민만心煩悶滿의 증상으로 일반적으로 양열증陽熱證에 이러한 증證과 맥상脈象이 많이 나타난다.

"침세沈細한 경우는 복통腹痛이 있다."에서 세게 눌러서 나타나는 맥이 침맥沈脈이고 주로 이증裏證이므로 세맥細脈이면서 침소沈小하면 주로 혈기血氣가 쇠약해진 것인데 이는 이허裏虛가 맥脈에 나타난 것이며, 배가 아프면서 허한虛寒한 것은 임상적으로 많이 나타나는 증상으로 맥상脈象이 침세沈細하게 나타나는 것이 대부분이다.

"활맥滑脈은 열熱에 상한 것이며, 삽맥澁脈은 무로霧露의 침습을 받은 것이다."에서 '상열傷熱'은 열사熱邪에 상한 것이고, '중무로中霧露'는 습사濕邪에 상한 것인데, 『소문素問 · 평인기상론平人氣象論』에 "완맥緩脈이면서 활맥滑脈을 겸하는 것은 열증熱中이다."라고 한 것과 같다.

3) "한 번 내뱉는 숨과 들이마시는 숨에 각각 다섯 번씩 뛰는 것은 환자가 위급하게 된 것이다."에서 한 번 호흡에 맥이 열 번 뛴 것은 열이 아주 심함을 알 수 있다. 열이 심하면 음陰을 상하고 음陰이 허해지면 양陽이 항성하여 음양陰陽의 불균형이 서로 원인이 되어 기혈순환이 잘되지 않으므로 환자가 위험하게 된다.

"맥이 침세沈細하면 병세가 밤에 더 심하고, 부대浮大하면 낮에 더 심해진다."에서 침맥沈脈은 대부분 허한虛寒한 것으로 음사陰邪로 인한 병에 속하고, 밤은 음陰의 시기이니 음병陰病이 음시陰時를 만나므로 병세가 더 심해지며, 부대맥浮大脈은 표열表熱로서 양사陽邪로 인한 병에 속하고, 낮은 양陽의 시기이니 양병陽病이 양시陽時를 만나면 병세가 낮동안 더 심해진다.

"맥이 크지도 작지도 않고 고르면 위험하나 치료할 수는 있고, 맥이 크기도하고 작기도 하여 불규칙적이면 치료하기 어렵다."에서 활백인滑伯仁은 "대소大小는 침세부대沈細浮大이다."라고 하였다. 본문을 위 문장과 이어서 보면 만약 한 번 호흡呼吸에 맥이 열 번 뛰는 삭맥數脈이라도 부대浮大 혹은 침세맥沈細脈이 나타나면 밤에 심하거나 낮에 심하거나 모두 병이 위험하다는 말이므로 난치라고 하였다.

4) "한 번 내뱉는 숨과 들이마시는 숨에 각각 여섯 번씩 뛰는 것은 사맥死脈이다."를 우서虞庶는 "정상맥의 3배로서 양기陽氣가 극도로 혼란하므로 죽는다."고 하였으니 한 번 호흡에 맥이 열두 번 뛰니 그 열이 심하여 병세가 위중함을 상상할 수 있으니 반드시 죽는다고 하였다. "침세맥沈細脈이면 밤에 죽고, 부대맥浮大脈이면 낮에 죽는다."는 위에서 말한 "맥이 침세沈細하면 병세가 밤에 더 심하고, 부대浮大하면 낮에 더 심해진다."와 같은 기전機轉이다.

5) "한 번 내뱉는 숨과 들이마시는 숨에 한 번 뛰는 것도 있고, … 기혈氣血이 모두 부족하기 때문이다."에서 맥박이 한 번 호

흡에 두 번 뛰는 것은 기혈氣血의 허약 정도가 비교적 심한 것이며, 이와 비교해 보면 두 번 호흡에 두 번 뛰는 것은 더욱 더 위중하므로 반드시 죽는다고 하였다.

上部有脈하고 **下部無脈**하면 **其人當吐**요 **不吐者**는 **死**라 **上部無脈**하고 **下部有脈**하면 **雖困**이나 **無能爲害**라 **所以然者**는 **譬如人之有尺**을 **樹之有根**하면 **枝葉**이 **雖枯槁**나 **根本**이 **將自生**하리니 **脈有根本**하면 **人有元氣 故**로 **知不死**라

【國譯】

촌부寸部에 맥이 있고 척부尺部에 맥이 없으면 그 사람은 반드시 토吐하게 해야 하고 토吐하지 않으면 죽는다. 촌부에 맥이 없고 척부에 맥이 있으면 비록 위험하나 해는 없다. 그러한 까닭은 척부에 맥이 있는 것을 나무에 뿌리가 있는 것에 비유하면 가지와 잎이 비록 말라도 뿌리가 장차 스스로 잎과 가지를 낼 것과 같은 것이니, 맥에 근본이 있으면 사람에게도 원기元氣가 있는 것이므로 죽지 않음을 알 수 있다.

【演義】

'상부上部'는 촌부寸部를 가리키고, '하부下部'는 척부尺部를 가리킨다. "촌부에 맥이 있고 척부에 맥이 없다."는 것은 종종 사기邪氣가 실實하여 기혈순환을 막거나 기혈氣血이 아주 허虛할 때

나타나고, "반드시 토吐하게 해야 한다."는 실증을 말하니 토하게 하면 사기邪氣가 위로 넘어 나와 막힌 것이 통하여 척부尺部의 맥이 저절로 나타나므로 이러한 현상은 맥이 근본을 떠난 것이 아니다. 만약 토吐해야 하는 상황이 아니면 이는 사기邪氣가 막아서 그러한 것이 아니고 원기元氣가 갈진된 현상이므로 사증死證에 속한다. 이와 반대로 촌부寸部에 맥이 없고 척부尺部에 맥이 있으면 이는 맥에 뿌리가 있는 것이니, 비유하면 사람의 원기元氣에 나무의 뿌리가 있는 것으로 원기元氣가 아직 크게 상하지 않았으므로 촌부寸部에 맥이 없는 사람이라도 죽음에 이르지는 않음을 알 수 있다.

【本難 要點】

1. 손맥損脈·지맥至脈의 진단상 구별에 대하여 설명하였다.
2. 손맥損脈이 나타나는 병은 상부에서 하부로 내려오니 가령 일손一損은 폐肺, 이손二損은 심心, 삼손三損은 비脾, 사손四損은 간肝, 오손五損은 신腎에 나타난다. 지맥至脈이 나타나는 병은 하부下部에서 상부上部로 올라간다.
3. 다섯 가지 허손병虛損病의 치료원칙을 설명하였다.
4. 진맥으로 병의 경중輕重과 경과의 장단長短 및 예후의 생사길흉生死吉凶을 판단할 수 있음을 설명하였다.
5. 진맥에서 척부맥尺部脈의 중요성을 설명하였다.

第15難

四時의 왕성한 맥 · 병맥 · 정상맥

經에 言春脈弦이요 夏脈鉤요 秋脈毛요 冬脈石이라하니 是王脈耶아 將病脈也아

然하다 弦鉤毛石者는 四時之脈也라 春脈弦者는 肝東方木也니 萬物始生하야 未有枝葉이라 故로 其脈之來가 濡弱而長 故로 曰弦이라 夏脈鉤者는 心南方火也니 萬物之所茂하야 垂枝布葉이 皆下曲如鉤라 故로 其脈之來疾去遲 故로 曰鉤라 秋脈毛者는 肺西方金也니 萬物之所終에 草木華葉이 皆秋而落하야 其枝獨在가 若毫毛也라 故로 其脈之來가 輕虛以浮 故로 曰毛라 冬脈石者는 腎北方水也니 萬物之所藏也하야 盛冬之時에 水凝如石이라 故로 其脈之來가 沈濡而滑 故로 曰石이라 此는 四時之脈也라

【國譯】

『의경醫經』에 봄에는 현맥弦脈, 여름에는 구맥鉤脈, 가을에는 모맥毛脈, 겨울에는 석맥石脈이라 하니 이는 그 시령時令에 해당하는 왕맥旺脈인가? 병맥病脈인가?

현弦 · 구鉤 · 모毛 · 석石은 사시四時의 맥이다. 봄에 현맥弦脈이

나타나는 것은 간肝이 동방목東方木에 속하니, 만물이 생장하기 시작하여 가지와 잎이 아직 나지 않은 것이다. 그러므로 그 맥이 유약濡弱하면서 장長하니 현맥弦脈이라 한다. 여름에 구맥鉤脈이 나타나는 것은 심心이 남방화南方火에 속하니, 만물이 무성하여 나뭇가지를 드리우고 잎을 피운 것이 모두 아래로 굽은 갈고리와 같은 것이다. 그러므로 그 맥이 오는 것은 빠르고 가는 것은 느리니 구맥鉤脈이라 한다. 가을에 모맥毛脈이 나타나는 것은 폐肺가 서방금西方金에 속하니, 만물이 결실을 보니 초목의 잎이 가을이 되면 떨어져 가지만 남은 것이 마치 가는 털과 같은 것이다. 그러므로 그 맥이 경허輕虛하여 부浮하니 모맥毛脈이라 한다. 겨울에 석맥石脈이 나타나는 것은 신腎이 북방수北方水에 속하니, 만물을 저장하고 한 겨울에 물이 응결하는 것이 돌과 같다. 그러므로 그 맥이 침유沈濡하면서 활滑하니 석맥石脈이라 한다.

이것이 사시四時의 맥이다.

【演義】

옛사람들은 '천인상응天人相應'의 전체관념으로 인체 내부의 기능이 사시四時의 기후변화에 따라 맥박상에 나타나는 것을 평맥平脈으로 이해하였다. 본난의 서두에서는 춘온春溫 · 하열夏熱 · 추량秋涼 · 동한冬寒의 기후변화에 맥상脈象이 상응하여 현弦 · 구鉤 · 모毛 · 석石의 네 가지 형태로 나타나는 기전을 설명하였다. 이러한 네 가지 맥상脈象은 모두 평맥平脈이라고 할 수 있으며, 맥에 위기胃氣가 있는 것이고, 밖으로 사시四時에 응하는 정상 맥상이다. 현弦·구鉤·모毛·석石은 사시의 정상 맥상을 형용한 것이며 병맥病脈과는 형태가 다르다. 맥상이 사시四時의 변화에 따라 각각 다르게 나타나는 것은 인체가 밖으로 기후의 영향을 받아서 기부肌膚·주리腠理·영위기혈營衛氣血·맥관脈管 등에 이르기까지 상응하여 변화가 나타나므로 맥상이 다르게 나타나는 것이다. 정상적인 것을 알면 변화를 가늠할 수가 있어 병맥을 잘 이해할 수 있으므로 임상에서 확진하는 데 도움이 될 것이다.

如有變이면 奈何오

然하다 春脈은 弦이니 反者는 爲病이라

何謂反고

然하다 其氣來實強하면 是謂太過니 病在外하고 氣來虛微하면 是謂不及이니 病在內라 氣來厭厭聶聶[1]하야 如循榆葉을 曰平이요 益實而滑하야 如循長竿을 曰病이요 急而勁益強하야 如新張弓弦을 曰死라 春脈이 微弦하면 曰平이요 弦多하고 胃氣少하면 曰病이요 但弦하고 無胃氣면 曰死니 春엔 以胃氣爲本이라

夏脈은 鉤니 反者는 爲病이라

何謂反고

然하다 其氣來實強하면 是謂太過니 病在外하고 氣來虛

---

1) 厭厭聶聶 : 맥이 박동할 때 마치 느릅나무의 잎이 봄바람에 한들한들 흩날리듯 가볍게 나타나는 것을 형용하였다.

微하면 是謂不及이니 病在內라 脈來累累如環[2]하야 如循琅玕[3]을 曰平이요 來而益數하야 如鷄擧足[4]者를 曰病이요 前曲後居[5]하야 如操帶鉤[6]를 曰死라 夏脈이 微鉤면 曰平이요 鉤多하고 胃氣少하면 曰病이요 但鉤하고 無胃氣면 曰死니 夏도 以胃氣爲本이라

秋脈은 毛니 反者는 爲病이라

何謂反고

然하다 其氣來實强하면 是謂太過니 病在外하고 氣來虛微하면 是謂不及이니 病在內라 其脈來藹藹[7]如車蓋하야 按之益大를 曰平이요 不上不下하야 如循鷄羽를 曰病이요 按之蕭索[8]하야 如風吹毛를 曰死라 秋脈이 微毛면 曰平이요 毛多하고 胃氣少하면 曰病이요 但毛하고 無胃氣면 曰死니 秋도 以胃氣爲本이라

冬脈은 石이니 反者는 爲病이라

何謂反고

---

2) 累累如環 : 구슬을 꿰어 놓은 모양을 말한다.

3) 琅玕 : 옥구슬과 같은 돌을 말한다.

4) 鷄擧足 : 呂廣은 "心脈은 浮散해야 하고 數하면 안 되니, 鷄擧足이라 함은 그 數한 것을 비유한 것이다."라고 하였으니, 맥이 數한 가운데 강하고 실한 것을 겸한 모양을 나타낸다.

5) 前曲後居 : 張景岳은 "前曲은 가볍게 누를 때에 堅强하게 나타나는 맥상이고, 後居는 세게 누를 때에 혁대의 고리와 같이 굳게 나타나는 맥상이다."라고 하였으니, 心脈이 고른 기운을 잃음을 말한다.

6) 如操帶鉤 : 丁德用은 "操는 잡는다는 뜻이니, 如操帶鉤는 맥상이 손으로 혁대를 잡으면 앞의 갈고리가 힘없이 구부러지는 것과 같은 것이다."라고 하였다.

7) 藹藹 : 수목이 번성한 것과 같은 느낌을 말한다.

8) 蕭索 : 생기 없이 쇠락한 것을 말한다.

然하다 其氣來實强하면 是謂太過니 病在外하고 氣來虛微하면 是謂不及이니 病在內라 脈來上大下兌[9)]하야 濡滑如雀之喙[10)]를 曰平이요 啄啄[11)]連屬이라가 其中微曲을 曰病이요 來如解索[12)]하고 去如彈石[13)]을 曰死라 冬脈이 微石이면 曰平이요 石多하고 胃氣少하면 曰病이요 但石하고 無胃氣면 曰死니 冬도 以胃氣爲本이라

胃者는 水穀之海니 主稟[14)]四時 故로 皆以胃氣爲本이니 是는 謂四時之變病과 死生之要會也라 脾者는 中州也니 其平和를 不可得見이나 衰乃見耳니 來如雀之喙하고 如水之下漏면 是는 脾衰見也라

【國譯】

만약 사시四時의 맥상이 변하면 어떠한가?

춘맥春脈은 현맥弦脈이니 이에 반하면 병맥病脈이 된다.

어떠한 것을 반한다고 하는가?

그 맥박이 실實하고 강强하면 이는 태과太過라 하니 병이 외부에 있고, 허虛하고 미微하면 이는 불급不及이라 하니 병이 내부에

---

9) 兌 : 銳也. 날카로울 예.

10) 喙 : 鳥獸口. 부리 훼.

11) 啄啄 : 맥상이 마치 새가 모이를 쪼아 먹는 듯한 것을 말한다.

12) 解索 : 呂廣은 "解索은 맥이 虛緩하여 근본이 없는 것이다."라 하였으니, 마치 동아줄이 풀어진 것처럼 손에 무력하게 느껴지는 것을 말한다.

13) 彈石 : 맥이 완만하게 왔다가 빠르게 가는 모양을 활을 천천히 당겨서 돌을 쏘아 보내는 형상으로 표현한 것이다.

14) 稟 : 받을 품.

있다. 맥박이 한들한들하여 마치 느릅나무의 잎을 쓰다듬는 느낌을 평맥平脈이라 하고, 더욱 실實하면서 활滑하여 마치 대나무 장대를 쓰다듬는 느낌을 병맥病脈이라 하고, 급急하면서 더욱 강强하여 마치 방금 매어 놓은 활줄 느낌을 사맥死脈이라 한다. 춘맥春脈이 미현微弦하면 평맥平脈이고, 현맥弦脈이 많이 나타나고 위기胃氣가 적으면 병맥病脈이고, 단지 현맥弦脈만 나오고 위기胃氣가 없으면 사맥死脈이니 봄에는 위기胃氣를 근본으로 삼는다.

하맥夏脈은 구맥鉤脈이니 이에 반하면 병맥病脈이 된다.

어떠한 것을 반한다고 하는가?

그 맥박이 실實하고 강强하면 이는 태과太過라 하니 병이 외부에 있고, 허虛하고 미微하면 이는 불급不及이라 하니 병이 내부에 있다. 맥박이 꿰어놓은 구슬처럼 동글동글하여 마치 옥구슬을 쓰다듬는 느낌을 평맥平脈이라 하고, 더욱 빠르고 닭의 며느리발톱과 같이 강한 느낌을 병맥病脈이라 하고, 가볍게 누르거나 세게 누르거나 실하여 마치 혁대의 갈고리를 쥔 듯한 느낌을 사맥死脈이라 한다. 하맥夏脈이 미구微鉤하면 평맥平脈이고, 구맥鉤脈이 많이 나타나고 위기胃氣가 적으면 병맥病脈이고, 단지 구맥鉤脈만 나오고 위기胃氣가 없으면 사맥死脈이니 여름에도 위기胃氣를 근본으로 삼는다.

추맥秋脈은 모맥毛脈이니 이에 반하면 병맥病脈이 된다.

어떠한 것을 반한다고 하는가?

그 맥박이 실實하고 강强하면 이는 태과太過라 하니 병이 외부에 있고, 허虛하고 미微하면 이는 불급不及이라 하니 병이 내부에 있다. 맥박이 왕성하여 수레의 덮개와 같고 눌러서 더욱 크게 나타나는 느낌을 평맥平脈이라 하고, 부맥浮脈도 아니고 침맥沈脈도 아니어서 마치 닭의 깃을 쓰다듬는 느낌을 병맥病脈이라 하고, 누르면 생기 없이 풀어져 바람에 터럭이 날리는 느낌을 사맥死脈이라 한다. 추맥秋脈이 미모微毛하면 평맥平脈이고, 모맥毛脈이 많이 나타나고 위기胃氣가 적으면 병맥病脈이고, 단지 모맥毛脈만 나오고 위기胃氣가 없으면 사맥死脈이니 가을에도 위기胃氣를 근본으로 삼는다.

동맥動脈은 석맥石脈이니 이에 반하면 병맥病脈이 된다.

어떠한 것을 반한다고 하는가?

그 맥박이 실實하고 강强하면 이는 태과太過라 하니 병이 외부에 있고, 허虛하고 미微하면 이는 불급不及이라 하니 병이 내부에 있다. 맥박이 가볍게 누르면 대맥大脈이 나타나고 세게 누르면 첨예하여 유활한 맥상이 새의 부리와 같은 느낌을 평맥平脈이라 하고, 새가 연속해서 쪼는 가운데 약간 부드러운 것이 나타나는 듯한 느낌을 병맥病脈이라 하고, 맥이 올 때는 풀어진 끈과 같이 힘없고 사라질 때는 돌을 튀기는 듯한 느낌을 사맥死脈이라 한다. 동맥冬脈이 미석微石하면 평맥平脈이고, 석맥石脈이 많이 나타나고 위기胃氣가 적으면 병맥病脈이고, 단지 석맥石脈만 나오고 위기胃氣가 없으면 사맥死脈이니 겨울에도 위기胃氣를 근본으로 삼는다.

위胃는 수곡水穀의 바다이니 사시四時 맥상의 근본을 품부받았으므로 모두 위기胃氣를 근본으로 삼는다. 이를 사시四時의 질병 변화와 생사의 관건이라고 한다. 비脾는 오장五臟의 중심이므로 평상시 온화하고 부드러운 맥상을 볼 수가 없으나, 쇠약해지면 곧 나타나니 마치 새가 쪼는 듯하고 물이 떨어지듯 하면 이는 비脾의 쇠약함이 나타난 것이다.

【演義】

이 구절은 위 구절에 있는 사시의 정상 맥상을 기초로 한 걸음 더 나아가 사시의 평맥平脈, 병맥病脈 그리고 사맥死脈에 대하여 서술하였는데 그중 가장 중요한 것은 위기胃氣의 유여와 다소에 있으니 위기胃氣가 충만하면 평맥平脈, 위기胃氣가 감소하면 병맥病脈, 위기胃氣가 없으면 사맥死脈이라 하였다. 그러므로 원문에서 "春以胃氣爲本", "夏以胃氣爲本", "秋以胃氣爲本", "冬以胃氣爲本"이라 한 것이다. 아울러 "모두 위기胃氣를 근본으로 삼는다."의 원리를 마지막으로 해석하여 놓았다. 총괄적으로 위胃는 수곡水穀의 바다이고, 이는 오장육부五臟六腑를 자양하는 원천이기 때문에 사시의 맥이 반드시 위기胃氣를 얻어야 정상적인 평맥平脈이 나올 수 있다. 위胃에 대하여 말하는 동시에 비脾에도 해당이 되니 마지막으로 비脾는 오장五臟의 중심이므로 비위脾胃의 맥은 모두 온화한 맥상이고 각 계절에 따른 각 장부臟腑의 맥상 중에 나타난다. 그러므로 "평상시 온화하고 부드러운 맥상을 볼 수가 없다."고 하였다. 다만 병변 상태에서는 비위기脾胃氣가 쇠약해지지만 비위脾胃의 완화한 맥상도 쇠약해짐을 분명히 볼 수 있으므로 "쇠약해지면 나타난다."고 하였다.

본 구절의 원문이 비교적 길고 복잡하므로 설명에 편리하도록 표를 만들어 비교에 도움이 되게 하였다.

四時의 平脈·病脈·死脈 對照表

四時	平　脈	病　脈	死　脈
春	春脈微弦曰平 氣來厭厭聶聶 如循楡葉	弦多胃氣少曰病 益實而滑 如循長竿 氣來實强 是謂太過 病在外 氣來虛微 是謂不及 病在內	但弦無胃氣曰死 急而勁益强 如新張弓弦
夏	夏脈微鉤曰平 脈來累累如環 如循琅玕	鉤多胃氣少曰病 來而益數 如鷄擧足 氣來實强 是謂太過 病在外 氣來虛微 是謂不及 病在內	但鉤無胃氣曰死 前曲後居 如操帶鉤
秋	秋脈微毛曰平 脈來藹藹如車蓋 按之益大	毛多胃氣少曰病 不上不下 如循鷄羽 氣來實强 是謂太過 病在外 氣來虛微 是謂不及 病在內	但毛無胃氣曰死 按之蕭索 如風吹毛
冬	冬脈微石曰平 脈來上大下兌 濡滑如雀之喙	石多胃氣少曰病 啄啄連屬 其中微曲 氣來實强 是謂太過 病在外 氣來虛微 是謂不及 病在內	但石無胃氣曰死 來如解索 去如彈石

【本難 要點】

1. 사시기후四時氣候의 변화는 인체에 커다란 영향을 미치므로 맥상은 이를 따라 변하여 사시 맥상의 정상과 비정상으로 나타난다. 평맥平脈은 사시에 상응하면서 위기胃氣가 있고, 병맥病脈은 위기胃氣가 감소한 것이고, 사맥死脈은 위기胃氣가 없는 진장맥眞藏脈이 됨을 설명하였다.
2. 사시四時의 현弦·구鉤·모毛·석石맥은 모두 반드시 위기胃氣가 있고 온화한 상이 있으므로 사시四時의 모든 맥은 위기胃氣를 근본으로 삼는다고 한다.

3. 위기胃氣와 맥상脈象이 이처럼 밀접한 관계가 있는 까닭은 위胃가 수곡水穀의 바다로서 전신을 영양하는 원천이기 때문이니 사람이 위기胃氣를 근본으로 삼는다고 한다.

第16難

五臟病의 증상

脈有三部九候[1]하고 有陰陽하고 有輕重하고 有六十首[2]하며 一脈變爲四時한대 離聖久遠하야 各自是其法하니 何以別之오

然하다 是는 其病에 有內外證이라

其病爲之는 奈何오

然하다 假令得肝脈하면 其外證은 善[3]潔 面青 善怒하고 其內證은 齊[4]左有動氣[5]하며 按之牢若痛하고 其病은 四肢

---

1) 三部九候 : 丁德用은 "삼부는 寸·關·尺이며, 구후는 浮·中·沈이다."라고 하였다. 이는 곧 寸·關·尺 삼부가 있고 그 각각에 浮·中·沈 삼후가 있어, 三이 셋으로 九가 되므로 三部九候라 한 것이다.

2) 六十首 : 이 문제에 대해서는 역대 주석가들의 관점이 달라 통일된 의견은 없다. 가령 呂廣은 "首는 頭首이니, 삼부의 頭部로부터 시작하는 것은 맥이 六十首가 있다."고 하였고, 丁德用은 "六十首란 제10난에서 一脈이 十變한다고 한 것이 바로 이것으로, 사람에게는 六脈이 있으니 一脈이 十變하면 六十首가 된다."라고 하였으며, 虞庶는 "六十首란 하나의 맥이 사시의 변화를 따라 변하는 것으로 春脈이 弦, 夏脈이 鉤, 秋脈이 毛, 冬脈이 石, 季夏와 四季脈이 緩한 것이 四時의 休旺을 따라 十二經에 나타나므로 六十首가 된다."고 하였고, 紀天錫은 "六十首를 子歲가 주관하는 것으로써 나누면 冬至 後의 甲子부터 六甲에 이르러 一歲를 마친다. 그러므로 '三部'에서 시작하여 '一脈變爲四時'에서 끝난다."고 하였으며, 滑伯仁은 "六十首는 『內經·方盛衰論』의 '聖人의 診察하는 法道는 陰陽의 先後를 파악하고, 奇恒의 勢인 60首를 참고하는 데 있다.'에 대한 王冰의 주를 상고해 보면 '奇恒勢六十首'는 지금은 없는데 그것은 실전된 지가 오래 되었기 때문이다."라고 하는 등 여러 주장이 있으나, 현재는 丁德用의 설을 따라 좌우의 寸關尺 六部가 각각의 부위마다 十變하여 六十이 되므로 六十首라고 본다.

3) 善 : 好也. 喜也. 좋아할 선.

滿閉[6] 淋溲[7]便難 轉筋하니 有是者는 肝也요 無是者는 非也라 假令得心脈하면 其外證은 面赤 口乾 喜笑하고 其內證은 齊上有動氣하며 按之牢若痛하고 其病은 煩心 心痛 掌中熱而啘[8]하니 有是者는 心也요 無是者는 非也라 假令得脾脈하면 其外證은 面黃 善噫 善思 善味하고 其內證은 當齊有動氣하며 按之牢若痛하고 其病은 腹脹滿 食不消 體重節[9]痛 怠墮嗜臥 四肢不收하니 有是者는 脾也요 無是者는 非也라 假令得肺脈하면 其外證은 面白 善嚏 悲愁不樂 欲哭하고 其內證은 齊右有動氣하며 按之牢若痛하고 其病은 喘咳 洒[10]淅寒熱하니 有是者는 肺也요 無是者는 非也라 假令得腎脈하면 其外證은 面黑 善恐欠하고 其內證은 齊下有動氣하며 按之牢若痛하고 其病은 逆氣 少腹急痛 泄如[11]下重 足脛寒而逆하니 有是者는 腎也요 無是者는 非也라

4) 齊 : 臍와 통한다. 배꼽 제.
5) 動氣 : 經氣의 躁動을 의미한다.
6) 滿閉 : 사지가 창만하여 운동이 곤란한 것을 의미한다.
7) 淋溲 : 소변을 보기가 곤란한 것을 의미한다.
8) 啘 : 乾嘔. 헛구역질.
9) 節 : 관절을 의미한다.
10) 洒 : 추워서 부들부들 떨리는 자각증상을 말한다.
11) 如 : 여기에서는 '而'자로 해석해야 한다.

【國譯】

맥법에 삼부구후법三部九候法, 음양법陰陽法, 경중법輕重法, 육십수법六十首法이 있으며, 하나의 맥이 사시의 변화에 따라 변화하는데, 성인의 시대로부터 멀리 떨어져서 각기 자신의 맥법이 옳다고 하니 그것을 어떻게 판별하는가?

그것은 그 병에 내증內證과 외증外證이 있다.

그 병증은 어떠한가?

가령 간맥肝脈이 나타나면 그 외증은 청결淸潔을 좋아하고 안면이 청색이며 화를 잘 내고, 그 내증은 배꼽 왼쪽으로 동기動氣가 있으며 누르면 딱딱하면서 아프고, 그 병은 사지가 창만하여 운동을 할 수 없으며, 대소변이 곤란하고 전근轉筋이 되니, 이런 것이 있으면 간병肝病이고 없으면 (간병肝病이) 아니다. 가령 심맥心脈이 나타나면 그 외증은 안면이 적색이며 입이 마르고 웃기를 잘하고, 그 내증은 배꼽 위로 동기動氣가 있으며 누르면 딱딱하면서 아프고, 그 병은 가슴이 답답하고 아프며 손바닥에 열이 나고 헛구역질을 하니, 이런 것이 있으면 심병心病이고, 없으면 (심병心病이) 아니다. 가령 비맥脾脈이 나타나면 그 외증은 안면이 황색이며 트림이 자주 나오고 생각이 많고 맛을 좋아하며, 그 내증은 바로 배꼽부위에 동기動氣가 있으며 누르면 딱딱하면서 아프고, 그 병은 복부가 창만하여 음식이 소화가 잘되지 않고, 몸이 무거우며 사지에 관절통이 있으며 온몸이 나른하여 눕기를 좋아하고 사지를 가누지 못하니, 이런 것이 있으면 비병脾病이고, 없으면 (비병脾病이) 아니다. 가령 폐맥肺脈이 나타나면 그 외증은 안면이 백색이며 재채기를 잘하고 항상 우수에 젖어 즐겁지 못하며 울기를 잘하고, 그 내증은 배꼽 오른쪽에 동기動氣가 있으며 누르면 딱딱하면서 아프고, 그 병은 천식과 해수가 있고 오한발열이 나니, 이것이 있으면 폐병肺病이고, 없으면 (폐병肺病이) 아니다. 가령 신맥腎脈이 나타나면 그 외증은 안면이 흑색이며 잘 두려워하고 자주 하품을 하며, 그 내증은 배꼽 아래에 동기가 있으며 누르면 딱딱하면서 아프고, 그 병은 상기上氣가 잘 되고 아랫배가 당기면서 아프며 설사가 나면서 후중기後重氣가 있으며 정강이가 한랭寒冷하니, 이것이 있으면 신병腎病이고, 없으면 (신병腎病이) 아니다.

【演義】

1. 맥진에서 주의법

촌구寸口의 맥만을 짚어서 오장육부五臟六腑의 병태와 예후의 좋고 나쁨을 판단하는 것은 제1난에서 상세히 서술하였고, 본난에서는 맥진과 관련이 있는 문제를 원칙적으로 제시만 하였으니, 이를 나누어 설명하면 다음과 같다.

1) 삼부구후법三部九候法 : '삼부三部'는 기구氣口의 진맥부위로서 촌관척寸關尺이고, '구후九候'는 한 부위에서 부중침浮中沈의 삼후三候가 있어 삼부에 각각 삼후가 있으므로 구후九候가 된다. 촌寸은 상부로서 천天에 상응하여 주로 흉격胸膈 이상 두부頭部까지의 질병이 나타나고, 관關은 중부로서 인人에 상응하여 주로 흉격胸膈 이하 배꼽부위까지의 질병이

나타나고, 척尺은 하부로서 지地에 상응하여 주로 배꼽부위 이하 족부足部까지의 질병이 나타난다. 삼부의 부浮 부분은 양陽에 속하므로 주로 병이 표부表部에, 침沈 부분은 음陰에 속하므로 병이 이부裏部에, 중中 부분은 음양陰陽의 중간이므로 주로 병이 중앙에 있다. 이상과 같은 것이 맥진 중 삼부구후三部九候의 진법이며 임상에서 그것이 진단상에 미치는 작용이다.

2) 음양법陰陽法 : 맥진에서 음양陰陽은 의미하는 범위가 매우 넓다. 삼부로 말하면 촌부寸部는 양陽에 속하여 심폐心肺가 해당되고, 척부尺部는 음陰에 속하여 간신肝腎이 해당되며, 맥상脈象으로 말하면 부浮·장長·활滑·삭數 등은 모두 양陽에 속하고, 침沈·단短·삽澁·지遲 등은 모두 음陰에 속한다. 모든 양맥陽脈은 표表·열熱·실實을 나타내고, 모든 음맥陰脈은 이裏·한寒·허虛를 나타내니 이와 같은 것이 음양陰陽으로 맥을 분별하는 방법이다.

3) 경중법輕重法 : 제5난에서 콩 3개의 무게로 가볍게 눌러 피모皮毛에서 나타나는 맥상이 폐부肺部, 콩 6개의 무게로 눌러 혈맥血脈의 사이에서 나타나는 맥상이 심부心部, 콩 9개의 무게로 눌러 기육肌肉 사이에서 나타나는 맥상이 비부脾部, 콩 12개의 무게로 눌러 근筋의 사이에서 나타나는 맥상이 간부肝部, 골骨에 이르도록 눌렀다가 위로 들면 맥상이 힘 있고 급박한 것은 신부腎部의 맥이라고 하였고, 본난의 경중법도 손가락으로 누를 때 가볍게 눌렀다가 세게 눌렀

다 하여 부중침浮中沈의 삼후를 미세하게 나누어 오장五臟이 속하는 곳을 진맥하는 것이다.

4) 육십수법六十首法 : 좌우의 촌관척寸關尺 육부六部 각각에서 사기邪氣의 미심微甚과 경중輕重으로 인해 십변十變이 나타나는데, 육부六部로는 육십변六十變이 되니 이것이 육십수六十首의 진법이 되며, 이는 제10난에서 말한 일맥십변一脈十變의 법이다.

5) 일맥변위사시一脈變爲四時 : 제15난에서 말한 사시의 맥으로 현弦 · 구鉤 · 모毛 · 석石은 춘春 · 하夏 · 추秋 · 동冬의 시령에 마땅한 정상맥이고, 아울러 위기胃氣를 근본으로 삼으므로 위기胃氣가 있으면 평맥平脈, 위기胃氣가 적으면 병맥病脈, 위기胃氣가 없으면 사맥死脈이 된다.

2. 오장맥五臟脈과 오장五臟의 임상적 증상 종합

"가령 간맥肝脈이 나타나면 그 외증은 청결淸潔을 좋아하고 … 가령 신맥腎脈이 나타나면 그 외증은 안면이 흑색이며 잘 두려워하고 자주 하품을 하며"는 오장병五臟病의 각각 다른 증상을 서술하였다. 이는 '맥을 버리고 증을 좇는다.'는 원칙으로 비록 진맥에서 해당 장臟의 맥이 나타나도 다만 해당 장臟의 주증상이 반드시 있어야 해당 장臟의 병변을 진단하는 근거로 삼을 수 있으며, 만약 해당 장臟의 고유증상이 없으면 어떤 장臟의 병변인지 확진할 수 없음을 말한 것이다. 여기에서 더 분명히 하기 위하여 다시 오장五臟의 맥脈과 증證을 분별하여 아래와 같이 설명하였다.

1) 간肝 : 간肝과 담膽은 상합하는데 담膽이 청정한 부腑이므로 그 외증이 청결한 것을 좋아하고, 청색靑色은 목木의 본색이므로 간병에 안면이 청색으로 나타난다. 간의 정지情志는 노怒이므로 간병일 때 화를 잘 내게 된다. 배꼽 좌측은 간목기肝木氣가 상승하는 부위이므로 내증은 배꼽 좌측에 동기가 있으며, 간기肝氣가 울체되었으므로 누르면 딱딱하면서 아프다. 간肝은 근筋을 주관하므로 풍사風邪가 사지에 침범하면 전근轉筋이 되며, 근筋이 긴급緊急하면 사지가 창만하여 운동이 불편하고, 간맥肝脈은 음기陰器를 순행하므로 대소변이 곤란한 증상 등이 있다.

2) 심心 : 심心은 그 색이 적색이므로 안면이 적색이고, 심화心火는 상염上炎하므로 입이 마르게 된다. 그 소리는 소笑에 해당하므로 잘 웃게 된다. 배꼽 상측은 심心의 부위이니 진기眞氣가 나오지 못하여 배꼽 상측에 동기가 있으며 누르면 딱딱하면서 아프다. 심번心煩 등의 증은 심포락心包絡이 사기의 침범을 받아서 생기고, 심포락의 맥이 손바닥을 통과하므로 손바닥에 열이 나면서 헛구역질이 난다.

3) 비脾 : 비脾는 토土에 속하고 그 색은 황색이므로 안면이 황색이고, 트림을 자주 한다. 『영추靈樞 · 구문口問』에 "한기寒氣가 위胃에 머물러 있으면 기氣가 상행하여 아래에서 위로 흩어지려고 나오니 이것이 트림이다."라고 하였다. 비脾의 정지情志는 사려思慮이므로 사려가 많아지며, 비기脾氣는 입과 통해 있으므로 음식의 맛을 잘 알게 된다. 비脾는 중앙에

위치하므로 동기가 배꼽 주위에 있으며 아프고 딱딱하다. 비脾의 운화작용이 제대로 되지 않으면 배꼽 주위가 창만하고 음식이 소화되지 않는다. 비脾는 기육肌肉과 사지를 주관하므로 전신이 아프고 눕기를 좋아하며, 사지가 모든 관절을 단속하여 관절운동을 원활하게 하므로 비병脾病에는 관절통이 있다고 하였다.

4) 폐肺 : 폐肺는 금金에 속하고 그 색은 백색이 되므로 안면이 백색이고, 폐기肺氣는 코와 통해 있으므로 재채기를 하게 된다. 폐肺의 정지情志는 우수憂愁이므로 우수에 젖어 즐겁지 못하고, 그 소리는 곡哭이 되므로 잘 울게 된다. 배꼽 우측은 폐기肺氣가 하강하는 부위이므로 동기가 배꼽 우측에 있으며 누르면 딱딱하고 아프다. 폐肺는 기氣를 주관하니 기氣가 역상逆上하므로 천식과 해수가 있고, 피모皮毛를 주관하므로 오한발열이 있다.

5) 신腎 : 신腎은 수水에 속하고 그 색은 흑색이 되므로 안면이 흑색이다. 그 정지情志는 공恐이므로 잘 두려워하고, 가장 아래에 있으므로 배꼽 하측에 위치하니 신기腎氣가 응결되면 동기가 배꼽 하측에 있으며 누르면 딱딱하면서 아프다. 신기腎氣가 부족하면 상기上氣가 되고, 신경맥腎經脈은 배꼽 부위를 순행하므로 아랫배가 긴급하면서 아프다. 신腎은 위胃의 관건이 되므로 신기腎氣가 허하면 설사를 하고 후중기後重氣가 있으며, 신맥腎脈은 발 안쪽 복숭아뼈의 뒤쪽을 순행하고 별도의 가지는 경골脛骨과 보골輔骨 사이로 갔다가

장딴지 내로 상행하므로 정강이가 한랭寒冷하다고 하였다.

이상을 종합해 보면 본난에서 서술한 오장五臟의 주된 병증은 오장五臟의 색色·성聲·정지情志 등이 서로 다르게 나타나는 것에 따라 각 장臟의 병변을 구분하여 설명하였다. 등만경鄧萬卿은 "본난에서 말한 내외증內外證은 병증의 표리를 말하는 것이 아니고, 질병 진단에서 내외를 말한다. 왜냐하면, 청결을 좋아하고 화를 잘 내는 것이 어찌 외증에 그치며, 사지가 창만하고 불편하며 대소변이 곤란하며 전근轉筋이 되는 것이 어찌 내증에 그치겠는가?"라고 하였으니, 이로써 보면 외증은 병증이 밖으로 나타나는 것이고, 의사가 망진과 문진聞診을 통해서 알 수 있는 것으로, 가령 간병肝病의 면청面青, 선결善潔, 선노善怒와 심병心病의 면적面赤, 희소喜笑 등이다. 내증은 그 병변의 증후를 의사가 복진과 맥진 및 문진問診을 통해 알 수 있는 것으로, 가령 간병肝病의 사지가 붓는 것과 배꼽 좌우의 동기와 심병心病의 번심煩心, 심통心痛 등이 그것이다.

五臟疾病의 證狀分類歸納表

五臟	面色	情志	腹診	證狀
肝	靑	善怒	臍左有動氣 按之牢若痛	善潔 四肢滿閉 淋溲便難
心	赤	善笑	臍上有動氣 按之牢若痛	口乾 掌中熱而啘 煩心 心痛
脾	黃	善思	當臍有動氣 按之牢若痛	善噫 善味 四肢不收 腹脹滿 食不消 體重節痛 怠惰 嗜臥
肺	白	悲愁不樂 欲哭	臍右有動氣 按之牢若痛	善嚏 喘咳 洒淅寒熱
腎	黑	善恐	臍下有動氣 按之牢若痛	善欠 足脛寒而逆 逆氣 少腹急痛 泄如下重

【本難 要點】

1. 맥진에는 비록 여러 가지 방법이 있으나 이는 단지 한 부분에 나타나는 맥상이므로 반드시 각 장臟의 내외증상을 잘 관찰한 뒤에라야 그 병의 소재를 결정할 수 있다. 즉 진단상 '맥을 버리고 증을 쫓음[捨脈從證]'의 원칙을 제시하였다.
2. 오장五臟병변의 내외증상을 구체적으로 설명하였다.

第17難

맥과 증상의 상응과 상반 시의 예후

經에 言病或有死하고 或有不治自愈하고 或連年月不已라하니 其死生存亡이 可切脈而知之耶아

然하다 可盡知也라 診病若閉目不欲見人者는 脈當得肝脈이 强急而長이나 而反得肺脈이 浮短而澁者는 死也요 病若開目而渴하고 心下牢者는 脈當得緊實而數이나 反得沈澁而微者도 死也요 病若吐血하고 復鼽衄血者는 脈當沈細나 而反浮大而牢者도 死也요 病若譫言妄語하고 身當有熱하면 脈當洪大나 而反手足厥逆하고 脈沈細而微者도 死也요 病若大腹[1]而泄者는 脈當微細而澁이나 反緊大而滑者도 死也라

【國譯】

『의경醫經』에 병이 나서 죽는 경우도 있고, 혹은 치료하지 않고도 저절로 낫는 경우도 있고, 혹은 몇 달 혹은 몇 해에 걸쳐 낫지 않는 경우도 있다 하니 그 생사生死와 존망存亡을 맥을 짚어 알 수 있는가?

모두 알 수 있다. 진찰할 때에 환자가 만약 눈을 감고 다른 사

1) 大腹 : 부위를 가리키는 것이 아니고 복부의 창만을 말한다.

람 보기를 싫어한다면 간맥肝脈이 강급强急하면서 장長한 맥을 얻어야 하나 반대로 폐맥肺脈이 부단浮短하면서 삽澁한 맥을 얻으면 죽고, 만약 눈을 뜨고 갈증이 있으면서 심하心下가 딱딱하다면 맥상이 긴실緊實하면서 삭數해야 하나 반대로 침삽沈澁하면서 미微하면 죽고, 만약 토혈吐血을 하면서 또 코피가 있다면 맥상이 침세沈細해야 하나 반대로 부대浮大하면서 힘이 강하면 죽고, 만약 섬어譫語와 망언妄言을 한다면 몸에 열이 있으면서 맥상이 홍대洪大해야 하나 반대로 손발이 차고 맥상이 침세沈細하면서 미微하면 죽고, 만약 복부가 창만하고 설사를 한다면 맥상이 미세微細하면서 삽澁해야 하나 반대로 긴대緊大하면서 활滑하면 죽는다.

【演義】

병에는 쉽게 치료되는 것과 잘 치료되지 않는 것이 있으나 맥脈과 증證을 대비시켜서 그 예후의 좋고 나쁨을 헤아릴 수 있으니, 가장 중요한 관건은 맥과 증의 부합 여부에 있다. 일반적으로 맥과 증이 상응하면 예후가 좋고 부합하지 않으면 예후가 나쁘다. 본난에서는 맥과 증이 부합하는 것으로 가령 눈을 감고 다른 사람 보기를 싫어하는 간병肝病에 현맥弦脈이 나타나고, 열이 나고 갈증이 있으며 심하心下가 딱딱한 심실열증心實熱證에 견실堅實하면서 삭數한 맥상이 나타나면 이는 간병肝病에 간맥肝脈, 심병心病에 심맥心脈이 나타나서 맥과 증이 상응한 것이므로 쉽게 치료된다. 또 음허陰虛해서 토혈吐血과 비출혈鼻出血이 있는데 맥이 침세沈細하게 나타나고, 양명경증陽明經證의 섬어譫語 · 망언妄言 ·

발열發熱에 맥이 홍대洪大하게 나타나고, 태음비습하함太陰脾濕下陷으로 복부가 창만하고 설사가 나는데 맥이 미세微細하면서 삽澁하게 나타나면 이는 허증虛證에 허맥虛脈, 실증實證에 실맥實脈, 음증陰證에 음맥陰脈, 양증陽證에 양맥陽脈이 나타난 것이므로 예후가 좋다.

가령 맥과 증이 상합하지 않는 병은 대부분 치료하기가 어렵고 심하면 불치의 사증死證에 이르니, 만일 간병肝病에 맥이 부단浮短하면서 삽澁한 폐맥肺脈이 나타나고, 심병心病에 침유沈濡하면서 미微한 신맥腎脈이 나타난다면 맥과 증이 오행이론상 금극목金克木과 수극화水克火의 관계이므로 예후가 대부분 좋지 않다.

음허陰虛해서 토혈吐血과 비출혈鼻出血이 있는데 도리어 부대浮大하면서 실實한 맥이 나타나면 병은 허증虛證인데 맥은 실實한 것이 되므로 죽게 된다. 『소문素問 · 옥기진장론玉機眞藏論』의 "탈혈脫血에 맥이 실實하면 … 치료하기 어렵다."고 한 것이 이러한 뜻이다. 섬어譫語 · 망언妄言 · 발열發熱은 양명열성증陽明熱盛證에 속하는데 도리어 수족이 궐역厥逆하고 맥이 침세沈細하면서 미微하게 나타나면 병은 실實한데 맥이 허虛한 경우에 속하므로 죽게 된다. 복부가 창만하고 설사가 나는 것은 비습하함증脾濕下陷證인데 도리어 활대滑大한 맥이 나타나면 병은 허한데 맥은 실한 경우가 된다. 『소문素問 · 옥기진장론玉機眞藏論』의 "설사에 맥이 대大하면 … 치료하기 어렵다."고 한 것이 곧 증은 허한데 맥이 실한 경우에 속한다. 이러한 것은 모두 脈과 證이 상반된 것이므로 반드시 죽는다.

본난에서 "혹은 치료하지 않아도 저절로 낫고, 몇 달 혹은 몇 해에 걸쳐 낫지 않는 것이 있다."고 한 이 두 가지 상태에 대해서는 해답이 보이지 않으므로 활백인滑伯仁은 빠진 문장이 있는 것으로 의심하였으며, 정금丁錦은 "치료하지 않아도 저절로 낫는 것은 곧 제13난의 상생맥相生脈이고, 몇 달 혹은 몇 해에 걸쳐 낫지 않는 것은 곧 제55난의 적취병積聚病에 상응한다."고 하였으니 서로 대조해 볼 수 있다.

脈·證의 相合과 相反 대조표

病　證	脈相合	脈相反	豫候不良의 機轉
閉目不欲見人	肝脈强急而長	肺脈浮短而澁	金克木主死
閉目而渴心下牢	緊實而數	沈澁而微	水克火主死
吐血復鼽衄血	沈細	浮大而牢	病虛脈實主死
譫語妄言身當有熱	洪大	沈細而微(手足厥冷)	病實脈虛主死
大腹而泄	微細而澁	緊大而滑	病虛脈實主死

【本難 要點】

1. 본난은 맥과 증이 상응하는 것과 부합되지 않는 것으로 예후의 좋고 나쁨을 총괄적으로 설명하였다.
2. 예후불량의 기전을 오행상극五行相克과 음양허실陰陽虛實 이론으로 분석하여 진단하는 것을 설명하였다.

第18難

寸關尺의 臟腑 배합

脈有三部하고 部有四經한대 手有太陰陽明하고 足有太陽少陰하야 爲上下部[1]는 何謂也오

然하다 手太陰陽明은 金也요 足少陰太陽은 水也니 金生水하야 水流下行而不能上이라 故로 在下部也요 足厥陰少陽은 木也니 生手太陽少陰火하야 火炎上行而不能下라 故로 爲上部요 手心主少陽火는 生足太陰陽明土하야 土主中宮이라 故로 在中部也니 此는 皆五行子母의 更相生養者也라

【國譯】

맥에 촌관척寸關尺 삼부가 있고 각 부에 4개 경맥經脈이 있는데 팔에는 태음경太陰經·양명경陽明經이 있고 다리에는 태양경太陽經·소음경少陰經이 있어 상하부가 된다고 하니 어떠한 것을 말하는가?

수태음手太陰과 수양명手陽明은 금金에 속하고, 족소음足少陰과 족태양足太陽은 수水에 속하니, 금생수金生水하여 수水는 아래로 흘러 올라가지 못하므로 하부에 있고, 족궐음足厥陰과 족소양足少

---

1) 上下部 : 맥진의 부위로서 '上'은 寸部, '下'는 尺部를 가리킨다.

陽은 목木이니, 수태양手太陽과 수소음手少陰의 화火를 생하여 화火가 염상炎上하고 내려가지 못하므로 상부에 있고, 수궐음手厥陰과 수소양手少陽의 화火는 족태음足太陰, 족양명足陽明의 토土를 생하여 토土가 중궁中宮을 주관하므로 중부에 있으니, 이는 모두 오행의 자모子母가 서로 기르는 관계이다.

【演義】

십이경맥十二經脈을 두 손목의 촌관척寸關尺 삼부 위에 배열하면 각 부마다 4개 경맥經脈이 있게 되니, 본난에서 기술한 것을 근거로 장부경맥臟腑經脈을 촌관척寸關尺 삼부에 배열하고 오행의 상생순서와 결합하여 표로 나타내면 아래와 같다.

	寸	關	尺
右手	手太陰肺經 手陽明大腸經 (金)	足太陰脾經 足陽明胃經 (土)	手厥陰心包經 手少陽三焦經 (火)
左手	手少陰心經 手太陽小腸經 (火)	足厥陰肝經 足少陽膽經 (木)	足少陰腎經 足太陽膀胱經 (水)

火 ← 木 ← 水 ← 金 ← 土 ← 火
(左手) : (右手)

수태음手太陰[폐肺]과 수양명手陽明[대장大腸]은 오른쪽 촌부寸部에 있으므로 상부가 되고, 족태양足太陽[방광膀胱]과 족소음足少陰[신腎]은 왼쪽 척부尺部에 있으므로 하부가 되는데, 일본의 나고야겐의名古屋玄醫는 『난경주소難經注疏』에 "수水는 금金에서 생하였으나 성질이 금金과 다르므로 금金은 오른손 촌부寸部에 위치하고, 수水는 왼손 척부尺部에 위치한다."고 하였다. 수水의 위치가 이미 정해졌으며, 상생법칙을 따르면 수水는 목木을 생하므로 왼쪽 관부關部에 족궐음足厥陰[간肝]과 족소양足少陽[담膽]이 위치하게 되고, 목木은 화火를 생하므로 왼쪽 촌부寸部에 수태양手太陽[소장小腸]과 수소음手少陰[심心]이 위치하게 된다. 심心과 소장小腸은 군화君火가 되고 포락包絡과 삼초三焦는 상화相火가 되니 군화君火는 위치가 높아 상부에 위치하여 왼쪽 촌부寸部에 있고, 상화相火는 위치가 낮아 하부에 위치하므로 오른쪽 척부尺部에 있으며, 상화相火는 군화君火가 생하는 것이 된다. 화火는 토土를 생하고 또 토土는 중궁中宮에 있으므로 오른쪽 관부關部에 족태음足太陰[비脾]과 족양명足陽明[위胃]이 위치하고, 토土는 또 금金을 생하니 이러한 형태로 끊임없이 서로 생양하는 유기적 관계인 순환고리를 형성한다.

脈有三部九候하니 各何主之오

然하다 三部者는 寸關尺也요 九候者는 浮中沈也라 上部法天하야 主胸以上至頭之有疾也요 中部法人하야 主膈以下至臍之有疾也요 下部法地하야 主臍以下至足之有疾也니 審而刺之者也라

【國譯】

맥에 삼부구후三部九候가 있으니 각각 어떠한 것을 주관하는가?

삼부三部는 촌관척寸關尺이고, 구후九候는 부중침浮中沈이다. 상부는 하늘을 본받아 흉부 이상 머리에 이르기까지의 병을 주관하고, 중부는 사람을 본받아 횡격막 이하에서 배꼽까지의 병을 주관하고, 하부는 땅을 본받아 배꼽 이하부터 다리에 이르기까지의 병을 주관하니 반드시 부위를 살핀 뒤에 자침해야 할 것이다.

【演義】

촌관척寸關尺 삼부는 각각 부중침浮中沈의 삼후三候가 있어 구후九候가 되니 이것이 곧 삼부구후三部九候를 뜻한다. 촌관척 삼부는 진맥부위의 명칭이고, 부중침 삼후는 진맥의 경중을 의미한다.

촌관척寸關尺 삼부를 천지인天地人 삼재三才에 배합하여 상중하 삼부가 진단상 가치가 있음을 설명하였다. 총괄하면 인체의 상부는 촌부寸部에서, 중부는 관부關部에서, 하부는 척부尺部에서 그 증후를 알 수 있으므로, 횡격막 이상은 촌부寸部가 주관하고, 횡격막 이하 배꼽부위까지는 관부關部가 주관하고, 배꼽부위 이하는 척부尺部가 주관하게 된다.

『난경』의 촌관척에서 인체 각 부분의 질병을 알 수 있는 것은 후세에 맥진상 삼부에 장부臟腑를 배합하는 근거가 되었고, 아울러 새롭게 발전하여 배합에 있어 더욱 세밀하고 구체적으로 되었다. 각 의가의 배합방법을 요약하면 차이가 있으므로 아래와 같이 표를 만들어 독자가 참고하도록 하였다.

	寸		關		尺		備註
	左	右	左	右	左	右	
王淑和	心 小腸	肺 大腸	肝 膽	脾 胃	腎 膀胱	腎(命門) 三焦	從大小腸配於寸部 取心肺與大小腸相表裏之義
李瀕湖	心 膻中	肺 胸中	肝 膽	脾 胃	腎 膀胱 小腸	腎 大腸	小腸配於左尺 大腸配於右尺 是上下分屬之義
張景岳	心 膻中	肺 胸中	肝 膽	脾 胃	腎 膀胱 大腸	腎 小腸	大腸配於左尺 取金水相生之義 小腸配於右尺 取火歸火位之義

이상과 같이 각 의사의 설이 비록 다르나, 그 기본적인 의미는 『난경難經』과 일치하니 참고할 만하다.

人病有沈滯久積聚를 可切脈而知之耶아

然하다 診在右脇有積氣면 得肺脈結[2]이니 脈結甚則積甚하고 結微則氣微라

診不得肺脈이나 而右脇有積氣者는 何也오

然하다 肺脈이 雖不見이나 右手脈當沈伏이라

其外痼疾[3]도 同法耶아 將異也아

然하다 結者는 脈來去時一止하야 無常數를 名曰結也요

2) 結 : 맥상의 이름으로 맥이 遲緩한 가운데 가끔 한 번씩 쉬는 것을 가리킨다.

3) 痼疾 : 오랫동안 낫지 않는 질병을 모두 고질이라 한다.

伏者는 脈行筋下也요 浮者는 脈在肉上行也니 左右表裏로 法皆如此라 假令脈結伏者가 內無積聚와 脈浮結者가 外無痼疾과 有積聚脈不結伏과 有痼疾에 脈不浮結은 爲脈不應病커나 病不應脈하니 是爲死病也라

【國譯】

사람의 병이 침체되고 오래되어 적취병積聚病이 된 것을 맥진으로 알 수 있는가?

진찰할 때에 오른쪽 옆구리에 적기積氣가 있으면 폐맥肺脈이 결맥結脈이 되니, 결맥結脈이 심하면 적積도 심하고, 결맥結脈이 미미微微하면 적기積氣도 미미微微하다.

진찰할 때에 폐맥肺脈에 결맥結脈이 없는데 오른쪽 옆구리에 적기積氣가 있는 것은 무엇 때문인가?

폐맥肺脈이 비록 결맥結脈이 아니지만, 오른쪽 맥이 반드시 침복맥沈伏脈이 된다.

그 외의 고질병痼疾病도 진단법이 같은가? 다른가?

맥이 박동할 때 한 번씩 쉬어서 수가 일정하지 않은 것을 결맥結脈이라 하고, 복맥伏脈은 맥이 근육 아래로 뛰고, 부맥浮脈은 근육 위로 뛰니 좌우 표리가 이와 같다. 가령 맥이 결복맥結伏脈이지만 안으로 적취積聚가 없는 것, 맥이 부결맥浮結脈이지만 밖으로 고질痼疾이 없는 것, 적취積聚가 있는데 결복맥結伏脈이 없는 것, 고질痼疾이 있는데 부결맥浮結脈이 없는 것은 맥이 병과 상응

하지 않거나 병이 맥과 상응하지 않은 것이니, 이는 죽을병이다.

【演義】

본절은 적취병積聚病을 주로 설명하였는데 맥진으로 진단하는 방법과 아울러 감별법을 말하였다. 예를 들면 오른쪽 옆구리는 폐肺의 부위이니 오른쪽 옆구리에 적취積聚가 있으면 마땅히 폐맥肺脈이 결結하니 이 결맥結脈은 적취積聚의 맥脈이다. 가령 오른쪽 옆구리 아래에 적취積聚가 있으나 폐맥肺脈에 결맥結脈이 나타나지 않아도 오른손 부위에 마땅히 침복맥沈伏脈이 나타나니 침복맥沈伏脈도 적취積聚의 주요 맥이다. 이는 적취積聚가 안에 있으면 맥이 결맥結脈 혹은 침맥沈脈으로 나타난다는 것이니, 맥과 증이 서로 부합된 것이다. 또 고질병의 맥상도 결맥結脈을 벗어날 수가 없다. 총괄적으로 말하면 안으로 적취가 있으면 복결맥結伏脈이 나타나고, 밖으로 고질병이 있으면 부결맥浮結脈이 나타나는데, 이러한 병에 이런 맥이 나타나는 것은 일반적인 법칙이다. 만약 복결맥結伏脈이 나오면서 안으로 적취가 없는 것과 부결맥浮結脈이 나오면서 밖으로 고질병이 없는 것과 혹은 적취와 고질 증상이 있으면서 복결맥結伏脈이나 부결맥浮結脈이 없으면 이는 맥이 병과 상응하지 않거나 병이 맥과 상응하지 않는 것이니, 곧 진기眞氣가 이미 쇠진한 것이므로 사증死證이다.

【本難 要點】

1. 오행五行의 상생법칙을 두 손의 촌관척寸關尺에 장부臟腑를

배합한 의의가 곧 폐금肺金에서 시작하여 끊임없이 순환하여 서로 기른다[生養]는 것을 설명하였다.

2. 기구氣口에서 삼부구후三部九候의 의의를 설명하였다.
3. 삼부에 장부臟腑를 배합하여 상중하 삼초三焦의 병변을 진찰하였다.
4. 결맥結脈의 주병을 간단하게 기술하였다.

第19難

남녀의 평상맥과 병맥

經에 言脈有逆[1]順[2]하야 男女有恒[3]而反[4]者라하니 何謂也오

然하다 男子는 生於寅하니 寅爲木하야 陽也요 女子는 生於申하니 申爲金하야 陰也라 故로 男脈은 在關上하고 女脈은 在關下하니 是以로 男子는 尺脈恒弱하고 女子는 尺脈恒盛이 是其常也요 反者는 男得女脈커나 女得男脈也라

其爲病은 何如오

然하다 男得女脈이면 爲不足이니 病在內하고 左得之면 病在左하고 右得之면 病在右는 隨脈言之也요 女得男脈이면 爲太過니 病在四肢하고 左得之면 病在左하고 右得之면 病在右도 隨脈言之니 此之謂也라

【國譯】

『의경醫經』에 맥에는 역순逆順이 있어 남녀가 각각 일정한 법칙

1) 逆 : 상반의 뜻. 남자의 맥이 寸部는 약하고 尺部는 성하며, 여자의 맥이 尺部는 약하고 寸部는 성한 경우를 말한다.

2) 順 : 順從의 뜻. 남자의 맥이 寸部는 성하고 尺部는 약하며, 여자의 맥이 尺部는 성하고 寸部는 약한 경우를 말한다.

3) 恒 : 常也. 항상 항.

4) 反 : 上下(寸尺)强弱의 상반을 말한다.

이 있으나 상하[촌척寸尺]에 강약이 상반되는 것도 있다고 하니 어떠한 것을 말하는가?

남자는 인寅에서 생하는데 인寅은 목木이 되어 양陽에 속하고, 여자는 신申에서 생하는데 신申은 금金이 되어 음陰에 속한다. 그러므로 남자의 맥은 관부關部의 위[촌부寸部]에 있고, 여자의 맥은 관부關部의 아래[척부尺部]에 있으므로 남자는 척맥尺脈이 항상 약하고 여자는 척맥尺脈이 항상 강한 것이 정상이고, 남자에게서 여자의 맥상이 나타나거나 여자에게서 남자의 맥상이 나타나는 것은 상반된 것이다.

그러한 병은 어떠한 형태인가?

남자에게 여자의 맥이 나타나면 부족이 되니 병이 내부에 있고, 왼손에 나타나면 병이 좌측에 있고, 오른손에 나타나면 병이 우측에 있다는 것은 맥상의 변화에 따라 병변을 말한 것이고, 여자에게 남자의 맥상이 나타나면 태과가 되니 병이 사지에 있고, 왼손에 나타나면 병이 좌측에 있고, 오른손에 나타나면 병이 우측에 있다는 것도 맥에 따라 그 병을 말한 것이니, 이것을 일컬은 것이다.

【演義】

남녀의 맥상에는 구별이 있으니 일반적으로 남자의 맥은 촌부寸部가 성하고, 여자의 맥은 척부尺部가 성하다. 촌부는 양陽에 속하고 남자는 양陽에 해당하므로 양맥陽脈이 응하고, 척부는 음陰에 속하고, 여자는 음陰에 해당하므로 음맥陰脈이 응한다. 정금丁

錦은 "남녀의 맥은 음양의 이치에 부합하여 강약으로 구별된다." 고 하였고, 활백인滑伯仁은 "양陽은 본체가 경청輕淸하여 상승하는 것은 천도天道이므로 남자의 맥은 촌부에 있고, 음陰은 본체가 중탁重濁하여 하강하는 것은 지도地道이므로 여자의 맥은 척부에 있다."고 하였으니 이러한 것은 남녀가 생리적으로 타고난 정상적인 현상이다.

"남자男子는 인寅에서 생하고 … 여자女子는 신申에서 생한다."는 금金·목木으로서 음양생성의 수數로 삼아 비유한 것으로 인寅은 목木이 되어 양陽에 속하니 동방東方에서 일출日出 때 양기陽氣가 왕성한 것을 상징하였고, 신申은 금金이 되어 음陰에 속하니 서방西方으로 일몰日沒 때 음기陰氣가 왕성한 것을 상징하였으니 이는 옛사람들이 비류취상比類取象하는 방법으로 남男은 양陽, 여女는 음陰의 속성으로 설명한 것이다.

만약 상반되게 남자에게 여자의 맥인 촌약척강寸弱尺强이 나타나고, 여자에게 남자의 맥인 촌강척약寸强尺弱이 나타나면 이를 역逆이라고 하는데 이는 정상과 반대되는 병적 상태이다. 남자에게 여자의 맥이 나타나면 병이 내부에 있고, 여자에게 남자의 맥이 나타나면 병이 사지에 있다. 그러므로 남자에게 여자의 맥이 나타나면 음기陰氣는 유여하고 양기陽氣가 부족한 병증으로, 여자에게 남자의 맥이 나타나면 양기陽氣는 유여하고 음기陰氣가 부족한 병증으로 여긴다. 우서虞庶는 "촌구寸口는 양陽이 되고 남자는 양기陽氣로써 용사用事를 하는데 만약 음맥陰脈이 나타나면 비정상이므로 병이 내부에서 발생하고, 여자는 음陰으로써 용시用事

를 하는데 만약 촌구寸口에서 양맥陽脈이 나타나면 역시 비정상이므로 병이 사지에 있다."고 하였으며, 『소문素問』에 "사지는 모든 양기陽氣의 근본이다."라고 하였고, 장천성張天成은 "신장腎臟의 수사水邪가 심화心火를 올라타서 양기陽氣가 부족하면 생장을 할 수 없으므로 병이 내부에 있다."고 하면서, 또 "허화虛火가 항성하여 신수腎水가 쇠진하면 양사陽邪가 태과하여 거두어들일 수 없으므로 병이 외부에 있다."고 하였으니, 병이 내부에 있다는 것은 음혈陰血의 부족을 가리키고, 병이 외부에 있다는 것은 양기陽氣의 태과를 가리킨다.

맥의 좌우를 따라 병의 좌우 소재를 결정한다는 것은 병맥이 나타나는 것을 근거로 하여 병변의 소재를 짐작할 수 있음을 말한 것으로, 촌관척寸關尺 삼부에 장부臟腑를 배합하여 진찰하는 방법을 이해할 수 있다.

【本難 要點】

1. 남녀의 생리적으로 서로 다른 맥상을 설명하였고, 아울러 음양陰陽으로 그 기전과 이치를 분석하였다.
2. 남자에게 여자의 맥이 나타나고, 여자에게 남자의 맥이 나타나는 것은 모두 비정상적인 병변의 반영임을 나타내었다.

第20難

伏匿脈

經에 言脈有伏匿[1]이라하니 伏匿於何藏而言伏匿耶아

然하다 謂陰陽이 更相乘[2]하고 更相伏[3]也라 脈居[4]陰部而反陽脈見者는 爲陽乘陰也며 脈雖時沈澁而短이라도 此를 謂陽中伏陰也요 脈居陽部而反陰脈見者는 爲陰乘陽也며 脈雖時浮滑而長이라도 此를 謂陰中伏陽也라 重陽[5]者는 狂이요 重陰[6]者는 癲이며 脫陽者는 見鬼요 脫陰者는 目盲이라

【國譯】

『의경醫經』에 맥에 복맥伏脈과 익맥匿脈이 있다 하니 어떤 장臟에 숨어 있는 것[伏匿]을 복닉맥伏匿脈이라고 하는가?

음양陰陽이 서로 올라타고 서로 숨어 있는 것을 말한다. 맥이

---

1) 伏匿 : 伏 ; 隱也. 匿 ; 藏也. 잠장하여 은닉한다는 뜻이다.

2) 更相乘 : 陰이 승하여 陽을 올라타고, 陽이 승하여 陰을 올라타 陰陽이 서로 올라타서 침습한다는 뜻이다.

3) 更相伏 : 陰이 승하면 陽은 잠복하고, 陽이 승하면 陰이 잠복하여 陰陽이 서로 잠복한다는 뜻이다.

4) 居 : '在'의 의미이다.

5) 重陽 : 尺과 寸에서 모두 陽脈이 나타나는 것이다.

6) 重陰 : 尺과 寸에서 모두 陰脈이 나타나는 것이다.

음부위에 있으면서 도리어 (부활浮滑하면서 장長한) 양맥陽脈이 나타나면 양陽이 음陰을 올라탄 것이며, 맥이 비록 가끔 침삽맥沈澁脈이 있으면서 단맥短脈이 있더라도 이는 양陽 가운데 음陰이 잠복한 것이라 하고, 맥이 양부위에 있으면서 도리어 (침삽沈澁하면서 단短한) 음맥陰脈이 나타나면 음陰이 양陽을 올라탄 것이며, 맥이 비록 가끔 부활맥浮滑脈이 있으면서 장맥長脈이 있더라도 이는 음陰 가운데 양陽이 잠복한 것이라 한다. 척촌尺寸에 모두 양맥陽脈이 나타나면 광증狂症이고, 척촌尺寸에 모두 음맥陰脈이 나타나면 전증癲症이며, 양陽이 허탈虛脫하면 헛것이 보이고, 음陰이 허탈虛脫하면 눈이 어두워 사물을 볼 수 없게 된다.

【演義】

맥을 부위에 따라 음양陰陽으로 구분하면 촌부寸部는 양陽, 척부尺部는 음陰이 된다. 맥상으로 음양陰陽을 구분하면 부浮·활滑·장長 등은 양맥陽脈, 침沈·삽澁·단短 등은 음맥陰脈이다. 양陽부위에서 양맥陽脈이 나타나고, 음陰부위에서 음맥陰脈이 나타나는 것은 정상적인 현상이다. 만약 음陰부위인 척부尺部에 부활浮滑하면서 장長한 양맥陽脈이 나타나면 양陽이 음陰을 올라탄 맥상이고, 또 침삽沈澁하며 단短한 맥상이 양陽부위에서 나타나면 양陽 가운데 음맥陰脈이 숨어 있는 것이므로 이를 양陽 가운데 음陰이 잠복한 맥상이라고 한다. 양陽부위인 촌부寸部에 침단沈短하면서 삽澁한 맥상이 나타나면 음陰이 양陽을 올라탄 맥상이고, 가끔 부활浮滑하면서 장長한 양맥陽脈이 나타나면 음陰이 양陽을 올라타더라도 음陰 가운데 오히려 양陽脈이 숨어 있는 것이므로 음陰 가운데 양陽이 잠복한 맥상이라고 한다. 이러한 것은 맥상의 두 가지 경우를 간단히 설명한 것일 뿐이고, 임상적인 의의는 구체적으로 설명하지 않았다.

본절에서는 광증狂症·전증癲症의 맥상을 감별하는 데 중점을 두었다. '광狂', '전癲' 이 두 가지 질병에서 광병狂病은 양陽에서 발생하는데 대부분 양陽이 한쪽으로 치우쳐 발생하므로 척부尺部와 촌부寸部에서 모두 양맥陽脈이 나타난다. 그러므로 "척촌尺寸에 모두 양맥陽脈이면 광증狂症이다."라 하고, 전병癲病은 음陰에서 발생하는데 대부분 음陰이 한쪽으로 치우쳐 발생하므로 척부尺部와 촌부寸部에서 모두 음맥陰脈이 나타난다. 그러므로 "척촌尺寸이 모두 음맥陰脈이면 전증癲症이다."라 한다.

광증狂症은 양陽에 속하고 양陽의 속성은 조동躁動하므로 발작하면 흔히 높은 곳에 올라가 소리를 지르고 옷을 벗고 질주하는 등의 증상을 보이고, 전병癲病은 음陰에 속하고 음陰은 주로 편안하고 고요하므로 발작하면 흔히 기분이 즐겁지 않고 정신을 잃고 졸도하는 등의 증상을 보인다. 본문에서 말한 "양陽이 허탈虛脫하면 헛것이 보이고, 음陰이 허탈虛脫하면 눈이 어두워 사물을 볼 수 없게 된다."의 두 가지 증상은 광병狂病·전병癲病에서만 나타나는 증상이 아니고, 다른 여러 질환에서도 또한 나타날 수 있는데 그 병리기전은 모두 양탈陽脫과 음탈陰脫에 벗어나지 않는다. 양陽은 기氣이니 양탈陽脫하면 기氣가 위를 충실하게 하지 못하므로 눈에 망상이 보여 마치 귀신을 보는 것과 같으며, 음陰은 정精

이니 정탈精脫하면 두 눈을 자양하지 못하므로 눈이 어두워 볼 수가 없다.

【本難 要點】

1. 음陰이 양陽을 올라타고, 양陽이 음陰을 올라타는 맥상을 설명하였는데, 이는 음양陰陽의 편성偏盛, 편쇠偏衰를 상징한다. 다만 음양陰陽이 서로 올라타는 가운데 또한 음양陰陽이 숨어 있는 맥상이 있다.
2. 순음純陰으로 양陽이 없는 중음맥重陰脈과 순양純陽으로 음陰이 없는 중양맥重陽脈은 광병狂病 · 전병癲病의 주맥이다.

第21難

形病과 脈病의 관계

經에 言人이 形病脈不病을 曰生이요 脈病形不病을 曰死라하니 何謂也오

然하다 人이 形病脈不病은 非有不病者也며 謂息數不應脈數也니 此는 大法이라

【國譯】

『의경醫經』에 사람의 몸에는 병이 있고 맥상에는 병이 없는 것을 '생生'이라 하고, 맥상에는 병이 있고 몸에는 병이 없는 것을 '사死'라 하니 어떠한 것을 말하는가?

사람의 몸에 병증이 있으나 병맥이 나타나지 않는 것은 질병이 없는 것이 아니며, 호흡수와 맥박수가 상응하지 않는 것을 말하니 이것이 질병을 진찰하는 대법大法이다.

【演義】

본난에서 말한 "몸에는 병이 있고 맥상에는 병이 없는 것"과 "맥상에는 병이 있고 몸에는 병이 없는 것"은 '형形'과 '맥脈'으로 대비하여 병태가 일치하지 않는 것과 예후와의 관계를 설명하였는데, 기본적인 의미는 바로 맥과 증이 서로 부합하지 않고 형形

과 기氣가 서로 맞지 않음을 나타내며, 또 맥상의 중요성을 강조한 것이다. 맥상은 인체 내 진기眞氣를 실질적으로 반영하므로 예후를 진단하는데 특별히 중요한 의의가 있다. 그러므로 본문에서 "사람의 몸에는 병이 있고 맥상에는 병이 없는 것을 '생生'이라 하고, 맥상에는 병이 있고 몸에는 병이 없는 것을 '사死'라 한다." 라고 하였으니, 즉 『소문素問·방성쇠론方盛衰論』에 "형기形氣가 유여하고 맥기脈氣가 부족하면 죽고, 맥기脈氣가 유여하고 형기形氣가 부족하면 산다."고 한 것과 같은 진단방법이다.

『상한론傷寒論·변맥법편辨脈法篇』에도 유사한 의미의 문장이 있으니, "맥脈은 병들었는데 몸은 병들지 않는 것을 행시行屍라 하니 왕성한 기운이 없어서 갑자기 어지러워 쓰러져 인사불성이 되어 사망하게 되고, 몸은 병들었는데 맥은 병들지 않는 것을 내허內虛라 하니 곡기穀氣가 없어 피곤하기는 해도 고통은 없다."고 하였다. 이는 왕성한 기운과 곡기穀氣가 없는 것으로써 구별하였다.

서영태徐靈胎는 "병에는 천심淺深이 있는데 '천淺'은 다만 형체만 병든 것이고, '심深'은 맥도 역시 병든 것이다."라고 인식하였으니, 이는 "사람의 몸에는 병이 있고 맥상에는 병이 없는 것"이란 병세가 가벼워 기혈氣血이 심하게 착란되지 않고 아울러 맥상에는 조금의 변화도 없으므로 살고, "맥상에는 병이 있고 몸에는 병이 없는 것"이란 사기邪氣가 내장內臟에 깊숙이 잠복하여 병세가 비교적 중하여 기혈氣血이 문란하여서 맥상에 비교적 심하게 영향을 주기 때문에 죽는다는 것을 가리킨다.

본난의 문장은 환자의 호흡수와 맥박수의 비율이 서로 맞지 않는 것을 가리킨 것이니, 예를 들면 등만경鄧萬卿은 "호흡수가 맥박수에 상응하지 않음은 바로 형체가 병든 것으로 호흡이 단촉短促하고 형체가 동요되면서 비록 맥에 사기邪氣의 세력이 있더라도 위기胃氣는 약간 남아 있다."고 하였다. 이 외에 원문 가운데 빠진 것이 있는 것 같으니, 사씨謝氏는 "본 답문에는 말의 의미가 이어지지 않으니 궐문闕文이 있는 것 같다."고 하였다.

【本難 要點】

본난은 주로 형形 · 맥脈 두 가지의 병태와 예후에서 맥이 중요하며, 형체는 비록 병들었더라도 맥과 호흡이 비교적 정상이면 대부분 살고, 맥이 병들면 형체는 비록 정상이더라도 대부분 죽는다는 것을 설명하였다.

第22難

是動病과 所生病

經에 言脈有是動하고 有所生病이라하니 一脈變爲二病者는 何也오

然하다 經에 言是動者는 氣也요 所生病者는 血也라 邪在氣하야 氣爲是動이요 邪在血하야 血爲所生病이라 氣主呴[1]之하고 血主濡[2]之하니 氣留而不行者는 爲氣先病也요 血壅而不濡者는 爲血後病也라 故로 先爲是動이요 後所生病也라

【國譯】

『의경醫經』에서 말하기를 십이경맥十二經脈은 시동병是動病과 소생병所生病이 있다고 하니 한 경맥의 병변이 두 가지 상태로 되는 것은 어떠한 것인가?

『의경』에서 말한 시동병是動病은 기병氣病이고, 소생병所生病은 혈병血病이다. 사기邪氣가 기분氣分에 있는 기병氣病은 시동병이고, 사기邪氣가 혈분血分에 있는 혈병血病은 소생병이다. 기氣는 주로 온후溫煦하고, 혈血은 주로 자윤滋潤하니 기氣가 유체流滯되

1) 呴 : 숨 내쉴 구. 여기에서는 '煦'로 되어야 한다. 煦 ; 烝也. 찔 후.

2) 濡 : 滋潤의 의미이다.

어 순행하지 못하면 기氣가 먼저 병들고, 혈血이 옹체壅滯되어 자윤滋潤하지 못하면 혈이 나중에 병든다. 그러므로 먼저 시동병이 되고, 다음에 소생병이 된다.

【演義】

경맥經脈은 기혈氣血이 운행하는 통로로서 기氣는 양陽에 속하고, 혈血은 음陰에 속하니 "기氣는 주로 온후溫煦한다."는 기氣가 인체를 따뜻하게 하여 피부와 기육 사이를 훈증薰蒸하는 것을 말하고, "혈血은 주로 자윤滋潤한다."는 혈血이 근골을 적시고 관절을 부드럽게 하며 장부를 영양함을 말한다. 사람의 생명활동은 기혈의 순행으로 유지된다. 만약 기氣가 한곳에 머물러 순행되지 못하면 기氣가 먼저 병드는데, 기氣는 양陽으로서 외부를 주관하니 만약 오랫동안 치료되지 않으면 병세가 만연하여 음분陰分으로 들어가 혈血이 옹체되어 자윤滋潤하지 못하도록 영향을 미치므로 혈血이 다음에 병든다. 본난에서는 비록 『영추靈樞 · 경맥經脈』의 원문에서 '시동병是動病', '소생병所生病'을 인용하였더라도 실제로는 기병氣病과 혈병血病의 선후로써 말하였다. '시동是動'과 '소생所生'이란 명칭이 『영추靈樞 · 경맥經脈』에 처음 나온 것을 고찰해 보면 각 한 경맥經脈의 병후에 모두 시동是動과 소생所生의 구분이 있으며 구체적으로 병의 증상을 기재하기에는 매우 복잡하다. 실제로 기병氣病과 혈병血病이 각각 선후의 변화가 있어 먼저 병든 것은 기氣에 속하여 시동병是動病이 되고, 뒤에 병든 것은 혈血에 속하여 소생병所生病이 된다고 고집할 수는 없으니, 서영태徐靈胎는 "이 내용은 역시 『내경內經』의 온전한 원문이 아니고 『내경』의 말을 요약하여 문장을 만든 것이다."라고 하였고, 또 본난 주석에서 "이는 기혈氣血로써 병을 말한 것으로 「경맥經脈」의 본래의 요지와는 다르다."고 하였고, 주해에서 "「경맥」의 모든 시동병是動病은 본경本經의 병이고, 소생병所生病은 유추하여 보면 다른 경맥經脈의 병인 것이 원문에 극명하게 밝혀져 있으니 기혈氣血로써 나누어 말한 것이 아니다."고 하였다. 그러므로 『내경』의 시동병과 소생병에 대한 이해는 기혈의 선후 측면에 국한하여서는 미진한 곳이 많으니, 다만 참고는 될 수 있다.

【本難 要點】

1. 시동병是動病과 소생병所生病의 의의를 해석하는데 경맥經脈의 두 가지 병변 중 기氣가 먼저 병든 것이 시동병이고, 혈血이 나중에 병든 것이 소생병所生病이라고 인식하였다.
2. 기혈氣血의 인체 내 정상적인 생리작용에서 기氣가 먼저 행하고 혈血이 다음에 따르므로 발병에 선후와 연계성이 있음을 제시하였다.

第 2 章

經 絡

第23難
경맥의 길이와 순행

手足三陰三陽의 脈之度數[1]를 可曉[2]以不[3]아

然하다 手三陽之脈은 從手至頭하고 長五尺이니 五六合三丈이요 手三陰之脈은 從手至胸中하고 長三尺五寸이니 三六一丈八尺과 五六三尺이 合二丈一尺이요 足三陽之脈은 從足至頭하고 長八尺이니 六八四丈八尺이요 足三陰之脈은 從足至胸하고 長六尺五寸이니 六六三丈六尺과 五六三尺이 合三丈九尺이라 人의 兩足蹻脈[4]은 從足至目하고 長七尺五寸이니 二七一丈四尺과 二五一尺이 合一丈五尺이라 督脈任脈[5]은 各長四尺五寸이니 二四八尺과 二五

---

1) 度數 : 경맥의 길이인 尺寸을 재는 것이다. (여기에서 尺寸은 同身寸을 말함)

2) 曉 : 知也. 깨달을 효.

3) 不 : '否'와 같다. 『正韻』에 "音은 浮이고, 결정되지 아니한 말이다."라고 하였다.

4) 蹻脈 : 虞庶는 "사람의 陰蹻와 陽蹻 두 맥은 두 다리를 합하여 네 개 맥이 된다. 陽蹻脈은 跟中에서 시작하여 足外踝(申脈)를 순행하고 상행하여 風池로 들어가고, 陰蹻脈도 跟中에서 시작되니 이것은 足少陰經의 別絡이다. 그러므로 骨의 뒤(照海)에서 內踝 위로 올라가 다시 곧바로 올라가 안쪽 넓적다리를 순행하고, 陰器로 들어가서 상행하여 가슴 안쪽을 순행하고, 缺盆 위로 들어가서 人迎의 앞부분으로 나오고, 광대뼈 안쪽 모서리로 들어가 目內眥에 속하고, 手足太陽脈과 회합한다."고 하였으니, 본문을 고찰해 보면 두 足蹻脈이 足에서 시작하여 目에 이른다고 한 것은 오로지 陰蹻脈을 지칭한 것이다.

5) 督脈·任脈 : 모두 奇經八脈에 속한다. 독맥은 모든 陽經을 모두 감독하여 陽脈의 海가 되므로 '督'이라 하였고, 임맥은 모든 陰經을 주로 맡고, 여자는 더욱 이를 의지하여 맡아 기르므로 '任'이라 하였다.

一尺이 合九尺이라 凡脈長은 一十六丈二尺이니 此는 所謂 十二經脈長短之數也라

【國譯】

수족삼음삼양경맥手足三陰三陽經脈의 길이를 알 수 있는가?

수삼양맥手三陽脈은 손으로부터 머리에 이르고 길이는 5척尺이니 수삼양맥手三陽脈이 좌우로 각각 3개씩이므로 총 길이는 3장丈이고, 수삼음맥手三陰脈은 손으로부터 흉중胸中에 이르고 길이는 3척尺 5촌寸이니 수삼음맥手三陰脈이 좌우로 각각 3개씩이므로 총 길이는 2장丈 1척尺이고, 족삼양맥足三陽脈은 발로부터 머리에 이르고 길이는 8척尺이니 족삼양맥足三陽脈이 좌우로 각각 3개씩이므로 총 길이는 4장丈 8척尺이고, 족삼음맥足三陰脈은 발로부터 흉중에 이르고 길이는 6척尺 5촌寸이니 족삼음맥足三陰脈이 좌우로 각각 3개씩이므로 총 길이는 3장丈 9척尺이다. 사람의 두 음교맥陰蹻脈은 발로부터 목내자目內眥에 이르고 길이는 7척尺 5촌寸이니 좌우로 각각 1개씩이므로 총 길이는 1장丈 5척尺이다. 독맥督脈과 임맥任脈은 각각 길이가 4척尺 5촌寸이니 총 길이는 9척尺이다. 대개 경맥經脈의 길이는 16장丈 2척尺이니 이것은 십이경맥十二經脈의 장단의 수를 말한 것이다.

【演義】

본난은 주로 십이경맥十二經脈과 독맥督脈 · 임맥任脈 · 교맥蹻脈의 길이에서부터 순행 방향을 설명한 동시에 십이경맥十二經脈 수

족삼음삼양手足三陰三陽의 연계와 그 사이의 순환고리를 끝이 없는 하나의 원과 같이 유기적인 관계로 설명하였다. 여기에서 경맥經脈의 길이는 동신촌법同身寸法으로 계산한 것이므로 실제 길이는 아니다. 인체의 기능적인 운행에 대해 '위기衛氣는 낮에 25회 순행하고', '밤에 25회 순행한다.'는 것 등의 맥기脈氣 유주는 이 이론에 근거한 것이다.

원문에 나오지 않은 임맥任脈과 독맥督脈 두 경맥의 기지점起止點은 제28난의 원문을 참조할 수 있다.

經[6]脈十二와 絡[6]脈十五는 何始何窮[7]也오

然하다 經脈者는 行血氣하고 通陰陽하야 以榮[8]於身者也라 其始從中焦[9]하야 注[10]手太陰과 陽明하고 陽明은 注足陽明과 太陰하고 太陰은 注手少陰과 太陽하고 太陽은 注足太陽과 少陰하고 少陰은 注手心主와 少陽하고 少陽은 注足少陽과 厥陰하고 厥陰은 復還注手太陰이라

別絡十五는 皆因其原[11]하야 如環無端하야 轉相灌溉하

6) 經絡 : 滑伯仁은 "직행하는 것을 經이라 하고, 종횡으로 나가는 것을 絡이라 하며, 十二經에 十二絡이 있고, 陽絡·陰絡·脾의 大絡과 함께 十五絡이 된다."고 하였다.

7) 窮 : '終止'의 뜻이다.

8) 榮 : '營'자와 같다. 여기서는 영양의 뜻이다.

9) 中焦 : 三焦의 하나로 여기서는 胃의 中脘部를 지칭하는데 任脈經의 中脘이 여기에 있다.

10) 注 : 유통하여 물을 댄다는 뜻이다.

11) 原 : 徐靈胎는 "脈이 注入하는 곳이 原이다. 「九鍼十二原」에 原은 오장이 三百六

고 朝[12]於寸口人迎[13]하야 以處[14]百病而決死生也라

【國譯】

사람 인체의 십이경맥十二經脈과 십오락맥十五絡脈은 어디에서 시작하고 어디에서 끝나는가?

경맥經脈은 기혈氣血을 운행하고 음양陰陽을 관통하여 전신을 영양한다. 십이경맥十二經脈은 중초中焦에서 시작하여 수태음폐경手太陰肺經과 수양명대장경手陽明大腸經으로 유주하고, 수양명대장경手陽明大腸經에서 족양명위경足陽明胃經과 족태음비경足太陰脾經으로 유주하고, 족태음비경足太陰脾經에서 수소음심경手少陰心經과 수태양소장경手太陽小腸經으로 유주하고, 수태양소장경手太陽小腸經에서 족태양방광경足太陽膀胱經과 족소음신경足少陰腎經으로 유주하고, 족소음신경足少陰腎經에서 수궐음심포경手厥陰心包經과 수소양삼초경手少陽三焦經으로 유주하고, 수소양삼초경手少陽三焦經에서 족소양담경足少陽膽經과 족궐음간경足厥陰肝經으로 유주하고, 족궐음간경足厥陰肝經에서 다시 위로 유주하여 수태음폐경手太陰肺經으로 들어간다.

십오별락十五別絡은 모두 원혈原穴에서 시작되어 끝이 없는 고리와 같이 순회하여 관개灌漑하고, 촌구寸口와 인영人迎에서 회합

十五穴에 기혈을 순환시키는 곳이라고 하였으니, 대개 오장의 기는 모두 여기에서 회합하고, 別絡의 氣도 역시 여기에 기인한다."고 하였다.

12) 朝 : 滑伯仁은 "朝는 朝會의 '朝'자와 같다."고 하였다.

13) 寸口人迎 : 手太陰脈口로서 太淵穴處인데 왼쪽은 人迎, 오른쪽은 寸口이다.

14) 處 : 처리의 뜻이다.

會合하므로 촌구와 인영에서 온갖 병을 처리하여 생사를 결정한다.

【演義】

1. 인체에서 경맥經脈의 주요기능

"경맥經脈은 기혈氣血을 운행하고 음양陰陽을 관통하게 하여 전신을 영양한다."라고 하였으니, 이는 인체에서 경락經絡의 종합적인 기능을 설명한 것이다. 『영추靈樞·본장本藏』에서 말한 "경맥經脈은 기혈氣血을 운행하고 음양陰陽을 운영하여 근골筋骨을 자윤滋潤하고 관절關節을 부드럽게 하는 것이다."라고 한 것과 뜻이 같으며, 경기經氣의 작용으로 기혈氣血이 운행되는 동시에 인체 내외도 반드시 경맥經脈에 의하여 통할 수 있으므로, 경맥經脈은 안으로는 장부臟腑, 밖으로는 지절肢節과 연락함을 총괄적으로 설명하였다. 만일 낙맥絡脈과 손락孫絡으로써 설명한다면 다시 기육肌肉과 피모皮毛를 연계하여 조금이라도 해당되지 않는 것이 없으므로 "음양陰陽을 관통하게 하여 전신을 영양한다."라고 하였다.

2. 십이경맥十二經脈의 순환

이미 앞에서 수족삼음삼양경맥手足三陰三陽經脈의 순환에 대해 대체적인 상황은 설명하였으나 그 사이의 연계성은 구체적이지 않다. 본문에 그 기지점起止點을 분명하게 설명하였는데, 그 기시점起始點은 중초中焦이며 경맥經脈의 순환은 수태음폐경手太陰肺經에서 시작하여 수양명手陽明으로 유주하고, 다시 수양명手陽明에서 족양명足陽明으로 유주한다. 이처럼 수족음양手足陰陽의 기혈

氣血순환이 서로 전하여 결국 족궐음간경足厥陰肝經에 이르고 또 다시 수태음手太陰으로 돌아와 십이경맥十二經脈 전체의 순환고리를 형성한다.

십이경맥十二經脈의 음경陰經과 양경陽經의 순환이 본문에서 말한 것과 같이 비록 끝이 없는 고리와 같이 돌아가면서 서로 관개灌漑하지만, 음경陰經과 양경陽經 사이는 직접 연계되지 않으므로 반드시 십오별락十五別絡의 작용을 거쳐야 서로 전할 수 있다. 그러므로 십오별락十五別絡은 음경陰經과 양경陽經을 전하는 끈이라 하니 매우 적절한 비유이다.

3. 촌구寸口의 진단상 중요성

촌구寸口와 인영人迎은 맥진脈診에서 중요한 부위가 되고, 중요한 가치가 있으므로 "촌구寸口와 인영人迎에서 회합會合하므로 촌구와 인영에서 온갖 병을 처리하여 생사를 결정한다."라 하였다. 촌구와 인영은 고대에 두 가지 설이 있는데 하나는 수태음경맥手太陰經脈의 태연太淵을 촌구, 후두 양측의 동맥을 인영으로 보는 견해와 또 하나는 좌측 촌관척寸關尺 진맥부위를 인영, 우측 촌관척寸關尺 진맥부위를 촌구[기구氣口]로 보는 견해이다. 활백인滑伯仁은 "인영은 족양명위경足陽明胃經으로 곡기를 받아서 오장五臟을 영양하는 것이고, 기구氣口[촌구寸口]는 수태음폐경手太陰肺經으로 백맥百脈을 조회하고 조절하는 것이다."라고 하여, 본문에 나오는 촌구와 인영을 전자의 내용으로 보았다. 하지만 제1난의 "촌구에서만 진맥하는 것"에서부터 본난까지의 내용을 보면 본문에 나오는 촌구와 인영을 후자의 내용으로 보는 것이 타당하다.

經에 云 明知終始[15]면 陰陽定矣라하니 何謂也오

然하다 終始者는 脈之紀也라 寸口人迎은 陰陽之氣가 通於朝使[16]하야 如環無端 故로 曰始也라 終者는 三陰三陽之脈絶이니 絶則死하고 死各有形이라 故로 曰終也라

【國譯】

『의경醫經』에 맥기脈氣의 종시終始를 분명히 알면 음양기혈陰陽氣血의 상태가 결정된다고 하니 어떠한 것을 말하는가?

맥기脈氣의 종시終始라는 것은 맥법의 기준이다. 촌구寸口와 인영人迎은 인체 음양기혈陰陽氣血이 조수潮水가 주기적으로 들어왔다 나가는 것과 같이 끊임없이 전신을 순환하므로 '시始'라고 한다. '종終'이라는 것은 삼음삼양三陰三陽의 맥기가 끊어진 것이니 끊어져 맥이 통하지 않으면 죽게 되고 사증死證은 각각 다른 형태로 나타난다. 그러므로 '종終'이라고 한다.

【演義】

본문은 하나의 진단방법으로서 맥진을 설명하였는데, 임상적

15) 終始 : '始'는 맥기의 발원, '終'은 맥기의 진갈을 가리킨다. 滑伯仁은 "始는 생물의 시초이고, 終은 생물의 궁극이니 생사를 알려면 맥을 살펴야 한다."고 하였다.

16) 朝使 : 滑伯仁은 "朝는 기혈이 潮水처럼 주기적으로 들고 나는 것이고, 使는 陰陽이 상호작용하는 것이다."라고 하였다.

으로 예후를 진단하는데 촌구寸口와 인영人迎의 맥기脈氣를 보아 판단하는 것이 중요하므로 "맥기脈氣의 종시終始라는 것은 맥법의 기준이다."라고 하였다. 이는 맥박에 따라서 병의 예후를 추측하는 것이 맥진의 법칙이라는 말과 같다. 인영人迎과 촌구[기구氣口]는 내장內臟의 병변을 충분히 반영하며, 폐肺는 경맥經脈이 모두 모이는 곳이므로 『소문素問 · 경맥별론經脈別論』에 "경기經氣는 폐肺로 돌아가니 폐肺에는 백맥百脈이 모이고 피모皮毛로 정精을 보낸다."고 하였고, 또 「오장별론五藏別論」에 "기구氣口는 홀로 오장五臟의 주가 된다."는 등의 말로 폐기肺氣와 오장五臟 사이의 관계와 폐경肺經이 오장五臟병변 등을 반영한다는 원리에 이르기까지를 모두 말하였다. '시始'는 정상적인 생리상태에서 촌구와 인영의 맥박이 뛰는 힘의 근원을 말하고, '종終'은 경기經氣가 갈진된 것으로 사망하기 전에 임상적으로 나타나는 증상은 각각 경맥經脈마다 다르므로 "사증死證은 각각 다른 형태로 나타난다."라 하였는데, 여기에서 '형形'은 사망 전기에 나타나는 증상을 가리킨 것이다. 사망 전기에 나타나는 증상은 뒤의 제24난에 상세히 나온다.

【本難 要點】

1. 십이경맥十二經脈과 기경奇經[교맥蹻脈 · 임맥任脈 · 독맥督脈]의 길이 합계가 16장 2척임을 설명하였다.
2. 수족삼음삼양경맥手足三陰三陽經脈이 순행하는 방향을 대략 기술하였다.

手三陰：從胸走手

手三陽：從手走頭

足三陽：從頭走足

足三陰：從足走胸

3. 십이경맥十二經脈의 상호 전하는 관계와 십오별락十五別絡이 시작하는 연계작용을 말하였다.
4. 인영人迎과 촌구寸口의 진단상 가치는 생사의 예후 진단에 있고, 이는 또한 십이경맥十二經脈의 기氣와 관계가 있음을 설명하였다.

第24難

陰經과 陽經의 氣가 단절된 증상과 예후

手足三陰三陽氣已絶을 何以爲候며 可知其吉凶不아

然하다 足少陰氣絶하면 卽骨枯라 少陰者는 冬脈也니 伏行而溫於骨髓라 故로 骨髓不溫하면 卽肉不着骨하고 骨肉不相親하면 卽肉濡[1]而却하고 肉濡而却[2] 故로 齒長而枯하며 髮無潤澤이라 無潤澤者는 骨先死니 戊日에 篤[3]하고 己日에 死라

足太陰氣絶하면 則脈不營其口脣이라 口脣者는 肌肉之本也니 脈不營則 肌肉不滑澤하고 肌肉不滑澤 則肉滿[4]하고 肉滿 則脣反[5]이라 脣反 則肉先死니 甲日에 篤하고 乙日에 死라

足厥陰氣絶하면 卽筋縮하야 引卵與舌捲이라 厥陰者는 肝脈也니 肝者는 筋之合也요 筋者는 聚於陰器而絡於舌本이라 故로 脈不營 則筋縮急하고 筋縮急하면 卽引卵與舌 故로 舌捲卵縮이라 此는 筋先死니 庚日에 篤하고 辛日에 死라

---

1) 濡 : 『集韻』에 "音은 耎, 輭, 軟과 같으니, 부드럽다는 의미이다."라 하였다.
2) 却 : 徐靈胎는 "却은 퇴축이다."라고 하였다.
3) 篤 : 『說文』에 "병이 심한 것을 독이라 한다."고 하였다.
4) 肉滿 : 滑伯仁은 "肌肉이 활택하지 못하며 당기고 脹滿한 것이다."라고 하였다.
5) 脣反 : 입술이 바깥쪽으로 뒤집힌 것이다.

【國譯】

수족삼음삼양경맥手足三陰三陽經脈의 기氣가 이미 단절되어 나타나는 증후를 어떻게 살피며, 그 예후의 좋고 나쁨을 알 수 있는가?

족소음足少陰의 경기經氣가 단절되면 골骨이 마르는 증상이 보인다. 소음경少陰經은 겨울 맥이니 잠복潛伏해서 행하여 골수骨髓를 따뜻하게 영양한다. 그러므로 신기腎氣가 단절되어 골수骨髓가 따뜻하게 영양을 받지 못하면 기육肌肉이 골骨에 부착할 수 없고, 골과 기육이 서로 붙지 못하면 기육이 연약하여 위축된다. 그러므로 치아 뿌리가 드러나며 마르고 두발은 윤기가 없다. 이것은 골의 생기가 먼저 단절된 것이니 무일戊日에 심해지고 기일己日에 사망한다.

족태음足太陰의 경기經氣가 단절되면 맥이 구순口脣을 영양하지 못한다. 구순은 기육肌肉의 상태가 나타나는 근본이니 비기脾氣가 단절되어 비경맥脾經脈이 영양을 충분히 공급하지 못하면 기육肌肉이 활택滑澤하지 않고, 기육이 활택하지 않으면 기육이 당기고 창만脹滿하며, 기육이 당기고 창만하면 입술이 뒤집힌다. 이것은 기육의 생기가 먼저 단절된 것이니 갑일甲日에 심해지고 을일乙日에 사망한다.

족궐음足厥陰의 경기經氣가 단절되면 근맥筋脈이 수축하여 음낭이 당겨지고 혀가 말리는 현상이 나타난다. 궐음경厥陰經은 간맥肝脈이니 간肝과 근筋은 서로 연계되어 있으며, 근은 음기陰器에서 모이고 또 설근舌根에 연락한다. 그러므로 간기가 단절되어 궐음경이 영양을 충분히 공급하지 못하면 곧 근맥이 수축하여 낭縮시고, 근맥이 수축하여 당겨지면 음낭과 설근에 영향을 미치므로 혀가 말리고 음낭이 당겨지는 증상이 나타난다. 이것은 근의 생기가 먼저 단절된 것이니 경일庚日에 심해지고 신일辛日에 사망한다.

【演義】

본난에서 서술한 임상증상은 질병이 위독하게 되었을 때 나타나니 십이경맥十二經脈의 기氣가 단절되었기 때문이다. 그러므로 "기氣가 먼저 단절된다."라고 한 것은 경기經氣를 지칭한 것이다.

경기經氣가 단절되어 나타나는 증상에 관해서는 삼음경三陰經, 삼양경三陽經과 내장內臟의 직접적인 관계가 같지 않으며, 오장五臟과 체표 조직 및 칠규七竅의 관계와 오영五榮 등이 나타내는 모든 것이 각각 특징이 있으므로 병변과정 중에서 나타나는 증상이 또한 각각 다르다. 임상에서 나타나는 증상을 근거로 하여 이것을 경맥經脈과 장부臟腑 등과의 관계에 연계하여 분석하면 진단할 수 있다.

삼음三陰 · 삼양三陽의 경기經氣가 단절되었을 때 나타나는 증상도 역시 모두 내장內臟과 상합하는 오체五體 및 영양을 전해서 주입하는 부위 등과 관계가 있다. 예를 들면 족소음기足少陰氣가 단절되면 곧 그것과 상합하는 오체五體 중의 골격骨格에 영향을 미치므로 골骨이 시든다고 하였고, 치아齒牙는 골의 나머지이므로 골이 시든 후에 곧 치아 뿌리가 드러나고 마르게 된다. 또한, 신腎의 영화榮華는 두발頭髮에 있으므로 신腎의 경기經氣가 단절되면 두발이 영양을 받지 못하여 윤기가 없게 된다. 이러한 증상들이 나타나는 것은 골격 부분의 생기 결핍을 증명하는 것이니 이것이 사망에 가까워지는 징후이다.

마지막으로 말한 사망 시기는 가령 "족궐음足厥陰의 경기經氣가 단절되면 … 무일戊日에 심해지고 기일己日에 사망한다."고 하였는데, 이는 무기戊己는 토土에 속하며, 신腎은 수水에 속하므로 오행五行의 상극相克관계로 설명할 수 있다. 나머지 족태음경足太陰經·족궐음경足厥陰經 등의 병도 이와 같다.

手太陰氣絶하면 卽皮毛焦라 太陰者는 肺也니 行氣溫於皮毛者也라 氣弗營 則皮毛焦하고 皮毛焦 則津液去하고 津液去하면 卽皮節傷하고 皮節傷 則皮枯毛折이라 毛折者 則毛先死니 丙日에 篤하고 丁日에 死라

手少陰氣絶하면 則脈不通하고 脈不通 則血不流하고 血不流 則色澤去라 故로 面色黑如黧라 此는 血先死니 壬日에 篤하고 癸日에 死라

三陰氣俱絶者는 則目眩[6]轉目瞑[7]하고 目瞑者는 爲失志하고 失志者 則志先死하니 死卽目瞑也라

六陽氣俱絶者는 則陰與陽相離하고 陰陽相離 則腠理[8]泄하고 絶汗[9]乃出이 大如貫珠[9]하고 轉出不流하면 卽氣

6) 眩 : 楊玄操는 "眩은 어지러운 것이니 눈이 어지러워 사람을 알아보지 못하는 것을 말한다."고 하였으니, 즉 물체를 볼 때에 眼花가 끼는 것을 뜻한다.

7) 瞑 : 눈을 감는 것이다. 楊玄操는 "瞑은 閉이다."라고 하였다.

8) 腠理 : 여기서는 땀구멍을 가리킨다.

先死니 旦占夕死하고 夕占旦死라

【國譯】

수태음手太陰의 경기經氣가 단절되면 피모皮毛가 마르며 까칠까칠하게 된다. 태음경太陰經은 폐맥肺脈이니 폐肺의 경기經氣가 피모를 따뜻하게 한다. 폐기肺氣가 단절되어 태음太陰의 경기가 피부皮膚를 영양하지 못하면 피모가 마르게 되고, 피모가 마르면 진액津液이 부족하게 되고, 진액이 부족하면 피부와 관절關節이 모두 손상되며, 피부와 관절이 손상되면 피부는 마르며 모발毛髮은 꺾어진다. 이것은 터럭의 생기가 먼저 단절된 것이니 병일丙日에 심하고 정일丁日에 사망한다.

수소음手少陰의 경기經氣가 단절되면 경맥經脈이 잘 통하지 않고, 경맥이 잘 통하지 않으면 혈血이 운행되지 못하고, 혈이 운행되지 못하면 색택色澤이 부족하여 얼굴부위가 흑색으로 나타난다. 이것은 혈의 생기가 먼저 단절된 것이니 임일壬日에 심하고 계일癸日에 사망한다.

수족삼음경手足三陰經의 경기經氣가 모두 단절되면 눈이 점점 어지럽고 침침하여 눈을 감게 되고, 눈을 감는 것은 오지五志가 주재의 기능을 잃은 것이고, 오지의 기능을 잃었다는 것은 정신활동이 단절되었다는 것이니, 정신활동이 단절되면 눈을 감고 죽는다.

육양경六陽經의 경기經氣가 모두 단절되면 음양陰陽의 기氣가 격

9) 絶汗 · 貫珠 : 楊玄操는 "絶汗은 땀이 구슬처럼 나오는 것이다. 땀이 나 피부에 붙어 있는 것으로 마치 구슬을 꿴 것 같이 흩어지지 않기 때문에 貫珠라 한다."고 하였다.

리되고, 음양의 기가 서로 격리되면 양기陽氣는 주리腠理를 고밀하게 하지 못하여 땀이 많이 나고, 끈적끈적한 땀이 구슬을 꿰어놓은 것 같이 나오고, 끈끈해서 흘러내리지 않으면 이것은 양기가 먼저 단절된 것이니 만일 이와 같은 상태가 아침에 나타나면 저녁에 죽고, 저녁에 나타나면 아침에 죽는다.

【演義】

수태음手太陰·수소음手少陰·수족삼음手足三陰의 기氣가 모두 단절된 증상과 족삼음경맥足三陰經脈의 병변 중에 나타나는 증상이 비록 다르나 그 원리는 하나이며, 진단상 상당한 가치가 있다. 육양경六陽經의 기氣가 단절되면 더욱 위중해지는데, 이것은 음양陰陽이 서로 격리되기 때문이다. 음양陰陽이 격리된 상태에서는 간혹 "주리腠理가 열려 구슬 같은 땀이 나온다."라는 표현이 나온다. 땀방울의 크기가 구슬을 꿰어놓은 것과 같고 끈끈해서 흘러내리지 않으니 이것이 절한絶汗의 상태이다. 임상에서 이러한 땀방울이 보이면 망양亡陽이 아니면 망음亡陰이다. 땀이 날 때 진액津液이 함께 밖으로 배출되는 것이 너무 많으면 사망의 위험이 있으므로, 원문에 "아침에 나타나면 저녁에 죽고, 저녁에 나타나면 아침에 죽는다."라고 하였다. 본난에서 말한 병후와 임상적인 예후진단은 『영추靈樞·경맥經脈』의 '음기절陰氣絶·양기절陽氣絶'의 증상과 대체로 유사하다.

본문에 경기經氣가 단절된 증상과 사망일시 등에 대해 설명하였는데, 인체의 피모皮毛·근골筋骨·혈육血肉 등 각 부분은 끊임없이 생장하므로 정상적인 활동을 유지하기 위해서는 내부 장기의 영양공급을 받아야 하며, 영양을 공급받는 과정 중에 경맥經脈의 기氣가 이들을 운반하는 과정이 필요하다. 그러므로 내재한 장기에 병변이 있고, 아울러 또한 위중할 때는 반드시 경기經氣의 모손이 초래되어 각 부분의 영양공급이 곧 단절상태에 빠지게 된다. 그러나 각부의 조직과 소속장기 및 경락經絡이 같지 않으므로 똑같이 경기經氣가 단절되어도 나타나는 증상은 다르다. 이로 인하여 임상상 환자에게 나타나는 증상에 따라 어느 경經, 어느 장臟의 병변인가를 추리하여 알 수 있으며, 이것은 또 증상에 따라 원인을 밝히는 일종의 진단방법이 된다. 아울러 경기經氣가 단절된 뒤에 제시된 사망 시기는 고인의 사망일을 가정하여 사망시간의 신속함을 설명한 것으로, 예후를 미리 예측하는 측면도 포함하고 있으니, 통속적으로 어떤 환자는 어느 날에 가중될 수 있고 어느 날에 사망할 수 있다는 말과 같다. 족소음기足少陰氣가 단절되면 무일戊日에 심하고 기일己日에 죽는다는 것은 일반적으로 주석가들이 모두 '토극수土克水'가 되었기 때문이고, 족태음기足太陰氣가 단절되면 갑일甲日에 심하고 을일乙日에 죽는다는 것은 '목극토木克土'가 되었기 때문이라고 하니, 이는 오행의 상극관계를 운용하여 나온 예후진단이다.

【本難 要點】

십이경十二經의 경기經氣가 단절되었을 때 나타나는 증상을 주로 설명하였고, 동시에 병이 심해지는 것과 사망하는 시간을 예측하여 예후를 진단하였다.

第25難

十二經脈의 수

有十二經이나 五藏六府는 十一耳니 其一經者는 何等經也오 然하다 一經者는 手少陰與心主의 別脈也요 心主는 與三焦로 爲表裏하야 俱有名而無形이라 故로 言經有十二也라

【國譯】

경맥經脈에는 십이경十二經이 있는데 오장육부五臟六腑를 합하면 십일경十一經뿐이니 한 경맥은 어떤 경맥經脈인가?

그 나머지 경맥經脈은 수소음심경手少陰心經과 심주心主의 별맥別脈이고, 심주心主는 삼초三焦와 서로 표리가 되어 모두 이름은 있고 형체가 없다. 그러므로 이것을 합하여 경맥에는 십이경十二經이 있다고 하였다.

【演義】

경맥經脈과 내장內臟은 서로 관통하는데, 오장육부五臟六腑는 11개밖에 없으나 경맥經脈은 십이경맥十二經脈으로 별도로 수궐음경手厥陰經이 더 있으니, 즉 본난에서 말한 "심주心主의 별맥別脈"이다. 심주心主의 맥脈은 삼초三焦와 표리表裏가 되며, 『영추靈樞 · 경맥經脈』에 심주心主인 수궐음경手厥陰經의 내용이 있으니,

이것은 십이경맥十二經脈과 내장內臟의 상합관계이다.

【本難 要點】

오장육부五臟六腑에 심주心主 한 개를 더한 십이경맥十二經脈의 수를 설명하였다.

第26難

十五別絡의 수

經有十二나 絡有十五하니 餘三絡者는 是何等絡也오 然하다 有陽絡하고 有陰絡하고 有脾之大絡하니 陽絡者는 陽蹻之絡也요 陰絡者는 陰蹻之絡也라 故로 絡有十五焉이라

【國譯】

경맥經脈은 열두 개가 있으나 낙맥絡脈은 열다섯 개가 있으니 나머지 세 개의 낙맥絡脈은 어떠한 낙맥인가?

양락陽絡 · 음락陰絡 · 비장脾臟의 대락大絡이 있으니 양락陽絡은 양교陽蹻의 낙맥絡脈이고, 음락陰絡은 음교陰蹻의 낙맥絡脈이므로 십오락맥十五絡脈이 있다.

【演義】

'경經'은 십이경맥十二經脈, '낙絡'은 십오별락十五別絡을 가리킨다. 낙맥絡脈은 십이경맥十二經脈에 연결되어 별도로 나온 작은 지맥支脈이다. 그러므로 십이경十二經에 응하여 십이락十二絡이 있고, 나머지 삼락三絡이 더 있다. 곧 비장脾臟의 대락大絡이니 이름은 대포大包이고, 대포大包의 부위는 연액淵腋 아래 3촌이다. (연액淵腋은 족소양담경足少陽膽經에 있다.) 양락陽絡은 양교맥陽蹻脈

의 별락別絡으로 양교陽蹻의 별락別絡은 중충中衝에 연결되고, 음락陰絡은 음교맥陰蹻脈의 별락別絡으로 음교陰蹻의 별락別絡은 조해照海에 연결된다. 십이경맥十二經脈의 별락別絡에 양락陽絡·음락陰絡과 비장脾臟의 대락大絡을 합해 십오락十五絡이 된다.

십오락十五絡은 경기經氣와 낙기絡氣가 교회交會하는 부위이며 중요한 낙혈絡穴이므로 십오락十五絡과 일반적인 혈과는 다르다. 십오락十五絡은 생리적으로 경맥經脈 사이의 순환과 연락하는 연결작용이 있고, 치료면에서는 각각의 주치증후가 있으며 비교적 높은 치료효과가 있다. 그러므로 침구치료에서 십오락혈十五絡穴은 상당히 중요시된다.

본난의 십오락十五絡과 『영추靈樞·경맥經脈』에서 말한 십오락十五絡은 기본적으로는 같지만 음락陰絡과 양락陽絡의 내용은 서로 다르다. 『영추靈樞·경맥經脈』에는 임맥任脈의 별락別絡인 '병예屛翳'와 독맥督脈의 별락別絡인 '장강長强'을 음양이락陰陽二絡으로 삼았으니 서로 참고할 만하다.

附) 十五絡의 명칭

手太陰之絡..........列缺	手少陰之絡..........通裏	手心主之絡..........內關
手太陽之絡..........支正	手陽明之絡..........偏歷	手少陽之絡..........外關
足太陽之絡..........飛揚	足少陽之絡..........光明	足陽明之絡..........豊隆
足太陰之絡..........公孫	足少陰之絡..........大鐘	足厥陰之絡..........蠡溝
陰蹻之絡............照海 (任脈之絡........屛翳)		
陽蹻之絡............中衝 (督脈之絡........長强)		
脾之大絡............大包		

【本難 要點】

본난은 십오락十五絡의 수, 즉 십이경맥十二經脈의 십이락十二絡과 다시 음양이락陰陽二絡과 비장脾臟의 대락大絡까지 합하여 십오락十五絡이 됨을 설명하였다.

第27難

奇經의 의의와 내용

脈有奇經[1]八脈者하야 不拘於十二經은 何也오

然하다 有陽維 有陰維 有陽蹻 有陰蹻 有衝 有督 有任 有帶之脈하니 凡此八脈者는 皆不拘於經 故로 曰奇經八脈也라

經有十二하고 絡有十五하야 凡二十七氣가 相隨上下나 何獨不拘於經也오

然하다 聖人[2]은 圖[3]設溝渠하야 通利水道하야 以備不然[4]이나 天雨降下하야 溝渠[5]溢滿한대 當此之時에 雱霈[6]妄行하면 聖人도 不能復圖也니 此 絡脈滿溢하면 諸經不能復拘也라

---

1) 奇經 : 楊玄操는 "奇는 '다르다'는 뜻이니, 八脈은 十二經과 서로 구속하거나 제약하지 않고 별도로 운행하여 正經과 다르므로 奇經이라 한다."고 하였고, 虞庶는 "奇는 斜, 零의 뜻으로 짝이 없는 것을 말한다."고 하였으니, 奇經은 十二經 이외의 경맥으로 장부와 표리관계가 없으므로 正經과 구별하여 奇經이라 한다.

2) 聖人 : 사리에 통달한 사람을 말하다.

3) 圖 : 도모의 뜻이다.

4) 不然 : 예측할 수 없다는 뜻이다.

5) 溝渠 : 下水. 도랑을 뜻한다.

6) 雱霈 : 본래 '滂沛'라 하는데 큰비가 내리는 정경이다. 楊雄의 『甘泉賦』 중에 "雲飛物兮雨雱霈"라 한 것과 같다.

【國譯】

경맥經脈에 기경팔맥奇經八脈이라는 것이 있어서 십이경맥十二經脈에 속하지 않는다고 하니 어떠한 것인가?

양유맥陽維脈 · 음유맥陰維脈 · 양교맥陽蹻脈 · 음교맥陰蹻脈 · 충맥衝脈 · 독맥督脈 · 임맥任脈 · 대맥帶脈이 있으니, 이 팔맥八脈은 모두 십이정경十二正經에 속하지 않으므로 기경팔맥奇經八脈이라고 한다.

경맥經脈은 12개, 낙맥絡脈은 15개로 모두 27개 맥이 경기의 순행을 따라 상하로 서로 관통하나, 어떻게 기경팔맥奇經八脈만 여기에 구애받지 않는가?

성인은 운하를 건설하여 수도를 원활하게 소통시켜서 예측할 수 없는 재해에 대비하나, 만약 하늘에서 비가 내려 운하가 가득 찼는데 이때 또 많은 비가 와서 범람하면 성인도 다시 도모할 수가 없으니, 이것이 사람 몸의 경맥經脈이 가득 차면 십이경맥十二經脈의 범위 내에 (경기經氣를) 구속할 수 없는 것이다.

【演義】

1) 본난의 첫 구절은 기경팔맥奇經八脈이 십이경十二經의 범위에 속하지 않음을 가리킨다. '기奇'는 단독으로 짝이 없다는 뜻이며, 또 다르다는 의미로도 해석되니 십이정경十二正經과 다르다는 말이다. 이 팔맥八脈은 생리기능이나 십이정경十二正經과의 상호 관계에서 모두 같지 않으며, 주로 구별되는 점이 아래와 같다.

(1) 기경팔맥奇經八脈은 수경手經과 족경足經의 구별이 없고,

어떤 경經도 음경陰經과 양경陽經과 직접 연관이 없다.

(2) 기경팔맥奇經八脈과 장부臟腑는 직접 낙촉絡屬관계가 없다.

(3) 기경팔맥奇經八脈에서 독맥督脈과 임맥任脈을 제외한 육맥六脈에서는 모두 독립된 혈위가 없다.

2) 십이경맥十二經脈과 낙맥絡脈에서 기경팔맥奇經八脈에 이르기까지 이것들은 인체에서 작용이 비교적 광범위하므로『영추靈樞·본장本藏』에서 경맥經脈의 생리적인 기능에 대해 이미 개괄하여 "경맥經脈은 기혈氣血을 운행시켜 음양陰陽을 영양하고 근골筋骨을 자윤滋潤하며 관절關節을 활리滑利한다."고 논술하였다. 이것은 경맥經脈기능에 대한 총체적인 설명이다. 그런데 기경팔맥奇經八脈과 십이경맥十二經脈의 생리기능도 구별이 있다는 것을 본난 끝 부분에 설명하였으니, 이는 비류취상比類取象하는 방법으로 십이경맥十二經脈과 기경팔맥奇經八脈의 생리기능상 중요한 구별이 있음을 설명하였다. 십이경맥十二經脈은 기혈氣血을 운행하여 인체 내부와 외부의 유기적 관계 유지를 주관하므로『십사경발휘十四經發揮』에 "사람의 기혈氣血은 항상 십이경맥十二經脈을 운행한다."고 하였으며, 기경팔맥奇經八脈은 십이경맥十二經脈의 나머지 기혈氣血을 저장하므로 기경奇經의 생리기능에 대하여 인식하기를 "모든 경맥經脈이 가득 차면 기경奇經으로 유입한다."고 하였고, 또 "성인이 장마에 물이 범람하는 환란에 대비하여 운하를 건설한 것에 비유하여 인체의 기경奇經도 역시 이와 같다."고 하였다. 따라서 인체에

서 십이경맥十二經脈과 기경팔맥奇經八脈 사이의 기능은 연계성이 있지만 구별되는 점도 있다.

【本難 要點】

1. 기경奇經이 십이경十二經의 범위에 속하지 않은 점과, 아울러 기경팔맥奇經八脈이라는 명칭에 대하여 구체적으로 설명하였다.
2. 경맥經脈이 생리 기능상 유기적 관계가 있음을 설명하였다.
3. 기경팔맥奇經八脈과 십이경맥十二經脈의 생리적 주된 구별점을 설명하였다.

第28難

奇經八脈의 循行과 起止點

奇經八脈者는 旣不拘於十二經하니 皆何起何繼[1]也오 然하다 督脈者는 起於下極之兪[2]하야 竝於脊裏하야 上至風府[3]하고 入屬於腦라 任脈者는 起於中極[4]之下하야 以上毛際하고 循腹裏하야 上關元[5]하고 至喉咽이라 衝脈者는 起於氣衝[6]하야 竝足陽明之經하야 夾臍上行하고 至胸中而散也라 帶脈者는 起於季脅[7]하야 廻身一周[8]라 陽蹻脈者는 起於跟中하야 循外踝上行하고 入風池[9]라 陰蹻脈者는 亦起於跟中하야 循內踝上行하며 至咽喉하야 交貫衝脈이라 陽維 陰維者는 維絡於身하니 溢畜[10]하면 不能環流灌漑諸經者也라 故로 陽維는 起於諸陽會[11]也하고 陰維는 起

---

1) 繼 : 『맥경』에 '系'로 되어 있다. 徐靈胎는 "繼는 잇는다는 뜻이다."라고 하였다.
2) 不極之兪 : 몸통의 제일 아래인 전후 二陰 사이의 會陰을 가리킨다.
3) 風府 : 혈명으로서 목 뒤 정중선 髮際로부터 1寸 올라간 부위의 움푹 파인 곳이다.
4) 中極 : 혈명으로서 배꼽 아래 4寸에 있다.
5) 關元 : 혈명으로서 배꼽 아래 3寸에 있다.
6) 氣衝 : 혈명으로서 氣街라고도 한다. 소복부의 歸來(배꼽 아래 4寸의 양옆 각 2寸) 아래 1寸, 曲骨 양옆 2寸에 있다.
7) 季脅 : 흉부 측면 제일 아래 가장 짧은 늑골처.
8) 廻身一周 : 허리띠를 맨 것 같이 허리를 일주를 하는 것이다.
9) 風池 : 혈명으로서 風府 양옆 움푹 파인 곳에 있다.
10) 溢畜 : 넘쳐서 유여하면 축적되고 쌓인다는 뜻이다. 畜 : 蓄과 같다.
11) 諸陽會 : 방광경의 金門을 가리키는 것으로 足外踝의 前下方에 있다.

於諸陰交[12]也라 比於聖人이 圖設溝渠라도 溝渠滿溢하면 流於深湖라 故로 聖人도 不能拘通[13]也而人脈이 隆盛하면 入於八脈而不環周[14]라 故로 十二經이 不能拘之요 其受邪氣하야 畜則腫熱하니 砭射之[15]也라

【國譯】

기경팔맥奇經八脈은 이미 십이경十二經에 구속되지 않는다고 하였으니, 모두 어디에서 시작하고 어디로 이어지는가?

독맥督脈은 회음會陰에서 시작하여 척골脊骨의 표면을 따라 올라가서 풍부風府에 이르고 뇌腦로 들어간다. 임맥任脈은 중극中極의 아래인 곡골曲骨에서 시작하여 음기陰器의 모제毛際로 올라가고, 복부의 이면을 순행하여 관원關元으로 올라가고 인후咽喉에 이른다. 충맥衝脈은 기충氣衝에서 시작하여 족양명경足陽明經과 병행하여 배꼽을 끼고 양측으로 올라가고 흉중에 이르러 산포한다. 대맥帶脈은 옆구리 끝단의 대맥帶脈에서 시작하여 허리를 한 바퀴 돈다. 양교맥陽蹻脈은 근중跟中의 신맥申脈에서 시작하여 외과外踝를 순행하여 올라가고 풍지風池로 들어간다. 음교맥陰蹻脈은 근중跟中의 조해照海에서 시작하여 내과內踝를 순행하여 올라

12) 諸陰交 : 腎經의 築賓을 가리키는 것으로 足內踝 위에 있다.

13) 不能拘通 : 유통하는 것을 멈출 수 없다는 뜻이다.

14) 不環周 : 徐靈胎는 "十二經脈으로 복귀할 수 없는 것이다."라고 하였다.

15) 砭射之 : 奇經에 병이 들었을 때의 독특한 치료방법으로 徐靈胎는 "奇經의 맥이 출로가 없어 十二經으로 복귀하지 못함에 오직 砭石을 사용하여 瀉血하면 邪氣가 血과 같이 나가므로 병이 낫는다."고 하였다.

가며 인후에 이르러 충맥衝脈과 서로 통한다. 양유맥陽維脈과 음유맥陰維脈은 전신에 얽혀 있으니 이것들이 축적되면 십이경락十二經絡으로 순환하여 관개灌漑하지 못한다. 그러므로 양유맥陽維脈은 모든 양기陽氣가 회합하는 금문金門에서 시작하고, 음유맥陰維脈은 모든 음기陰氣가 교회하는 축빈築賓에서 시작한다. 성인이 운하를 건설하였으나 운하가 넘치면 그 물은 큰 호수로 흘러들어 간다. 그러므로 성인이라도 통하는 것을 막지 못하여 사람의 맥기가 지나치게 왕성해지면 기경팔맥奇經八脈으로 들어가 십이경十二經으로 복귀하지 못한다. 까닭에 십이경맥十二經脈이 구속하지 못하고, (기경팔맥奇經八脈이) 사기邪氣를 받아 쌓이면 붓고 열이 나니 폄석砭石으로 사혈瀉血시켜야 한다.

【演義】

본난과 앞의 제27난은 관련이 있으며, 기경팔팩奇經八脈의 문제를 계속 설명하였다. 본문은 기경팔맥奇經八脈의 기지점起止點과 순행부위를 다시 구체적으로 설명하여 사람들에게 기경팔맥奇經八脈의 인체분포를 명확하게 인식하도록 하였다. 그중에 "성인이 운하를 건설하였으나 … 사람의 맥기가 지나치게 왕성해지면 기경팔맥奇經八脈으로 들어가 십이경十二經으로 복귀하지 못한다."라는 구절이 제27난의 내용과 뜻이 같으며, 또 기경팔맥奇經八脈과 십이경十二經의 생리 기능상 유사점과 차이점을 설명하였다.

마지막 구절의 "사기邪氣를 받아 쌓이면 붓고 열이 나니 폄석砭石으로 사혈瀉血시켜야 한다."는 기경팔맥奇經八脈이 병리적으로도 십이경맥十二經脈과 같지 않음을 설명한 것이다. 기경팔맥奇經八脈이 사기邪氣를 받으면 발설시키기가 쉽지 않아 간혹 울결되어 풀리지 않고, 울체가 오래되면 붓고 열이 나는 증상이 된다. 그러므로 "쌓이고 붓고 열이 난다."라 하였다. 치료법상에 폄석砭石으로 사자瀉刺하는 법을 사용하였으므로 정금丁錦은 "이것은 십이경十二經이 기경팔맥奇經八脈을 구속하지 못함을 의미한다. 그러므로 사기邪氣를 받아 여러 경맥經脈으로 통할 수 없으니 쌓여서 붓고 열이 나니 폄석砭石으로 사자瀉刺하여 그 쌓였던 혈血을 나가게 한다."고 하였다.

【本難 要點】

1. 기경팔맥奇經八脈의 기지점起止點과 순행노선을 설명하였다.
2. 기경팔맥奇經八脈과 십이경맥十二經脈의 생리기능을 구별하였다.
3. 기경팔맥奇經八脈의 병후와 치료상 특징을 설명하였다.

第29難

奇經八脈病의 증후

奇經之爲病은 何如오

然하다 陽維는 維於陽하고 陰維는 維於陰이나 陰陽이 不能自相維 則悵[1]然失志하고 溶溶[2]不能自收持라 陽維爲病은 苦寒熱하고 陰維爲病은 苦心痛하고 陰蹻爲病은 陽緩而陰急하고 陽蹻爲病은 陰緩而陽急하고 衝之爲病은 逆氣而裏急하고 督之爲病은 脊强而厥하고 任之爲病은 其內苦結하니 男子는 爲七疝[3]하며 女子는 爲瘕聚[4]하고 帶之爲病은 腹滿하고 腰溶溶若坐水中이라 此는 奇經八脈之爲病也라

【國譯】

기경팔맥奇經八脈이 병들었을 때는 어떠한가?

양유맥陽維脈은 모든 양맥陽脈을 얽고, 음유맥陰維脈은 모든 음맥陰脈을 얽으나 음양陰陽이 서로 얽지 못하면 가슴이 답답하여

---

1) 悵 : 슬퍼할 창. 실의한 모양이다.

2) 溶溶 : 물이 많은 모양. 여기에서는 병태를 설명한 것이다. 滑伯仁이 "溶溶은 무력한 모양이다."라고 하였는데 합당하다.

3) 七疝 : 衝疝 · 狐疝 · 㿗疝 · 厥疝 · 瘕疝 · 㿗疝 · 㾓疝 등 7가지 疝氣를 말한다.

4) 瘕聚 : '瘕'는 '假'의 뜻으로 다른 물체를 빌어 형성된 것을 말하며 '聚'는 積聚이니, '瘕聚'는 結聚된 질병을 말한다.

정신이 어지럽고, 무력하여 스스로 몸을 지탱하지 못한다. 양유맥陽維脈이 병들면 한열寒熱로 고통받고, 음유맥陰維脈이 병들면 심통心痛으로 고생하고, 음교맥陰蹻脈이 병들면 신체의 양부陽部인 외측이 이완弛緩되며 음부陰部인 내측이 긴급緊急하게 되고, 양교맥陽蹻脈이 병들면 내측이 이완弛緩되며 외측이 긴급緊急하게 되고, 충맥衝脈이 병들면 기가 역상逆上하며 배가 당기고, 독맥督脈이 병들면 척추에 강직强直이 오며 궐랭厥冷하게 되고, 임맥任脈이 병들면 복부가 응결된 것과 같이 고통을 받으니, 남자는 칠산七疝이 되며 여자는 가취瘕聚가 되고, 대맥帶脈이 병들면 복부가 창만脹滿하고 허리가 물속에 앉아 있는 것과 같이 무력하다. 이것이 기경팔맥奇經八脈의 병이다.

【演義】

기경팔맥奇經八脈의 병변 상태는 본문에서 비교적 간단하게 서술되어 간혹 이해하기가 쉽지 않을 것이므로, 독자의 이해를 돕기 위해서 아래와 같이 설명하고자 한다.

1. 양유맥陽維脈과 음유맥陰維脈의 생리와 병변

1) 생리生理 : "양유맥陽維脈은 모든 양맥陽脈을 얽고, 음유맥陰維脈은 모든 음맥陰脈을 얽음"은 음유맥陰維脈과 양유맥陽維脈의 생리기능을 말한다. '유維'는 연결의 뜻으로 양유맥陽維脈은 일신의 표부表部를 주관하고, 음유맥陰維脈은 일신의 이부裏部를 주관하므로 양유맥陽維脈과 음유맥陰維脈은 전신

경맥經脈의 작용에 연계되어 음유맥陰維脈과 양유맥陽維脈이 각각 음경맥陰經脈과 양경맥陽經脈을 구분하여 조절한다.

2) 병변病變 : "陰陽이 서로 얽지 못하면 가슴이 답답하여 정신이 어지럽고, 무력하여 스스로 몸을 지탱하지 못함"은 음양陰陽이 서로 연결되지 못할 때 나타나는 증상을 개괄적으로 설명한 것이며, 아래에서 또 "양유맥陽維脈이 병들면 한열寒熱로 고통받고, 음유맥陰維脈이 병들면 심통心痛으로 고생함"이라고 구체적으로 지적하였다.

(1) 양유맥陽維脈이 병들면 한열寒熱로 고통 : 양유맥陽經脈이 일신의 표부를 주관하는 것과 양유맥陽經脈이 모든 양경陽經의 생리기능에 연결되어 있음을 설명하면 그것은 삼양경三陽經과 밀접하게 연계되므로 "한열寒熱로 고통받음"은 실제로 삼양경三陽經의 표증表證을 포괄한다. 그러므로 삼양경병三陽經病은 모두 한열寒熱의 증상이 나타나니, 예를 들면 태양병太陽病은 형한발열形寒發熱하고, 양명병陽明病은 선한후열先寒後熱하고, 소양병少陽病은 한열왕래寒熱往來한다. 이러한 것이 모두 양유맥陽維脈과 연계된다.

(2) 음유맥陰維脈이 병들면 심통心痛으로 고생함 : 음유맥陰維脈은 음경陰經에 연결되어 있고 일신의 내부를 주관하므로 정금丁錦은 "음유맥陰維脈은 음경陰經에 연결되고, 음陰은 영營으로 내부를 주관하며, 영營은 혈血에 속하고 심心을 주관한다. 그러므로 사기邪氣가 침범하

여 병들면 심통心痛으로 고생한다."고 하였다.

2. 음교맥陰蹻脈과 양교맥陽蹻脈의 병변

1) 음교맥陰蹻脈이 병들면 신체의 양부陽部인 외측이 이완弛緩되며, 음부陰部인 내측이 긴급緊急함 : 음교맥陰蹻脈이 사기邪氣를 받으면 긴급하고, 음교맥陰蹻脈이 긴급緊急하면 양교맥陽蹻脈이 곧 상응하여 이완弛緩된다. 이는 단지 병리적 기전만을 가리킨 것으로 나타나는 증상에 대해서는 명확한 설명이 없다.
2) 양교맥陽蹻脈이 병들면 내측이 이완弛緩되며 외측이 긴급緊急함 : 그 뜻은 위와 같다.

생각하건대 이들은 하나의 병증이 아닌 병태에 속한다. 이러한 종류의 병태는 여러 종류의 질병 중에 나타날 수 있는데, 만약 이런 종류의 병태가 나타나면 음양교맥陰陽蹻脈과 밀접한 관계가 있다.

3. 충맥衝脈의 병변

충맥衝脈이 병들면 기가 역상逆上하며 배가 당김 : 충맥衝脈의 순환은 제28난에 이미 "기충氣衝에서 시작하여 족양명경足陽明經과 병행하여 배꼽을 끼고 양측으로 올라가고 흉중에 이르러 산포한다."라고 설명하였다. 그러므로 충맥衝脈의 기氣가 실조되어 족양명경足陽明經의 기氣와 병행하여 상행하면 구토嘔吐와 기역氣逆 증상이 나타날 수 있으므로 '역기逆氣'라 한 것이다. 그 중 '이급裏

急[배가 당김]'을 정금丁錦은 '복통腹痛'으로 인식하였다.

4. 독맥督脈의 병변

독맥督脈이 병들면 척추에 강직强直이 오며 궐랭厥冷함 : '척추 강직'은 심하면 각궁반장角弓反張이 된다. '궐厥'은 역란逆亂을 가리키는 것으로 신지神志가 맑지 않고, 심하면 수족이 구급拘急한 현상이 나타난다. 이런 종류의 증상은 열이 심하여 풍風현상이 발생하거나 경궐痙厥이 있을 때 가끔 나타난다. 비록 독맥督脈의 본병이 아니더라도 이 증상이 나타나면 독맥督脈과 상당히 밀접한 관계가 있으므로 치료 시에 독맥督脈에 주의를 기울여야 한다.

5. 임맥任脈의 병변

임맥任脈이 병들면 복부가 응결된 것과 같이 고통을 받으니, 남자는 칠산七疝이 되며 여자는 가취瘕聚가 됨 : "복부가 응결된 것과 같이 고통을 받음"은 환자 복부의 내부가 응결되어 답답한 느낌으로 남자의 七疝, 여자의 瘕聚 병변 중에서는 모두 느낄 수 있다.

6. 帶脈의 병변

대맥帶脈이 병들면 복부가 창만脹滿하고 허리가 물속에 앉아있는 것과 같이 무력함 : 이러한 내용은 한 종류의 질병에서 나타나는 증후군이 아니며, 대맥帶脈의 병변으로 인한 질병에서는 모두 나타나는 자각증상이다. 대맥帶脈의 병과 비슷하게 발생하는 병변은 부녀자에게는 적백대하赤白帶下, 남자에게는 퇴산㿉疝 등인데, 대개 복부 창만脹滿과 허리가 물속에 잠겨 있는 것과 같이 무력한 느낌을 동반한다. 그 기전을 살펴보면 帶脈은 옆구리 끝에서 시작하여 혁대를 두른 것과 같이 몸을 한 바퀴 돌기 때문에 모든 경맥經脈을 모두 묶어서 망행妄行하지 않도록 할 수 있다. 그러므로 대하帶下, 퇴산㿉疝 등의 증상은 또한 대맥帶脈이 허할 때 나타나므로 복부 창만脹滿과 허리가 물속에 잠겨있는 것과 같이 무력한 증상이 항상 나타난다.

【本難 要點】

본난은 기경팔맥奇經八脈의 대체적인 병변을 분별하여 설명하였다.

第 3 장

臟 腑

第30難

營衛의 생성과 순행

榮氣之行은 常與衛氣로 相隨[1]不잇가

然하다 經에 言人受氣於穀하니 穀入於胃하야 乃傳與五藏六府하고 五藏六府는 皆受於氣하야 其淸者는 爲榮하고 濁者는 爲衛하니 榮行脈中하고 衛行脈外하며 營周不息[2]을 五十而復大會[3]하니 陰陽相貫[4]이 如環之無端이라 故로 知榮衛相隨也라

【國譯】

영기營氣의 운행은 언제나 위기衛氣와 서로 병행하는가? 아닌가?

『의경醫經』에 말하기를 사람은 수곡水穀에서 기氣를 받으니 수곡이 위胃에 들어가 오장육부五臟六腑에 전해지고, 오장육부五臟六腑는 모두 수곡의 기氣를 받으므로 그 기氣가 맑은 것은 영기營氣가 되고 탁한 것은 위기衛氣가 되니, 영기營氣는 맥내脈內를 운

1) 相隨 : 상합하여 병행한다는 뜻이다.

2) 榮周不息 : 영위기혈의 운행이 끊임없이 순환하는 것이다.

3) 五十而復大會 : 영위가 하룻낮과 밤 동안 50회를 주행하여 手太陰肺經에서 다시 大會하는 것을 가리킨다.

4) 陰陽相貫 : 여기서 陰陽은 내외를 가리키는 말로서 脈內와 脈外를 포괄하므로 陰陽相貫은 영위가 맥 내외를 운행할 때 둘 다 서로 이어짐을 뜻한다.

행하고 위기衛氣는 맥외脈外를 운행하며, 영기營氣는 전신을 쉬지 않고 운행하여 하룻낮과 밤 동안 50회를 주행한 뒤에 다시 수태음폐경手太陰肺經에서 만나니 음양陰陽이 서로 이어지는 것이 마치 끝이 없는 고리와 같다고 하였다. 그러므로 영위營衛가 서로 병행함을 안다.

【演義】

본절은 영기營氣와 위기衛氣의 내원, 생성 및 거처부위와 순환상태를 개괄적으로 설명하였다.

1. 영위營衛의 내원과 생성

영위營衛는 인체의 생리활동과정 가운데 가장 중요한 두 가지 요소이며, 그 내원은 당연히 수곡水穀에서 나오므로, 원문에서 "사람은 수곡水穀에서 기氣를 받음"이라 하였다. 그 생성은 특정 장부臟腑의 기화氣化활동 즉 비위脾胃의 부숙운화腐熱運化나 심폐心肺의 기화수포氣化輸布 등의 작용을 거친 뒤에 인체의 각 부를 구별하여 영양한다. 그러므로 『영추靈樞 · 영위생회榮衛生會』에서 "수곡水穀이 위胃에 들어가서 폐肺에 전해지고, 오장육부五臟六腑는 모두 이 기氣를 받으니 그 맑은 것은 영營이 되고 탁한 것은 위衛가 된다."고 하였다. 이 청淸[맑은 것] · 탁濁[탁한 것] 두 글자는 영기營氣와 위기衛氣의 성질을 가리키는 것이 아니라 주로 그 기능을 뜻하며, 청淸 · 탁濁 두 글자로 그 기능상 다른 것을 구분한 것이니, 위기衛氣의 작용이 비교적 중후하기 때문에 탁한 것이

위衛가 된다고 하였으며, 영기營氣의 작용이 비교적 조용하고 부드러우므로 맑은 것이 영營이 된다고 하였다.

2. 영위營衛의 운행과 회합

영기營氣는 맥중脈中을 운행하여 내부를 주재하니 음陰에 속하고, 위기衛氣는 맥외脈外를 운행하여 외부를 주재하니 양陽에 속한다. 그러나 실제로 둘은 서로 연결되어 병행하며, 그 운행은 끊임없이 순환하므로 "음양陰陽이 서로 이어지는 것이 마치 끝이 없는 고리와 같다."고 하였다. "50회를 주행한 뒤에 다시 수태음폐경手太陰肺經에서 만남"은 영위營衛가 밤낮으로 운행하는 횟수를 가리키며, 또 50회를 돌아서 일차 대회합을 하며, 그 대회하는 곳이 수태음폐경手太陰肺經임을 제시하였다.

3. 영營과 위衛의 관계

영營과 위衛의 관계는 비록 원문에 "영기營氣는 맥내脈內를 운행하고 위기衛氣는 맥외脈外를 운행한다."고 하였으나 실제로 이 둘은 나눌 수 없다. 즉 위기衛氣는 외부에 고정되어 있고, 영기營氣는 내부에 고정되어 있다는 말이 아니고, 이러한 종류의 요소가 맥외에서 작용하는 것을 위기衛氣라 하고, 맥내에서 작용한 것을 영기營氣라 하는 것이다. 바로 장경악張景岳은 이것을 "위衛는 기氣를 주관하여 외부에 있으나 역시 혈血이 없을 수가 없으며, 영營은 혈血을 주관하여 내부에 있으나 역시 기氣가 없을 수가 없으므로 영營 가운데에 위衛가 없지 않고, 위衛 가운데에 영營이 없지 않다. 다만 내부로 운행하는 것을 영營이라 하고, 외부로 운행하는 것을 위衛라 하니, 이것이 인체의 음양이 교감하는 이치로서 나누면 둘이고, 합하면 하나일 따름이다."라고 하였으니, 이는 영위營衛의 실질과 기능을 자세히 설명한 것이다.

【本難 要點】

1. 영위營衛의 내원과 수곡水穀과 정기精氣의 밀접한 관계를 설명하였다.
2. 영위營衛의 생성과 내재한 오장육부五臟六腑의 기화氣化관계를 개괄적으로 기술하였다.
3. 영위營衛의 실질과 운행 횟수 및 순행부위를 두드러지게 설명하였다.

第31難

三焦의 부위와 기능

三焦者는 何稟[1]何生하며 何始何終하며 其治는 常在何許[2]아 可曉以不잇가

然하다 三焦者는 水穀之道路며 氣之所終始也라 上焦者는 在心下하야 下鬲[3]하고 在胃上口하야 主內而不出하고 其治[4]는 在膻中하니 玉堂下一寸六分으로 直兩乳間陷者가 是요 中焦者는 在胃中脘하야 不上不下하야 主腐熟水穀하고 其治는 在臍傍이요 下焦者는 當膀胱上口하야 主分別淸濁[5]하고 主出而不內하야 以傳道也요 其治는 在臍下一寸이라 故로 名曰三焦요 其府는 在氣街[6]라 一本에 作氣衝이라

---

1) 稟 : 受也. 받을 품.

2) 許 : 處也. 곳 허.

3) 鬲 : 가로막는다는 뜻을 내포하고 있다. 心下에 횡격막이 있어서 탁기를 가로막기 때문에 격이라고 한다.

4) 治 : 滑伯仁은 "治는 司의 뜻이니, 군현을 맡아서 다스린다는 뜻으로서 三焦가 맡은 처소를 말한다."고 하였다.

5) 分別淸濁 : 徐靈胎는 "膀胱의 상구는 闌門으로, 淸한 것은 膀胱에 들어가서 소변이 되고, 濁한 것은 대장에 들어가서 대변이 된다."고 하였다.

6) 其府在氣街 : 府는 집이니, 모이서 간직한다는 뜻이다. 虞庶는 "三焦는 그 府가 氣街에 있으니, 『鍼經』에서 본명은 氣衝이며, 衝은 사통팔달의 뜻이니 氣街와 氣衝 모두 맞다."고 하였다.

【國譯】

삼초三焦라는 것은 무엇을 받아들여 무엇을 생성하며, 어디에서 시작하여 어디에서 끝나며, 그것의 관리는 항상 어느 곳에서 하는가? 이러한 것을 명료하게 설명해 줄 수는 없는가?

삼초三焦는 수곡水穀의 도로이며 기氣의 작용이 시작하고 종료하는 곳이다. 상초上焦의 위치는 심장 밑에서 횡격막까지이고, 위胃의 상구에서 수곡을 납입하나 배출하지는 않고, 그 치료부위는 단중膻中에 있으니 옥당玉堂 아래 1촌寸 6분分으로 유두 사이의 함몰된 부분이다. 중초中焦의 위치는 위胃 중완에 있어 상하 어느 쪽에도 치우치지 않아 주로 수곡을 부숙腐熟시키고, 그 치료부위는 배꼽 양측에 있다. 하초下焦의 위치는 방광의 상구에 해당해서 주로 청탁淸濁을 분별하고 배출만 하고 납입하지는 않아 수곡을 전도傳導하는 기능이 있고, 그 치료부위는 배꼽 아래 1촌寸에 있다. 그러므로 상·중·하 삼부를 합하여 삼초三焦라고 하며 삼초三焦의 기氣가 모이는 곳은 기가氣街에 있다. 다른 책에는 기충氣衝으로 되어 있다.

【演義】

육부六腑 가운데에 삼초三焦는 역대 주가들이 여러 다른 관점을 제시하였는데, 주로 '유명무형有名無形'에 관한 것이다. 유명무형에 대한 논쟁은 체강體腔의 세 부위라고 한 것도 있고, 또 단순히 육부六腑 중 통리수도通利水道하는 삼초三焦만 가리키는 것도 있다. 그러나 본절에서 논술한 삼초三焦는 체강의 세 부위 및 그 중

장기의 부분적인 기능을 가리키고, 아울러 치료의 주혈까지 언급하였는데, 위 내용을 근거로 요약하면 아래와 같다.

三焦 부위, 기능 및 주치혈 표

명칭	위 치	주요기능	주치혈
上焦	在心下下膈 在胃上口	主內而不出	其治在膻中(玉堂下一寸六分 直兩乳間陷者)
中焦	在胃中脘 不上不下	主腐熟水穀	其治在齊傍(天樞)
下焦	當膀胱上口	主分別淸濁 主出而不內	其治在臍下一寸

【本難 要點】

본난은 주로 삼초三焦의 부위와 기능을 논술하고 아울러 그 주치혈을 제시하였다.

第32難

心肺의 부위 및 氣血營衛와의 관계

五藏이 俱等而心肺가 獨在鬲上者는 何也오

然하다 心者는 血이요 肺者는 氣니 血은 爲榮하고 氣는 爲衛하야 相隨上下를 謂之榮衛라 通行經絡하고 營周於外故로 令心肺로 在鬲上也라

【國譯】

오장五臟은 모두 동등한데 심폐心肺만이 격막 위에 있는 것은 어찌하여 그런가?

심心은 혈血을 주재하고 폐肺는 기氣를 주재하니 혈血은 영營이 되고 기氣는 위衛가 되어, 서로 따라서 상하로 운행하므로 영위라 한다. 경락經絡을 통하게 하고 영위營衛의 기氣를 전신에 두루 운영하므로 심폐心肺는 격막 위에 있게 된다.

【演義】

본난은 주로 심폐心肺는 오장五臟에 속하지만, 격막 위에 있는 원리를 설명하였다. 이는 해부학상의 위치문제이며, 또한 생리기능의 필요에 근거한 것으로 심心은 혈액순환을 주재하고 폐肺는 호흡의 기氣를 주재하는데, 기혈氣血은 인체에서 대단히 중요하

므로 격막 위에 위치한다는 것이다. 영위營衛의 운행에 대해서는 제30난에서 이미 비교적 상세하게 서술하였고, 심폐心肺가 격막 위에 위치한다는 것에 관해서는 제35난 중에 또 설명이 있으니 독자는 전후를 서로 참고해야 한다.

【本難 要點】

1. 심폐心肺가 격막 위에 위치하는 원리를 설명하였다.
2. 심폐心肺와 기혈영위氣血營衛의 관계를 설명하였다.

第33難

肝肺의 속성과 浮沈

肝青象木하고 肺白象金이로대 肝得水而沈이나 木得水而浮하고 肺得水而浮나 金得水而沈하니 其意는 何也오

然하다 肝者는 非爲純木也[1]요 乙角[2]也는 庚之柔[3]니 大言하면 陰與陽이요 小言하면 夫與婦[4]라 釋其微陽 而吸其微陰之氣하니 其意는 樂金하고 又行陰道多라 故로 令肝得水而沈也라 肺者는 非爲純金也요 辛商也는 丙之柔니 大言하면 陰與陽이요 小言하면 夫與婦라 釋其微陰하고 婚而就火하니 其意는 樂火하고 又行陽道多라 故로 令肺得水而浮也라 肺熟而復沈하고 肝熟而復浮[5]者는 何也아 故로

---

1) 非爲純木也 : 肝經은 木을 형상하지만 단순히 木에만 속하지 않음을 말한다.

2) 乙角 : 乙은 肝의 대명사이다. 甲乙은 모두 木에 속하는데, 甲은 陽木으로 膽이 속하고 乙은 陰木으로 肝이 속한다. 角은 五音의 하나이며 그 音이 肝과 관계가 있으므로『素問·陰陽應象大論』에 "肝은 그 音이 角이 된다."고 하였다.

3) 庚之柔 : 庚은 金에 속하고 柔는 陰性을 가리키기 때문에, '庚之柔'란 金의 陰性을 말한다.

4) 大言陰與陽 小言夫與婦 : 이는 비유법으로 肝·肺와 乙庚 사이의 관계를 해석하였다. 肝·肺의 사이에는 음양교배의 관계가 있고, 알기 쉬운 비유로는 부부관계의 한 형태이다. 음양교배는 곧 아래 문장에서 말한 微陽[肝]을 두고 微陰[肺]의 氣를 받아들이는 것이다.

5) 肺熟而復沈 肝熟而復浮 : 丁錦은 "이는 음양이 분리됨을 말한다. 熟은 純의 뜻이다. 辛金이 庚金으로 돌아가면 純金이 되고, 丙과 辛은 화합하지 않고 분리되며, 甲木이 乙木으로 돌아가면 純木이 되고, 乙과 庚은 화합하지 않고 분리된다. 분리되면 한쪽으로 항성하게 되고 한쪽으로 항성하면 죽게 된다."고 하였다. 이 문제

知辛當歸庚하고 乙當歸甲也라

【國譯】

간肝의 색은 청색이며 목木을 형상하고, 폐肺의 색色은 백색이며 금金을 형상하되, 간肝은 물에 들어가면 가라앉으나 목木은 물에 들어가면 뜨고, 폐肺는 물에 들어가면 뜨나 금金은 물에 들어가면 가라앉으니 그 까닭은 무엇인가?

간肝은 순목純木이 아니고 음성陰性인 을각乙角은 경금庚金의 짝이니, 크게 말하면 음양상교陰陽相交이고 작게 말하면 부부배합夫婦配合이다. 을목乙木은 미양微陽인 갑목甲木을 버리고 미음微陰인 경금庚金의 기氣를 흡수하니 그 뜻은 금金의 성질을 좋아하는 것이고, (목중木中에 금金이 있어) 또 음도陰道를 많이 행하므로 간肝은 물에 들어가면 가라앉는다. 폐肺는 순금純金이 아니고 음성陰性인 신상辛商은 병화丙火의 짝이니, 크게 말하면 음양상교陰陽相交이고 작게 말하면 부부배합夫婦配合이다. 신금辛金은 미음微陰인 경금庚金을 버리고 미양微陽인 병화丙火와 결혼하여 화火에 나아가니 그 뜻은 화火의 성질을 좋아하는 것이고, (금중金中에 화火가 있어) 또 양도陽道를 많이 행하므로 물에 들어가면 뜬다. 폐肺가 익혀지면 다시 가라앉고, 간肝이 익혀지면 다시 뜨는 까닭은 무엇인가? 신금辛金은 마땅히 경금庚金으로 돌아가고, 을목乙木은 마땅히 갑목甲木으로 돌아가기 때문임을 알 수 있다.

에 대하여 역대 주석가들은 명확하지 않으나 오직 丁錦만이 '熟'을 '純'으로 해석하였는데 비교적 타당하다.

【演義】

오행五行과 오색五色으로 오장五臟에 배속하면, 간肝은 청색이고 목木에 속하며 폐肺는 백색이고 금金에 속하는데, 자연계의 물질과 내재한 간폐肝肺를 결합하여 서로 대비하면 그 상황이 꼭 상반되어(간肝과 목木, 폐肺와 금金이 물에 들어간 후의 현상을 가리킴) 간肝은 물에 들어가면 가라앉지만 목木은 물에 들어가면 뜨고, 폐肺는 물에 들어가면 뜨지만 금金은 물에 들어가면 가라앉는다. 마지막에 또 간肝과 폐肺가 순수성으로 돌아가면 물에 넣었을 때 간肝은 뜨고 폐肺는 가라앉은 상반된 현상이 나타남을 말하였다. 이러한 물질의 변화는 모두 물리적 현상이므로 문자로만 볼 때는 별로 깊은 의미가 없는 것 같지만, 실제 의미를 살펴보면 생리적으로 오묘한 이치를 내포하고 있다. 즉 장부 사이에 음양호근陰陽互根의 관계가 있을 뿐만 아니라 장부 자체에 음양陰陽이 있어 서로 연계되고 서로 도와 생성함을 설명하였으므로, 정금丁錦은 이 글의 이치를 매우 찬미하였다. 그는 말하기를 "이 글은 음양호근陰陽互根과 오행교회五行交會의 이치를 말하였는데, 대개 사람의 몸은 음양을 떠날 수 없으니 음양陰陽이 교회하면 생기生氣가 있고, 음양陰陽이 교회하지 못하면 병이 들고, 음양陰陽이 분리되면 죽는다. 진월인秦越人이 특별히 폐肺와 간肝을 예로 들어 말한 것은 간肝은 혈血을 주재하고, 폐肺는 기氣를 주재하기 때문이니, 이는 또 기혈氣血로 인체 음양의 핵심으로 삼은 것이다. 후학들이 이 글의 뜻을 꿰뚫어 알면 전후 81난 문장의 뜻이 신통하게 통하지 않을 수 없다."고 하였다.

【本難 要點】

비류취상比類取象의 방법으로 폐肺와 간肝 자체의 음양속성과 양자 간의 상호관계를 설명하였다.

第34難

五臟과 聲色臭味의 배합 및 七神의 관계

五藏에 各有聲色臭味하니 皆可曉知以不잇가

然하다 十變[1]에 言 肝色青 其臭臊 其味酸 其聲呼 其液泣이요 心色赤 其臭焦 其味苦 其聲言 其液汗이요 脾色黃 其臭香 其味甘 其聲歌 其液涎이요 肺色白 其臭腥 其味辛 其聲哭 其液涕요 腎色黑 其臭腐 其味鹹 其聲呻 其液唾라하니 是五藏聲色臭味也라

【國譯】

오장五臟에 각각 그것들에 속하는 성聲·색色·취臭·미味가 있으니 모두 명확하게 알 수 없겠는가?

『십변十變』에 간肝의 색色은 청青, 취臭는 조臊, 미味는 산酸, 성聲은 호呼, 액液은 읍泣이고, 심心의 색色은 적赤, 취臭는 초焦, 미味는 고苦, 성聲은 언言, 액液은 한汗이고, 비脾의 색色은 황黃, 취臭는 향香, 미味는 감甘, 성聲은 가歌, 액液은 연涎이고, 폐肺의 색色은 백白, 취臭는 성腥, 미味는 신辛, 성聲은 곡哭, 액液은 체涕이고, 신腎의 색色은 흑黑, 취臭는 부腐, 미味는 함鹹, 성聲은 신呻, 액液은

1) 十變 : 옛 醫經의 이름이다.

타唾라고 하니 이것이 오장五臟의 성聲·색色·취臭·미味이다.

【演義】

인체 오장五臟과 청靑·적赤·황黃·백白·흑黑의 오색五色, 조臊·초焦·향香·성腥·부腐의 오취五臭, 산酸·고苦·감甘·신辛·함鹹의 오미五味, 호呼·언言·가歌·곡哭·신呻의 오성五聲, 읍泣·한汗·연涎·체涕·타唾의 오액五液 등의 배합은 동양의학 이론상 하나의 특수한 체계를 형성하였으며, 이는 또 오랫동안 경험이 누적된 가운데 객관적인 법칙이 파악되어 나온 이론이다. 그러므로 이 이론을 바탕으로 실제 임상에서 응용함으로써 치료에 명확한 방향을 제시할 수 있다. 즉 간肝의 성聲·색色·취臭·미味로써 말하자면 '간색청肝色靑'은 가령 콧등이 청색이거나 입술 주위가 청색인 경우를 말하는 것으로 비교적 많이 나타나는 증상인데 콧등이 청색이면 복통이 있고, 입술 주위가 청색인 것은 허증 설사에서 항상 나타나고, 소아에서 더욱 현저하게 나타난다. 이 두 가지 현상은 간목肝木이 지나치게 왕성하여 비토脾土를 극하는 것이다. '미味에 있어서 산미酸味이다.'는 두 가지 측면이 있는데 하나는 약물의 산미酸味가 대부분 간肝으로 들어간다는 것과, 다른 하나는 산수酸水를 토하는 증상으로 간병肝病에서 나타난다(토산吐酸도 한열寒熱로 나누는데 한증에 속하는 토산吐酸은 그 액液이 청랭하고, 열증에 속하는 토산吐酸은 그 액液이 썩은 내가 있으면서 혼탁하다). '소리에 있어서 호呼이다'의 '호呼'는 부르짖는 소리로서 일반적으로 정신착란이 있을 때 나타나며 부르짖기를 좋아하는 것은 간경肝經이 특히 왕성한 것이므로 치료는 반드시 억간抑肝을 위주로 한다. '액液에 있어서 읍泣이다.'의 읍泣은 누淚를 대표한다. 간肝은 눈에 개규開竅하고, 눈물은 눈에서 나오므로 누淚는 간액肝液이 되며, 임상에서 눈물이 흐르는 병에 바람을 쐬면 눈물이 나오는 것과 바람을 쐬지 않아도 저절로 눈물이 나오는 것을 막론하고 모두 간肝을 위주로 치료하며, 다른 한편으로 고열이 있으면서 눈물이 나오지 않는 것도 간음肝陰이 모갈된 증으로 소아에게서 나타나면 매우 위험한 증후에 속한다. 나머지 장과 성聲·색色·취臭·미味의 관계도 모두 같은 방법으로 이해할 수 있다.

五藏에 **有七神**하니 **各何所藏耶**아

然하다 **藏者**는 **人之神氣所舍**[2]**藏也**라 **故**로 **肝藏魂 肺藏魄 心藏神 脾藏意與智 腎藏精與志也**라

【國譯】

오장五臟에는 칠신七神이 있으니 각각 어느 곳에 간직되어 있는가?

장臟이란 사람의 신기神氣가 깃들어 있는 곳이다. 그러므로 간肝은 혼魂, 폐肺는 백魄, 심心은 신神, 비脾는 의意와 지智, 신腎은 정精과 지志를 간직한다.

2) 舍 : 주소, 소재지를 말한다.

【演義】

본절은 주로 칠신七神과 오장五臟의 관계를 설명하였다. 오장五臟은 각각 주재하는 신神이 있는데 여기에서 말하는 신神은 정신활동의 주재자를 가리킨다. 다만 신神에는 광의와 협의의 신神이 있는데 광의의 신神은 그 속에 신神·혼魂·백魄·의意·지志 등을 포괄하지만, 협의의 신神은 단지 '심장신心臟神'의 신神만을 가리킨다. 총괄하면 신神의 개념은 각종 사유 활동의 대명사라 할 수 있다. 이러한 신神과 오장五臟은 모두 밀접한 관계가 있으므로 사람은 이러한 신기神氣를 갖추고 있어야만 비로소 정상적인 활동을 유지할 수 있다.

고대에는 신神을 생명과 같게 여겨서 부정父精과 모혈母血의 교합을 따라 배태胚胎를 형성할 때에 신神이 성장한다고 인식하였으므로 『영추靈樞·본신本神』에 "생명의 내원을 정精이라 하고, 음정陰精과 양정陽精의 교합을 신神이라 한다."고 하였고, 육체의 성장에 따라서 신神도 역시 점차 성장하므로 『영추靈樞·천년天年』에 "기혈氣血이 이미 조화를 이루고, 영위營衛가 이미 통하여 오장五臟이 이미 이루어지면 신기神氣가 심心에 거처하고 혼백魂魄이 모두 갖추어져서 곧 사람이 형성된다."고 하였다.

【本難 要點】

1. 오장五臟과 성聲·색色·취臭·미味의 연계성을 설명하였다.
2. 오장五臟과 칠신七神의 관계에 따라 사람의 정신활동이 오장五臟활동의 기초가 됨을 체험할 수 있다고 설명하였다.

第35難

六腑의 기능과 臟腑의 상합

五藏各有所하고 府皆相近이나 而心肺는 獨去大腸小腸하야 遠者는 何也오

然하다 經에 言心榮肺衛하야 通行陽氣[1]라 故로 居在上하고 大腸小腸은 傳陰氣[2]而下라 故로 居在下하니 所以로 相去而遠也라

又諸府者는 皆陽也요 清淨之處나 今大腸小腸胃與膀胱은 皆受不淨[3]하니 其意는 何也오

然하다 諸府者를 謂是는 非也라 經에 言小腸者는 受盛之府[4]也요 大腸者는 傳寫行道之府[5]也요 膽者는 清淨之府[6]也요 胃者는 水穀之府[7]也요 膀胱者는 津液之府[8]也

---

1) 通行陽氣 : 徐靈胎는 "'通行陽氣'의 氣는 곧 營衛의 氣이니, 『靈樞·榮衛生會』에 陽氣가 25회 순행하고 陰氣가 25회 순행한다고 한 것이 이것이다."라고 하였다.

2) 傳陰氣 : 徐靈胎는 "陰氣는 濁氣이니, 찌꺼기를 밖으로 보내기 때문이다."라고 하였으니, 바로 大·小腸이 濁氣를 받아들였다가 외부로 배출한다는 뜻이다.

3) 皆受不淨 : 胃와 小腸이 水穀을 받아들이는 것, 膀胱이 소변을 저장하는 것, 大腸이 대변을 전도하는 것 등을 가리키는 것으로서 五腸이 精氣를 저장하는 것과 상대적으로 말하였으므로 不淨이라 하였다.

4) 受盛之府 : 盛은 平聲으로 받아 쌓는다는 뜻이다. 소장의 상부는 胃와 연접하여 있고, 胃中에서 이미 소화된 음식물을 이어 받으므로 受盛이라고 하였다.

5) 傳瀉行道之府 : 道는 平聲으로 導와 같은 뜻이다. 대장은 소장에서 전해진 組粕을 받아서 아래로 끌고 가서 외부로 내보낸다는 뜻이다.

6) 清淨之府 : 膽에 저장된 담즙을 가리키는 것으로 아주 깨끗하고 오염되지 않은

라하니 一府도 猶無兩名이라 故로 知非也라 小腸者는 心之府요 大腸者는 肺之府요 膽者는 肝之府요 胃者는 脾之府요 膀胱者는 腎之府이며 小腸은 謂赤腸이요 大腸은 謂白腸이요 膽者는 謂靑腸이요 胃者는 謂黃腸이요 膀胱者는 謂黑腸[9]이니 下焦所治[10]也라

【國譯】

오장五臟은 각각 일정한 부위가 있고, 그 부腑는 모두 서로 가까이 있으나 심心·폐肺만이 대장大腸·소장小腸과 멀리 떨어져 있는 것은 어찌하여 그런가?

『의경醫經』에 심心은 영혈營血을, 폐肺는 위기衛氣를 주관하여 양기陽氣를 운행하므로 상부에 위치하고, 대장大腸·소장小腸은 음기陰氣를 아래로 전도하므로 하부에 위치하니 이러한 까닭으로 서로 멀리 떨어져 있는 것이다.

것을 뜻한다.

7) 水穀之府 : 『靈樞·海論』에 "胃는 水穀의 바다이다."라고 하였고, 『素問·經脈別論』에 "음식은 胃로 들어간다."고 하였으니 胃는 수곡의 府가 된다.

8) 津液之府 : 『素問·靈蘭秘典論』에 "膀胱은 州都의 관으로 진액을 간직하는데 기화작용으로 배출될 수 있다."고 하였으니 방광을 진액의 府라고 한다.

9) 小腸 謂赤腸 … 膀胱者 謂黑腸 : 滑伯仁은 "이것은 오색으로써 오부를 분별한 것인데 모두 腸으로 명명하였다."고 하였다.

10) 下焦所治 : 徐靈胎는 "『靈樞·榮衛生會』에 수곡은 항상 胃中에 머물러 소화되고 소박은 모두 대장으로 내려가니, 이것은 하초의 滲灌작용으로서 모두 아래로 내려가서 수곡은 분리되어 하초를 돌아 방광으로 스며든다고 하였으므로 모든 腑는 하초의 기가 다스린다."고 하였다.

또 모든 부腑는 모두 양陽이며 청정淸淨한 곳이라 하였으나 대장大腸·소장小腸·위胃·방광膀胱은 모두 청정하지 않은 것을 받으니 그 뜻은 무엇인가?

모든 부腑를 청정하다고 하는 것은 아니다. 『의경』에 소장小腸은 수성受盛의 부腑, 대장大腸은 전사행도傳寫行道의 부腑, 담膽은 청정淸淨의 부腑, 위胃는 수곡水穀의 부腑, 방광膀胱은 진액津液의 부腑라고 하니, 어느 한 부腑도 두 개의 명칭이 없다. 그러므로 틀린 것을 알 수 있다. 소장小腸은 심心의 부腑, 대장大腸은 폐肺의 부腑, 담膽은 간肝의 부腑, 위胃는 비脾의 부腑, 방광膀胱은 신腎의 부腑이며, 소장小腸은 적장赤腸, 대장大腸은 백장白腸, 담膽은 청장靑腸, 위胃는 황장黃腸, 방광膀胱은 흑장黑腸이라고 하니, 이러한 것은 모두 하초下焦에서 다스린다.

【演義】

본난은 장臟과 부腑를 배합하는 것과 장부臟腑를 음양 속성으로 구분하는 두 가지 주요문제에 대하여 설명하였다.

심心·폐肺와 그것에 상합되는 부腑, 즉 소장小腸·대장大腸이 서로 멀리 떨어져 있는 원인은 생리 기능상 중요하기 때문으로 원문 중에 "심心·폐肺는 영위營衛를 주관하고 양기陽氣를 운행시키므로 상초上焦에 위치한다."고 하였다. 소장小腸은 위중胃中에서 내려 보낸 수곡을 받아들여 저장하였다가 다시 대장大腸으로 전송하고, 대장大腸은 수곡의 찌꺼기를 전도하니 그 작용도 역시 아래로 향하므로 필연적으로 하초下焦에 위치한다고 하였다.

원문에 "소장小腸은 수성受盛의 부腑, 대장大腸은 전사행도傳寫行道의 부腑, 담膽은 청정淸淨의 부腑, 위胃는 수곡水穀의 부腑, 방광膀胱은 진액津液의 부腑"라고 한 것 등은 모두 오부五腑의 생리상 주요기능을 설명한 것이며, 이것은 인체가 수곡의 납입, 소화, 흡수, 배설의 전 과정에서 일어나는 각 기관의 협조작용을 설명한 것이다.

본문 중에서 비교적 이해하기 어려운 것은 "방광膀胱은 진액津液의 부腑"라는 것이다. 방광은 본래 소변을 저장하는 기관으로 진액津液의 부腑라고 하는데, 이치적으로는 비슷하나 상통하지는 않는다. 실제로 진액을 저장한다는 것은 생리상 소변과 진액의 관계에서 인식된 것이니, 『상한론傷寒論』에 "소변이 원활하지 않은 것은 진액이 없어진 때문이다."라고 한 것과 같다. 비록 병리적 설명으로 진액이 많이 결핍된 상태에서는 소변불리小便不利가 나타날 수 있음을 지적하였으며 병리로써 생리를 반증할 수 있으니, 이로써 소변과 진액의 밀접한 관계가 충분히 설명되고 실제로도 확실히 관계가 있다. 비유하면 여름과 가을 사이에 갑자기 크게 토하거나 크게 설사하여 진액이 대량으로 모손되었을 때 소변의 횟수와 양은 상대적으로 감소하며, 심하면 소변이 불통하게 된다. 『제병원후론諸病源候論』에 "진액의 나머지가 방광으로 들어가면 소변이 된다."고 하였다. 그러므로 방광이 진액의 부腑라는 것은 그것 나름대로 이치에 맞다.

마지막으로 소장小腸은 적장赤腸, 대장大腸은 백장白腸, 담膽은 청장靑腸, 위胃는 황장黃腸, 방광膀胱은 흑장黑腸이라고 한 것은 오장五臟에 소속된 오색五色을 오부五腑에 분배한 것이며 다른 깊은 뜻은 없다.

【本難 要點】

1. 심폐心肺는 격막 위에 위치하고, 그 부腑인 소장小腸과 대장大腸은 격막 아래에 위치하는 것의 생리적인 기전과 이치를 설명하였다.
2. 장부臟腑의 상합상태를 구체적으로 서술하였으며, 동시에 오장五臟의 생리기능을 설명하였다.
3. 오장五臟과 오색五色의 배합법칙에 따라 오부五腑와 오색五色의 배합을 설명하였다.

第36難

腎臟과 命門

藏名有一耳나 腎獨有兩者는 何也오

然하다 腎兩者는 非皆腎也니 其左者는 爲腎이요 右者는 爲命門이라 命門者는 諸神精之所舍요 原氣[1]之所繫也니 男子는 以藏精하고 女子는 以繫胞[2]라 故로 知腎有一也라

【國譯】

장臟은 각각 한 개씩 있으나 신장腎臟만 두 개가 있는 것은 어찌하여 그런가?

두 개의 신腎이 모두 신腎이 아니니 좌측에 있는 것은 신腎이고, 우측에 있는 것은 명문命門이다. 명문命門은 모든 신기神氣와 정기精氣가 거처하는 곳이고, 원기가 매여 있는 곳이니 남자는 정精을 간직하고, 여자는 포胞와 연계되어 있다. 그러므로 신장腎臟은 하나임을 알 수 있다.

---

1) 原氣 : 배꼽 아래 두 腎臟 사이의 動氣[腎間動氣]를 말하니, 생명의 근본이 되므로 原氣라 한다.

2) 胞 : 女子의 胞이니, 즉 수태의 기관인 자궁이다.

【演義】

신장腎臟은 숫자상 두 개로 명칭상으로는 신장腎臟과 명문命門의 구별이 있으나, 기능상으로는 좌우의 구별이 없다. 명문命門이 제기된 것은 정신精神을 간직하고 원기原氣와 연계한 중요한 작용이 있어 인체 생리 기능상 중요하기 때문이며, 정신精神과 기혈氣血은 모두 사람의 생사와 관련이 있으므로 명문命門이라고 한다. 활백인滑伯仁은 "신腎은 두 개가 있어 비록 좌신左腎 우명문右命門의 구별이 있으나 그 기氣가 서로 통하므로 실제는 모두 신腎일 뿐이다."라고 하였으니, '좌신左腎 우명문右命門'이라고 한 것은 인체의 부위로 이해해서는 안 되고 마땅히 음양陰陽의 함축된 의미로 분석해야 한다. 실제로 신腎은 신음腎陰·신양腎陽의 양면적인 기능을 포괄하여 임상에서 신허증腎虛證을 치료할 때 장경악張景岳은 좌귀환左歸丸과 우귀환右歸丸을 사용하였으니, 좌귀환은 신음腎陰부족을 우귀환은 신양腎陽부족을 다스리는 것이다.

"남자는 정精을 저장하고 여자는 포胞와 연계되어 있다."라고 한 것은 남녀에서 병리적인 반응과 치료효과에 따라 신腎이 정精을 저장하고 포胞와 연계된 기능을 체득한 것이므로 남자의 유정증遺精症이 허증虛證에 속하면 고신삽정固腎澁精하는 방법으로 치료하고, 화증火證에 속하면 양신사명문화凉腎瀉命門火하는 방법으로 치료하며, 여자가 태기胎氣가 불안하거나 혹은 유산이 잘 된다면 치료과정 중에서 역시 신장腎臟 치료를 고려해야 한다.

【本難 要點】

1. 신장腎臟이 두 개인 이유를 설명하였다.
2. 명문命門의 주요 기능이 남자는 정精을 저장하고 여자는 포胞와 연계되어 있음을 지적하였다.

第37難

五臟과 九竅의 관계

五藏之氣가 於何發起며 通於何許를 可曉以不잇가

然하다 五藏者는 當上關於九竅[1]也라 故로 肺氣는 通於鼻하니 鼻和則知香臭矣요 肝氣는 通於目하니 目和則知黑白矣요 脾氣通於口하니 口和則知穀味矣요 心氣는 通於舌하니 舌和則知五味矣요 腎氣는 通於耳하니 耳和則知五音矣라 五藏不和 則九竅不通하고 六府不和 則留結爲癰이라

【國譯】

오장五臟의 기氣는 어디에서 발생하며 어느 곳으로 통하는지를 명확히 알 수 없는가?

오장五臟은 두면부의 구규九竅와 연관되어 있다. 그러므로 폐肺의 정기精氣는 코와 통하니 코의 기능이 정상이면 향내를 알 수 있고, 간肝의 정기精氣는 눈과 통하니 눈의 기능이 정상이면 흑백

---

1) 九竅 : 일설에는 耳·目·鼻가 각 두 개씩 있고, 口 하나, 舌 하나, 喉 하나를 合하여 九竅가 된다고 하고, 또 일설에는 耳·目·鼻가 각각 두개씩 있고 口 하나, 前陰·後陰을 합하여 九竅가 된다고 하였다. 楊玄操는 "상부에는 七竅가 있으나 九竅라고 한 것은 二陰이 숨어 있어 말하지 않았을 뿐이니, 腎氣는 위로 귀와 통하고 아래로는 二陰과 통하므로 九竅라 한다."고 하였다.

黑白을 알 수 있고, 비脾의 정기精氣는 입과 통하니 입의 기능이 정상이면 음식의 맛을 알 수 있고, 심心의 정기精氣는 혀와 통하니 혀의 기능이 정상이면 오미五味를 알 수 있고, 신腎의 정기精氣는 귀와 통하니 귀의 기능이 정상이면 오음五音을 알 수 있다. 오장五臟의 기능이 비정상이면 구규九竅가 통하지 못하고, 육부六腑의 기능이 비정상적이면 기氣가 맺혀 옹癰이 된다.

【演義】

체표의 기관인 구규九竅의 기능활동은 오장五臟에 연원한다. 가령 눈으로 볼 수 있고, 귀로 들을 수 있는 것 등은 모두 오장五臟 기능의 정상 활동과 정기精氣 확산을 통한 영양공급에 의한 것이다. 반면 안眼 · 이耳 · 구口 · 비鼻 등이 독립적인 기능을 발휘하지 못하는 것은 오장五臟에 병변이 있어 체표에 있는 각 기관의 정상 활동에 영향을 주었기 때문이다. 예를 들면 폐肺는 호흡을 담당하므로 위로는 코와 통해서 폐기肺氣가 맑으면 코의 기능이 정상이고, 코의 기능이 정상이면 냄새를 맡을 수 있으나, 가령 폐한肺寒하여 담액이 폐肺를 막으면 흔히 코로 냄새를 맡을 수 없게 되니 나머지 장臟도 역시 이와 같다. 그러므로 끝에 말한 "오장五藏이 불화하면 구규九竅가 불통한다."와 같이 말할 수 있다.

오장五臟과 육부六腑는 내부에서는 상합적 관계가 되며, 외부에서는 표리의 관계가 되므로 오장五臟과 육부六腑 사이에 밀접하게 연계되고 또 서로 영향을 받는다. 육부六腑의 기능이 비정상이면 기氣가 맺혀 옹癰이 되는 것은 바로 외적인 면에서 말한 것으로 육부六腑는 양陽에 속하여 표表를 주관하기 때문에 육부六腑에 병이 있으면 옹양癰瘍이 발생될 수 있다.

邪在六府[2] 則陽脈不和하고 **陽脈[3]不和 則氣[4]留之**하니 **氣留之 則陽脈盛矣**와 **邪在五藏[2] 則陰脈[3]不和**하고 **陰脈不和 則血[4]留之**하니 **血留之 則陰脈盛矣**라 **陰氣太盛**하면 **則陽氣不得相營也**라 **故**로 **曰格[4]**이요 **陽氣太盛**하면 **則陰氣不得相營也**라 **故**로 **曰關[5]**이요 **陰陽俱盛**하면 **不得相營也**라 **故**로 **曰關格**이니 **關格者**는 **不得盡其命而死矣**라

【國譯】

사기邪氣가 육부六腑에 침범하면 양맥陽脈이 조화를 잃고, 양맥陽脈이 조화를 잃으면 기氣가 머무르니 기氣가 머무르면 양맥陽脈이 왕성하게 된다. 사기邪氣가 오장五臟에 침범하면 음맥陰脈이 조화를 잃고, 음맥陰脈이 조화를 잃으면 혈血이 머무르게 되니 혈血이 머무르면 음맥陰脈이 왕성하게 된다. 음기陰氣가 너무 왕성하면 양기陽氣가 정상적인 운행을 하지 못하므로 '격格'이라 하고,

---

2) 六腑 · 五臟 : 여기에서 五臟六腑는 내재된 실질 장기란 의미 외에도 六腑는 陽分을 대표하고, 五臟은 陰分을 대표하는 함축된 의미가 있다.

3) 陽脈 · 陰脈 : 단순히 일종의 맥상을 가리키는 것이 아니라 부위(좌우 두 손의 關前 寸部와 關後 尺部), 형태(浮 · 沈 · 滑 · 澁), 맥박의 빠르기 등 여러 면을 포괄한다.

4) 氣 · 血 : 여기에서는 陰分과 陽分으로 나누는 대명사가 된다.

5) 格 · 關 : 막혀서 통하지 못한다는 뜻이므로 王昂은 "關格 두 글자를 상고하면 글자는 비록 다르나 뜻은 같다."고 하였다.

양기陽氣가 너무 왕성하면 음기陰氣가 정상적인 운행을 하지 못하므로 '관關'이라 하며, 음양陰陽이 모두 왕성하여 상호 간에 운행하지 못하는 것을 '관격關格'이라 하니 관격이란 그 천명을 다하지 못하고 죽는 것이다.

【演義】

사기邪氣가 침범하는 부위와 병변의 발생부위는 같지 않으나 맥진에서는 반드시 일정한 부위와 일정한 형태로 나타나는데, 이것은 질병 과정 중에서 반드시 나타나는 현상으로 대개 사기邪氣가 양분陽分에 있으면 반드시 양맥陽脈이 조화를 잃어 양맥陽脈이 지나치게 왕성하게 되고, 사기邪氣가 음분陰分에 있으면 역시 같은 양상으로 음맥陰脈이 조화를 잃어 음맥陰脈이 지나치게 왕성하게 된다. 이러한 병변은 심한 단계로 악화되는데 곧 음양陰陽의 실조失調로 서로 막혀서 통하지 못하면 죽게 된다. 이러한 것은 『소문素問 · 생기통천론生氣通天論』의 "음양陰陽이 서로 분리되면 정기精氣가 곧 끊어진다."고 한 뜻과 서로 일맥상통한다.

經에 言氣獨行於五藏하고 不營於六府者는 何也오

然하다 夫氣之所行也는 如水之流하야 不得息也라 故로 陰脈은 營於五藏하고 陽脈은 營於六府하야 如環無端이라 莫知其紀요 終而復始하야 其不覆溢하니 人氣는 內溫於藏府하고 外濡於腠理라

【國譯】

『의경醫經』에 정기精氣가 오장五臟만을 운행하고 육부六腑로는 운행하지 않는 것은 어찌하여 그런가?

맥기脈氣가 운행하는 것은 물의 흐름과 같아서 쉬지 않으므로 음맥陰脈의 정기精氣는 오장五臟을 운행하고, 양맥陽脈의 정기精氣는 육부六腑를 운행하여 끝이 없는 고리와 같다. 그 오묘함을 헤아릴 수가 없고 끝나면 다시 시작해서 흘러넘치지 않으니, 인체의 정기精氣는 안으로는 장부臟腑를 따뜻하게 하고 밖으로는 주리腠理를 자윤滋潤한다.

【演義】

정기精氣는 오장五臟을 운행하고 육부六腑를 운영하지 않는다고 한 것은 일반적인 관점이며, 또한 그 당시에 유행하던 형태의 관점에서 말한 것이다. 실제로 정기精氣가 오장五臟을 운행한다는 의미는 정기精氣가 저장되는 곳이라는 설명이므로 오장五臟은 "정精을 저장하고 내보내지 않는다."고 한 것이다. 그러나 정기精氣가 육부六腑로는 운행하지 않는다고는 볼 수 없으므로 답하는 말 중에 "음맥陰脈은 오장五臟을 운행하고 양맥陽脈은 육부六腑를 운행한다."고 하였다. 그러므로 활백인滑伯仁은 "정기가 오장五臟만을 운영하고 육부六腑를 운행하지 않는다는 것은 육부六腑를 운행하지 않는다는 것이 아니며, 음경陰經은 오장五臟을 운영하고 양경陽經은 육부六腑를 운영하는 것으로 맥기脈氣가 두루 운행하여 마치 끝이 없는 고리와 같음을 말한다."고 하였으니, 이 말들은 매우 정확하다. 마지막의 "인체의 기氣는 안으로는 장부臟腑를 따뜻하게 하고 밖으로는 주리腠理를 자윤滋潤한다."고 말한 것은 더욱 범위가 확대된 것으로 오장육부五臟六腑를 운행할 뿐만 아니라 더욱 확대하여 밖의 주리腠理에까지 도달한다는 뜻이다.

【本難 要點】

1. 오장五臟의 정기精氣와 구규九竅의 관계를 지적하였으며, 특히 오장五臟의 정기精氣가 구규九竅의 기능활동에 중요함을 강조하였다.
2. 사기邪氣가 인체에 침범한 후에 음양陰陽의 다른 부위에서 나타나는 비정상 맥상을 설명하였으며, 병리기전에서 음양陰陽이 실조되면 매우 심한 후유증이 있음을 강조하였다.

第38難

臟五腑六

藏唯有五나 府獨有六者는 何也오

然하다 所以府有六者는 謂三焦也니 有原氣之別焉이요 主持諸氣나 有名而無形하고 其經은 屬手少陽하니 此는 外府[1]也라 故로 言府有六焉이라

【國譯】

장臟은 오직 다섯이 있으나 부腑만 여섯이 있는 것은 어찌하여 그런가?

부腑가 여섯이 있는 까닭은 삼초三焦까지를 말한 것이니, 삼초三焦는 원기原氣의 다른 작용이 있고, 전신의 모든 기氣를 주관하나 이름은 있되 형체는 없으며, 그 경락經絡은 수소양手少陽에 속하니, 이것은 외부外腑이므로 부腑가 여섯이 있다고 말하는 것이다.

---

1) 外府 : 三焦를 가리킨 것으로서 正腑의 밖에 있으므로 외부라 한다. 滑伯仁은 "외부는 手少陽經脈을 가리킨 것이며, 三焦는 외부에는 경락이 있으나 내부에는 형태가 없기 때문에 이렇게 말한다."고 하였다.

【演義】

본난은 부腑가 여섯인 근거를 중점으로 설명하였으며, 아울러 또 삼초三焦의 기능은 원기原氣의 다른 작용이고 모든 기氣를 주관함을 제시하였다. 삼초三焦가 "원기原氣의 다른 작용이 있고 전신의 기氣를 주관한다."는 뜻을 이해하려면 반드시 제8난과 제36난에서 말한 '신간동기腎間動氣'와 '명문命門은 원기原氣에 연계되어 있음'이라는 이론과 관련하여 이해하여야 한다. 제8난 중에서 말한 신간동기腎間動氣의 문제는 이미 지적한 바와 같이 곧 신간동기腎間動氣는 삼초三焦의 근원으로 이어져 있고, 십이경맥十二經脈과 오장육부五臟六腑의 근본이라는 것이다. 제36난 중에 "모든 신기神氣와 정기精氣가 거처하는 곳이고, 원기가 매여 있는 곳"이라고 한 것이 있는데 이것에 근거하면 곧 신간동기腎間動氣는 이미 원기原氣와 연계된 것이며, 또한 삼초三焦의 근원이 되므로 삼초三焦와 원기原氣는 역시 간접적으로 관계가 있다. 그러므로 삼초三焦는 원기原氣의 다른 기능이 된다. 모든 기氣를 주관한다고 말한 것도 역시 다른 기능을 가리키며, '제기諸氣'라고 말한 것은 여러 방면을 포괄하는 함축된 뜻으로 가령 오장육부五臟六腑의 기氣, 십이경맥十二經脈의 기氣 및 폐肺의 호흡 등을 포괄하니 "전신의 모든 기를 주관하다."는 것은 삼초三焦, 장부臟腑, 경맥經脈 등의 기능활동 등이 직접적인 관계는 아니지만 모두 연계되어 있음을 뜻한다. 마지막으로 "이름은 있되 형체는 없음"은 일면으로는 삼초三焦가 외부外腑라는 것을 설명하였고, 다른 일면으로는 주제에 돌아가서 부腑가 여섯이라는 근거를 설명하였다.

【本難 要點】

1. 부腑가 여섯이라는 근거를 설명하였다.

2. 삼초三焦의 생리적 기능을 설명하였다.

第39難

腑五臟六

經에 言府有五나 藏有六者는 何也오

然하다 六府者는 正有五府也요 五藏에 亦有六藏者는 謂腎有兩藏也라 其左爲腎이요 右爲命門이니 命門者는 精神之所舍也라 男子以藏精하고 女子以繫胞하야 其氣與腎通이라 故로 言藏有六也라

府有五者는 何也오

然하다 五藏은 各一府며 三焦도 역시一府나 然이나 不屬於五藏 故로 言府有五焉이라

【國譯】

『의경醫經』에 부腑는 오부五腑가 있으나 장臟에는 육장六臟이 있다고 하는 것은 어찌하여 그런가?

육부六腑는 바로 오부五腑를 포함하는 것이고, 오장五臟에 또한 육장六臟이 있다는 것은 신장腎臟에 두 개의 장臟이 있음을 말한 것이다. 그 좌측에 있는 것은 신腎이고, 우측에 있는 것은 명문命門이니 명문命門은 정신精神이 거처하는 곳이다. 남자는 정精을 저장하고, 여자는 포胞에 연계되어 그 기氣가 신腎과 통하므로 장臟에 여섯이 있다고 하였다.

부腑가 다섯이 있는 것은 어찌하여 그런가?

오장五臟은 각각 하나씩의 부腑가 있으며 삼초三焦도 역시 하나의 부腑이나, 그러나 오장五臟과는 배합되지 않으므로 부腑는 다섯이 있다고 하였다.

【演義】

본난은 당시 장부臟腑의 수가 5, 6개로 같지 않은 것에 대한 여러 가지 설에 대한 설명이다. 육부六腑를 오부五腑로 말한 까닭은 오장五臟과 오부五腑의 상호 배합면에서 말한 것이다. 심心은 소장小腸과 합하고, 폐肺는 대장大腸과 합하고, 간肝은 담膽과 합하고, 비脾는 위胃와 합하고, 신腎은 방광膀胱과 합하는 것과 같이 오장五臟이 모두 배합되므로 '正'이라고 하였다. 비록 삼초三焦도 역시 하나의 부腑이나 다만 다른 오부五腑와는 같지 않으므로 육부六腑를 오부五腑라고 칭하였다. 오장五臟인데 육장六臟이라고 말하는 것은 신장腎臟을 나누어 좌우 두 개의 장臟으로 계산한 것으로서 신腎과 명문命門의 이론이 세워졌으므로 오장五臟의 설이 육장六臟으로 성립된 것이다.

장부臟腑의 수가 5, 6개인 것에 관하여는 비록 설이 같지는 않아도 다만 각 장부臟腑의 생리기능에 대한 인식은 일치한다. 이러한 것으로 볼 때 장부臟腑의 숫자상 논쟁은 그리 중요하지 않다. 신腎과 명문命門에 관한 것은 그 의미가 제36난과 같으므로 여기서는 다시 말하지 않는다.

【本難 要點】

본난은 오장육부五臟六腑의 숫자상 두 가지의 상이한 관찰법에 대하여 설명하였으며, 그 가운데 주요한 관건을 지적하였는데 육장六臟이라고 한 것은 신장腎臟을 나누어 두 개가 된 것으로 말하였고, 오부五腑라고 한 것은 오장五臟과 배합되지 않은 삼초三焦를 제외한 것으로 말하였다.

第40難
귀로 듣고 코로 냄새 맡는 생리

經에 言肝主色 心主臭 脾主味 肺主聲 腎主液이어늘 鼻者는 肺之候而反知香臭하고 耳者는 腎之候而反聞聲하니 其意는 何也오

然하다 肺者는 西方金也요 金生於巳1)하고 巳者는 南方火요 火者는 心이니 心主臭라 故로 令鼻知香臭하고 腎者는 北方水也라 水生於申1)하고 申者는 西方金이요 金者는 肺니 肺主聲이라 故로 令耳聞聲이라

【國譯】

『의경醫經』에 간肝은 색色, 심心은 취臭, 비脾는 미味, 폐肺는 성聲, 신腎은 진액津液을 주관한다고 하였는데, 코는 폐肺의 외후이나 도리어 향취香臭를 맡고 귀는 신腎의 외후이나 도리어 성음聲音을 들으니 그 이유는 무엇인가?

폐肺는 서방금西方金에 속하고 금金은 사巳에서 생하며, 사巳는 남방화南方火에 속하고, 화火는 심心이니 심心은 냄새를 주재하므

1) 金生於巳 · 水生於申 : '巳'와 '申'은 모두 十二地支의 하나이며, 地支를 五行에 배속하면 巳[午]는 火에 속하고 申[酉]은 金에 속하여, '金生於巳 · 水生於申'도 五行相生說에 속하지만 土生金 · 金生水의 법칙과 같지 않다.

로 코로 냄새를 맡을 수 있고, 신腎은 북방수北方水에 속하고, 수水는 신申에서 생하며, 신申은 서방금西方金에 속하고, 금金은 폐肺이니 폐肺는 음성音聲을 주재하므로 귀로 소리를 들을 수 있다.

【演義】

오장五臟과 성聲·색色·취臭·미味·액液과의 관계는 제34난에서 이미 구체적으로 설명하였다. 본난은 또 오장五臟이 색色·취臭·미味·성聲·액液을 전적으로 주관함을 지적하였는데, 예컨대 청靑·적赤·황黃·백白·흑黑의 오색五色이 간肝·심心·비脾·폐肺·신腎과 배합되지만, 본문에 말한 간주색肝主色은 모든 오색五色이 다 간肝에 속한다는 것이다. 말하자면 오색을 분별하는 것은 모두 간肝의 기능에 관계되고, 눈이 간肝의 규竅가 되므로 간주색肝主色이라 한 것이다. 아래의 심주취心主臭·비주미脾主味·폐주성肺主聲·신주액腎主液 등도 '간주색肝主色'의 뜻과 서로 같다. 그러나 실제로 칠규七竅의 기능과 오장五臟이 주관하는 것이 모두 '간주색肝主色'을 이유로 눈이 오색을 살피는 것과 같지는 않다. 그러므로 코가 폐肺의 외후이나 도리어 냄새를 맡는다고 질문한 것은 폐肺가 성음을 주관하는데 코가 폐肺의 규竅라면 코는 소리를 듣는 기관이 될 것이나 코는 소리를 듣지 못하고 냄새를 맡는 현상에 대한 것이고, 귀가 신腎의 외후이나 도리어 소리를 듣는다고 질문한 것은 신腎이 액液을 주관하는데 귀가 신腎의 규竅라면 귀는 액液을 분비하는 기관이 될 것이나 귀는 액液을 분비하지 못하고 오히려 소리를 듣는 현상에 대한 것이다.

코로 냄새를 맡는 것과 귀로 소리를 듣는 것에 대한 원문 해석은 내장의 생리기능이 상호 존재하는 데 근거하였으므로 "금金은 사巳에서 생하며 … 수水는 신申에서 생함"의 뜻은 코가 비록 폐肺의 규竅이지만 폐肺의 생리기능 원동력이 심心에 연원하고 심心은 본래 냄새를 주재하므로 코가 냄새를 맡으며, 귀가 비록 신腎의 규竅이지만 신腎의 생리기능 원동력이 또 폐肺에 연원하고 폐肺는 본래 소리를 주재하므로 귀가 소리를 들음을 설명하였다.

【本難 要點】

1. 오장五臟이 성聲 · 색色 · 미味 · 취臭 · 액液에 대해 각각 주재하는 것이 있으며, 이것이 오장五臟 생리기능의 특징임을 설명하였다.
2. 내장內臟 사이의 관계를 설명하였으며, 따라서 코가 냄새를 맡고 귀가 소리를 듣는 생리를 설명하였다.

第41難

肝에 兩葉이 있음

肝은 獨有兩葉하니 以何應[1]也오

然하다 肝者는 東方木也요 木者는 春也니 萬物始生하야 其尚幼小하니 意無所親[2]하고 去太陰[3]도 尚近하며 離太陽[4]도 不遠하야 猶有兩心[5]이라 故로 有兩葉하고 亦應大葉也라

【國譯】

간엽肝葉은 두 개 있으니 무엇과 상응하는가?

간肝은 동방목東方木에 속하고, 목木은 봄이니 만물이 발생하기 시작하여 그것이 아직 어리고 작으므로 다른 물건과 친함이 없고, 겨울을 지난 지가 얼마 안 되며 여름은 멀지 않아서 두 마음이 있는 것과 같다. 그러므로 간엽肝葉이 두 개 있고, 또 나뭇잎의 나누어진 모양과 상응한다.

---

1) 何應 : '무엇과 상응하는가'의 뜻이다.

2) 無所親 : 다른 물건과 서로 친함이 없음을 말한다.

3) 太陰 : 겨울을 말한다.

4) 太陽 : 여름을 말한다.

5) 兩心 : 혹은 陽을 따르고, 혹은 陰을 따른다는 뜻이다.

【演義】

본난은 비류취상比類取象하는 방법으로 간肝의 해부학적 형태를 설명한 것이니, 양엽兩葉이 생성하는 원리를 오방五方으로 설명하였다. 간肝은 동방목東方木이고 또 봄의 시령을 주재하고, 봄에는 자연계의 만물에 생기가 싹트는데 모두가 어린 시기이다. 봄을 다른 계절과의 관계로써 말하면 겨울을 떠난 지가 매우 가깝고 여름과도 멀지 않으므로 봄은 겨울과 여름의 사이에 모두 연계되어 있다. 봄이 이와 같은 상황이므로 인체의 간肝도 양엽兩葉을 생하여 내부의 장기가 생리 해부상으로 외부의 환경과 상응관계가 있다고 하였다. 간엽의 수는 현대 해부학으로 보면 사엽四葉인데 원문에는 양엽兩葉이라 하였으니 이는 그 엽葉의 큰 것을 말한 것이고, 제42난에 또 간肝이 칠엽七葉이라 하였으니 이는 그 작은 것에 연계시켜 말한 것이다.

【本難 要點】

본난은 오행의 이론을 위주로 하여 비류취상比類取象하는 방법으로 간肝이 해부상으로 양엽兩葉으로 생장하는 원리를 해석하였다.

第42難

人體臟腑의 해부

人腸胃長短과 受水穀多少는 各幾何오

然하다 胃는 大[1]一尺五寸이요 徑[2]五寸이요 長二尺六寸이니 橫屈[3]하야 受水穀三斗五升호대 其中에 常留穀二斗와 水一斗五升이라 小腸은 大二寸半이요 徑八分과 分之少半이요 長三丈二尺이니 受穀二斗四升과 水六升三合과 合之大半[4]이라 回腸은 大四寸이요 徑一寸半이요 長二丈一尺이니 受穀一斗와 水七升半이라 廣腸은 大八寸이요 徑二寸半이요 長二尺八寸이니 受穀九升三合과 八分合之一이라 故로 腸胃는 凡長五丈八尺四寸이요 合受水穀이 八斗七升六合과 八分合之一이니 此는 腸胃長短과 受水穀之數也라

肝은 重二斤四兩이요 左三葉 右四葉이니 凡七葉이요 主藏魂이라 心은 重十二兩이요 中有七孔三毛[5]하고 盛精汁三合하며 主藏神이라 脾는 重二斤三兩이요 扁廣三寸이요 長五寸이요 有散膏[6]半斤하니 主裹血[7]하고 溫五藏하며 主

---

1) 大 : 둘레를 말한다.

2) 徑 : 지름을 말한다.

3) 橫屈 : 옆으로 구부러져 있다는 뜻이다. 徐靈胎는 "胃는 腹中에 있으며 그 형상이 구불구불하게 생겨서 횡굴이라 한다."고 하였다.

4) 少半·大半 : 소반은 1/3, 대반은 2/3이다.

5) 七孔三毛 : 옛날에 성인은 심장에 7개의 구멍과 3개의 털이 있다고 하였다.

藏意라 肺는 重三斤三兩이요 六葉兩耳[8]니 凡八葉이요 主藏魄이라 腎有兩枚하니 重一斤一兩이요 主藏志라

膽은 在肝之短葉間하고 重三兩三銖[9]니 盛精汁三合이라 胃는 重二斤二兩이요 紆曲屈伸[10]하야 長二尺六寸이요 大一尺五寸이요 徑五寸이니 盛穀二斗와 水一斗五升이라 小腸은 重二斤十四兩이요 長三丈二尺이요 廣二寸半이요 徑八分과 分之少半이요 左回疊積十六曲하고 盛穀二斗四升과 水六升三合과 合之太半이라 大腸은 重二斤十二兩이요 長二丈一尺이요 廣四寸이요 徑一寸이요 當齊右廻十六曲하고 盛穀一斗와 水七升半이라 膀胱은 重九兩二銖요 縱廣九寸이니 盛溺九升九合이라

口는 廣二寸半이요 脣至齒는 長九分이요 齒以後至會厭은 深三寸半이요 大容五合이라 舌은 重十兩이요 長七寸이요 廣二寸半이라 咽門은 重十二兩이요 廣二寸半이요 至胃에 長一尺六寸이라 喉嚨은 重十二兩이요 廣二寸이요 長一尺二寸이니 九節이라 肛門은 重十二兩이요 大八寸이요 徑二寸大半이요 長二尺八寸이니 水穀九升三合과 八分合之一이라

---

6) 散膏 : 비장의 주위조직을 말한다.

7) 裹血 : 혈이 모여 흩어지지 않게 총괄한다는 뜻이다.

8) 葉·耳 : 아래로 드리워져 있는 것은 엽, 위로 뾰족한 것은 귀이다.

9) 銖 : 기장 10개의 중량으로 24銖가 1兩이 된다.

10) 紆曲屈伸 : 紀天錫은 "紆曲屈伸은 물건을 보내면 다시 물건을 새로 맞이하는 것을 말하니 비록 구부러져 있어서 물건을 머무르게 할 수 있으나 오래 머물게 하지 못하여 다시 펴서 내보내기 때문에 紆曲屈伸이라 한다."고 하였다.

【國譯】

사람의 장腸과 위胃의 길이와 수곡水穀을 받아들이는 양은 각각 얼마나 되는가?

위胃는 둘레가 1척尺 5촌寸이고 지름이 5촌寸이며 길이가 2척尺 6촌寸이니 옆으로 구부러져 있어 수곡 3두斗 5승升을 받아들이는데 그 중에 항상 곡식 2두斗와 물 1두斗 5승升이 남아 있다. 소장小腸은 둘레가 2촌寸 반이고 지름이 8⅓분分이며 길이가 3장丈 2척尺이니 곡식 2두斗 4승升과 물 6승升 3⅔합合을 받아들인다. 회장回腸은 둘레가 4촌寸이고 지름이 1촌寸 반이며 길이가 2장丈 1척尺이니 곡식 1두斗와 물 7승升 반을 받아들인다. 광장廣腸은 둘레가 8촌寸이고 지름이 2촌寸 반이며 길이가 2척尺 8촌寸이니 곡식 9승升 $3^1/_8$합合을 받아들인다. 그러므로 장腸과 위胃는 길이가 5장丈 8척尺 4촌寸이고 받아들이는 수곡은 8두斗 7승升 $6^1/_8$합合이니, 이것이 장위腸胃의 길이이고 수곡을 받아들이는 양이다.

간肝은 무게가 2근斤 4냥兩이고 좌측 3엽 우측 4엽이니 모두 7엽이고 혼魂을 간직한다. 심心은 무게가 12냥兩이고 안에 7개 구멍과 3개의 털이 있으며 정즙精汁 3합合을 담고 있으며 신神을 간직한다. 비脾는 무게가 2근斤 3냥兩이고 평편한 모양의 넓이가 3촌寸이며 길이가 5촌寸이고 산고散膏가 반 근斤이 있으니 혈血을 감싸고 오장五臟을 따뜻하게 하며 의意를 간직한다. 폐肺는 무게가 3근斤 3냥兩이고 6엽과 2개의 첨부尖部가 있으니 8엽이 되고 백魄을 간직한다. 신腎은 2개가 있으니 무게가 1근斤 1냥兩이고 지志를 간직한다.

담膽은 간肝의 단엽短葉 사이에 있고 무게가 3냥兩 3수銖이니 정즙精汁 3합合을 담고 있다. 위胃는 무게가 2근斤 2냥兩이고 구불구불하게 굽혔다가 펴졌다가 하며 길이가 2척尺 6촌寸이고 둘레가 1척尺 5촌寸이며 지름이 5촌寸이니 곡식 2두斗와 물 1두斗 5승升을 담는다. 소장小腸은 무게가 2근斤 14냥兩이고 길이가 3장丈 2척尺이며 넓이가 2촌寸 반이고 지름이 8⅓분分이며 좌측으로 돌아 거듭 쌓여 16번 구부러져 곡식 2두斗 4승升과 물 6승升 3⅔합合을 담는다. 대장大腸은 무게가 2근斤 12냥兩이고 길이가 2장丈 1척尺이며 넓이가 4촌寸이고 지름이 1촌寸이니 배꼽에서 우측으로 돌아 16번 구부러져 곡식 1두斗와 물 7승升 반을 담는다. 방광膀胱은 무게가 9냥兩 2수銖이고 세로 넓이가 9촌寸이니 오줌 9승升 9합合을 담는다.

입은 넓이가 2촌寸 반이고 입술에서 치아까지의 길이가 9분分이고 치아 이후로 회염會厭까지는 깊이가 3촌寸 반이고 용적이 5합合이다. 혀는 무게가 10냥兩이고 길이가 7촌寸이며 넓이가 2촌寸 반이다. 인문咽門은 무게가 12냥兩이고 넓이가 2촌寸 반이며 위胃까지의 길이가 1척尺 6촌寸이다. 후롱喉嚨은 무게가 12냥兩이고 넓이가 2촌寸이며 길이가 1척尺 2촌寸이고 아홉 마디로 되어 있다. 항문肛門은 무게가 12냥兩이고 둘레가 8촌寸이고 지름이 2⅔촌寸이며 길이가 2척尺 8촌寸이니 곡식 9승升 3$^{1}/_{8}$합合을 담을 수 있다.

【演義】

본난은 오장육부五臟六腑 등의 해부기록에 관한 것이다. 제1절은 육부六腑가운데 위胃, 소장小腸, 회장回腸(대장大腸), 광장廣腸(직장直腸) 등의 길이와 크기 및 용량을 서술하였다. 제2절은 오장五臟의 크기와 중량과 그 생리기능을 서술하였다. 제3절은 또 위胃, 대장大腸, 소장小腸 등의 중량을 보충설명 하였다. 제4절은 구口, 설舌, 인후咽喉, 항문肛門 등의 중량과 넓이를 서술하였다. 옛날의 도량형이 현대와 같지 않아 두 기록이 정확히 일치하지 않지만, 장위를 비례적인 방법으로 계산하면 현대의 기록과 비슷하므로 의미가 있다. 여기에 식도食道와 장도腸道의 비례관계를 들어 설명하였다.

본난 기록

咽門에서 위胃까지의 길이 : 16寸

小腸의 길이	320寸	합 558寸
回腸의 길이	210寸	
廣腸의 길이	28寸	

현대 해부학 기록

食道의 길이 : 25cm

小腸의 길이	750cm	合 925cm
大腸의 길이	175cm	

食道와 腸道의 비

『難經』기록 : 16 : 558 = 1 : 34.875

현대 기록 : 25 : 925 = 1 : 37

상술한 비례를 보면 두 기록이 서로 비교적 접근해 있다.

제2절의 원문은 오장五臟을 전적으로 설명하였으며, 그 형태와 중량 등을 모두 설명하였으나 오직 간肝 · 폐肺 · 심心에 대한 해부 형태가 현대 해부학상의 기재와 일치하지는 않는다. 가령 간肝의 7엽, 심心의 7공孔과 3모毛, 폐肺의 6엽 두 개의 첨부 등을 말한 것은 별도로 가리키는 것이 없으며 역대의 주석을 참고하여도 상세한 설명이 없으니 아직은 고대 해부학의 역사적인 자료로 여기고 또 연구상 참고로 삼아야 할 것이다. 간장혼肝藏魂 심장신心藏神 등에서는 오장五臟과 정신활동 간의 관계를 설명하였고, 또 여기에 각각 주재하는 바가 있는데 앞의 제34난에서 설명한 오장칠신五臟七神과 같은 뜻이니 전후를 서로 참고할 수 있을 것이다.

【本難 要點】

본난은 오장육부五臟六腑 및 구口, 설舌, 인후咽喉, 항문肛門 등의 대소와 중량 등을 상세히 서술하였는데 이것은 고대 해부학의 내용이다. 본난은 『영추靈樞 · 장위腸胃』의 기록과 근사하다.

第43難

음식을 7일간 먹지 못하면 죽는 이유

人不食飮하면 七日而死者는 何也오

然하다 人胃中에 常有留穀二斗와 水一斗五升이라 故로 平人[1]은 日再至圊[2]하야 一行二升半하니 日行五升하고 七日에 五七三斗五升而水穀盡矣라 故로 平人이 不食飮하면 七日而死者는 水穀津液이 俱盡이니 卽死矣라

【國譯】

사람이 음식飮食을 먹지 않으면 7일이면 죽는 것은 어찌하여 그런가?

사람의 위胃 안에는 곡물 2두斗와 물 1두斗 5승升이 항상 남아 있으므로 건강한 사람은 하루에 두 번 대변大便을 볼 때 한 번의 양이 2승升 반이니 하루에 5승升이 되고 7일에 3두斗 5승升이 되므로 (7일이 되면 지니고 있던) 수곡이 모두 배설된다. 그러므로 무병한 사람이 마시고 먹지 않으면 7일 만에 죽는 것은 수곡水穀과 진액津液이 모두 고갈되었으므로 곧 죽는 것이다.

---

1) 平人 : 건강한 사람을 말한다.

2) 圊 : 音은 청이며, 화장실이다. 徐鍇은 "厠은 옛날에 淸이라 하였는데, 더러운 것이 항상 깨끗하게 제거되어야 함을 말한 것이다."라고 하였다.

【演義】

"사람이 음식을 먹지 않으면 7일에 죽는다."는 것은 사람이 음식飮食을 끊은 후 사망하기까지의 기간이다. 본문은 "수곡水穀과 진액津液 고갈"이 사망의 원인이라고 거듭 설명하며 논술한 방법상 정상인의 위장胃腸 안에 저장된 수곡의 양과 매일의 대변 배출량에 따라 계산하면 정상인의 위胃 안에 수곡이 들어갈 수 있는 양이 3두斗 5승升이고 매일 배출하는 양이 5승升이 되니 이런 상태로 7일을 합하면 3두斗 5승升이 되어 위胃 안의 수곡을 완전히 배설하게 된다. 당연히 모든 사람이 음식을 끊은 후에 대변을 반드시 매일 두 차례를 보지는 않는다. 그러므로 우리는 음식을 먹지 않으면 7일 만에 죽는다는 것에 대해 고정적으로 생각할 필요는 없고, 주로 "수곡水穀과 진액津液 고갈"이란 문장에 착안해야 한다. 이것이 틀림없는 사망의 요인이다. 인체의 모든 기능활동 및 생명력은 오장五臟의 정기精氣에 의하며 오장五臟 정기精氣의 생성은 수곡水穀의 정미精微로부터 유래하지 않는 것이 없으므로 『영추靈樞 · 오미五味』에 "사람의 기혈氣血과 정신精神은 생명활동을 유지하는 근본이다."라고 하였다. 반대로 사람의 죽음은 정기精氣의 고갈로 인하여 전신 각부의 기능활동이 정지하게 되니, 이러한 점은 『영추靈樞 · 본장本藏』에 "천지天地의 정기精氣는 그 출입비율이 늘 셋이 나오고 하나가 들어가므로 곡기穀氣가 들어가지 못하면 반나절에 기氣가 쇠약해지고 1일에 기氣가 감소하여 부족하게 된다."고 한 구절에서 알 수 있다. 여기에서 수곡水穀의 정기精氣가 인체의 기능활동에 중요한 작용을 함을 볼 수 있으므로 정덕용丁德用은 "사람은 수곡水穀에서 기운을 받아서 그 정신을 기르는데 수곡水穀이 소모되어 없어지면 신神이 떠나므로 수곡을 받아들이는 자는 살고 수곡을 끊는 자는 죽는다."고 하였다. 이것과 『소문素問·평인기상론平人氣象論』에 "평인은 항상 맥기를 위胃에서 받으니 위기胃氣는 평인의 정상적인 기氣이다. 인체에 위기胃氣가 없는 것을 역逆이라 하니 역逆이 되면 죽는다."고 한 구절의 의미가 일치하므로 서로 참고할 수 있을 것이다.

【本難 要點】

1. 사람이 음식을 끊고서 죽을 때까지의 기일을 제시하였다.
2. 음식을 끊으면 죽게 되는 관건이 주로 수곡진액水穀津液의 고갈로 인한 것임을 설명하였다.

第44難

七衝門

七衝門[1]은 何在오

然하다 脣爲飛門[2]이요 齒爲戶門[3]이요 會厭爲吸門[4]이요 胃爲賁門[5]이요 太倉下口爲幽門[6]이요 大腸小腸會爲闌門[7]이요 下極[8]爲魄門[9]이라 故로 曰七衝門也라

【國譯】

칠충문七衝門은 어디에 있는 것인가?

---

1) 七衝門 : 중요한 길목을 '衝'이라 한다. 인체의 칠충문은 소화기계통에 관계된 일곱 개의 중요한 곳을 말한 것이다. 『中國醫學大辭典』에 "인체에 요충의 문이 일곱 개가 있으며, 소화기계의 중요한 곳이 된다."고 하였다.

2) 飛門 : 葉霖은 "飛는 옛날에는 扉자와 통용하였으며, 扉는 戶扇이니 대개 齒는 戶門이 되고, 脣은 扇이 된다."고 하였다.

3) 戶門 : 丁德用은 "齒가 戶門이 되는 것은 개합에 관건이 되고, 오곡이 이것에 의하여 출입을 통제받게 된다."고 하였다.

4) 吸門 : 호흡으로 기를 받아들이는 문호이다.

5) 賁門 : 胃의 상구를 말한다. 楊玄操는 "賁은 흉격에 있으며 胃氣가 나오는 곳이고, 胃는 곡기를 내어서 肺에 전하고 肺는 횡격막 위에 있으므로 胃로써 賁門을 삼는다."고 하였으니, 이것은 또 胃 상구가 賁門임을 설명한 것이다.

6) 幽門 : 胃 하구를 말한다. 小腸과 연결되는 곳이다.

7) 闌門 : 葉霖이 "大腸과 小腸이 만나는 곳이 蘭門이 되어 회합한다."고 하였으니 蘭門이 大·小腸의 경계지점임을 가리킨다.

8) 下極 : 항문을 말하며, 소화계의 최하단에 있으므로 '하극'이라 명명하였다.

9) 魄門 : 糟粕이 나가는 곳이며, '항문'의 별명이다.

순脣은 비문飛門, 치齒는 호문戶門, 회염會厭은 흡문吸門, 위胃는 분문賁門, 태창太倉의 하구下口는 유문幽門, 대장大腸과 소장小腸이 회합會合하는 곳은 난문闌門, 항문肛門은 백문魄門이 된다. 그러므로 칠충문七衝門이라 한다.

【演義】

음식물이 들어오면 소화흡수과정을 거쳐 정미精微로운 것은 전신의 각 조직에 수송 배포되며 그 찌꺼기는 대변이 되어 항문으로 나온다. 이상의 납입, 소화, 배설과정은 전체적인 소화계통을 포괄하며 전체의 소화계통 중에 육부六腑 중 위胃, 소장小腸, 대장大腸과 입구入口인 순치脣齒와 출구出口인 항문肛門 등을 거치는데 이런 것들은 모두 소화과정 중에 매우 중요한 부분이며 마치 교통의 중요한 길목과 같으므로 '충문衝門'이라 한다.

【本難 要點】

본난의 칠충문七衝門은 고대의 해부 부위 명칭이며 명칭만 보아도 또 그 생리상의 작용을 이해할 수 있다.

第45難

八會穴

經에 言八會[1]者는 何也오

然하다 府會는 太倉[2]이요 藏會는 季脇[3]이요 筋會는 陽陵泉이요 髓會는 絶骨이요 血會는 鬲兪요 骨會는 大杼요 脈會는 太淵이요 氣會는 三焦外一筋直兩乳內[4]也니 熱病이 在內者는 取其會之氣穴也라

【國譯】

『의경醫經』에서 말한 팔회八會라는 것은 무엇을 말하는가?

육부六腑의 기氣가 모이는 곳은 태창太倉, 오장五臟의 기氣가 모이는 곳은 장문章門, 근筋의 기氣가 모이는 곳은 양릉천陽陵泉, 수髓의 기氣가 모이는 곳은 절골絶骨, 혈血의 기氣가 모이는 곳은 격수鬲兪, 골骨의 기氣가 모이는 곳은 대저大杼, 맥脈의 기氣가 모이는 곳은 태연太淵, 기氣가 모이는 곳은 삼초막三焦膜의 밖 양유간兩乳間 단중膻中이니 열熱로 인한 병변이 내부에 있는 것은 팔회

---

1) 會 : 모인다는 뜻이다.

2) 太倉 : 본래는 胃의 별명이나, 여기서는 經穴의 이름이니 곧 中脘으로서 배꼽 위 4寸에 있다.

3) 季脇 : 본래 軟肋部를 총칭하나, 여기서는 章門을 말한다.

4) 兩乳內 : 양 가슴 중간의 膻中을 말한다.

혈八會穴을 취하여 치료한다.

【演義】

팔회八會라는 것은 원문에 장臟·부腑·근筋·골骨·혈血·맥脈·기氣·수髓 여덟 가지의 정기精氣가 운행하는 과정 중 모이는 곳이므로 '팔회八會'로 명명한다고 하였다. 이 여덟 개의 모이는 점은 모두 경맥經脈 중의 수혈兪穴이므로 원문에 내열內熱의 질환을 치료하는 데 활용할 수 있다고 하였다. 그러므로 침 치료에서 이 팔회혈八會穴이 아주 중요하며 열성병熱性病을 치료하는 것일 뿐만 아니라 다른 내상질환內傷疾患 또한 이 혈을 취하여 치료할 수 있고 치료효과도 비교적 좋다. 가령 중완中脘에 자침하여 위통胃痛을 치료하고, 장문章門에 자침하여 협통脇痛을 치료하며, 뜸 치료를 하여 비허脾虛로 인해 운화運化가 안 되는 것을 치료하고, 양릉천陽陵泉과 절골絶骨에 자침하여 풍습비통風濕痺痛을 치료하고, 격수膈兪에 자침하여 혈증血證을 치료하며, 단중膻中에 자침하고 뜸 치료하여 흉부胸部가 창만하여 펴지지 않거나 호흡이 시원하지 않는 기병氣病 등을 치료하는 주혈이 된다.

대저大杼는 등 부위에 있고, 족태양방광경足太陽膀胱經에 속하며, 뒷목 아래 제1추의 양측에 척추로부터 각 1촌寸 5분分 떨어진 곳에 위치한다. 장세현張世賢은 "모든 골骨이 여기로부터 떠받들어 세워졌으며, 아래로 내려가서 가지가 뻗었으므로 대저大杼에서 골骨이 모인다."고 하였으며, 대저大杼는 소아마비증의 상지 탄탄癱瘓 등을 치료하는데 모두 비교적 좋은 효과가 있다.

'맥회脈會'의 맥脈은 전신의 경맥經脈을 말하는데, '태연太淵'은 하나의 혈명穴名이다. "맥脈이 태연太淵에 모임"에 관하여 장세현張世賢은 "태연太淵은 혈명으로 손목 뒤 움푹 파인 곳에 있으며 촌구寸口에 가깝다. 『경經』에 '촌구寸口는 맥이 모이는 곳이며 수태음경手太陰經의 동맥動脈이다.'고 하였다."고 하였으며, 또 "폐肺는 백맥百脈을 조회하므로 맥脈이 태연太淵에 모인다."고 하였다. 태연太淵의 혈위는 촌구寸口에 있으며 본래 맥진하는 부위로 현재 '무맥증無脈症'을 치료하는데 주요 혈이 된다.

【本難 要點】

1. 장臟·부腑·근筋·골骨·혈血·맥脈·기氣·수髓와 태창太倉·계협季脇·양릉천陽陵泉·절골絶骨·격수鬲兪·태연太淵·단중膻中·대저大杼 등의 경혈과 특수한 관계를 설명하였다. 이것은 동의생리학상의 특징이다.
2. 팔회八會가 생리적으로 장臟·부腑·근筋·골骨·혈血·맥脈·기氣·수髓와 관계가 있으므로 침구치료에서 특별한 효과가 있다.

第46難

老小의 晝夜寤寐가 상반되는 원인

老人은 臥而不寐[1)]하고 少壯[2)]은 寐而不寤[3)]者는 何也오

然하다 經에 言少壯者는 血氣盛하야 肌肉滑하고 氣道通하야 榮衛之行이 不失於常 故로 晝日엔 精[4)]하고 夜엔 不寤也요 老人은 血氣衰하야 肌肉不滑하고 榮衛之道澁 故로 晝日엔 不能精하고 夜엔 不能寐也라 故로 知老人이 不得寐也라

【國譯】

노인老人은 누워도 숙면하지 못하고 젊은이는 숙면하여 쉽게 깨어나지 못하는 것은 왜 그런가?

『의경醫經』에 말하기를 젊은 사람은 기혈氣血이 왕성하여 기육肌肉이 윤택하고 기도氣道가 잘 통하여 영위營衛의 순행이 법도法度를 잃지 않으므로 낮에는 정신精神이 상쾌하고 밤에는 아주 깊이 잠들어서 쉽게 깨지 않으며, 노인老人은 기혈氣血이 쇠약하여 기육肌肉이 윤택하지 못하고 영위營衛의 순행이 법도法度를 잃었

1) 寐 : 숙면을 뜻한다.

2) 小壯 : 18세 이하는 少이고, 30세가 壯이다.

3) 寤 : 醒也. 깰 오.

4) 精 : 정신이 상쾌하고 왕성하다는 뜻이다.

으므로 낮에는 정신이 상쾌하지 못하고 밤에는 숙면하지 못한다. 그러므로 노인老人이 숙면을 이루지 못하는 이유를 알 수 있다.

【演義】

곧잘 깨고 숙면을 이루지 못하는 원인은 병리적 측면에서 볼 때 원인은 여러 가지이나 대체로 크게 둘로 분류할 수 있다. 하나는 몸에 병이 있어서 불면에 시달리는 것으로 『내경內經』에서 말한 위胃가 온화하지 못하면 잠자리에 들어도 편안하지 못하다는 종류의 실면失眠이다. 다른 하나는 순수하게 정신적인 면에 속하는 병변으로 혈血이 심心을 기르지 못하면 심心이 허虛하여 신神이 집을 지키지 못하고 사려가 지나쳐서 비장脾臟을 상하며, 간肝의 허양虛陽이 왕성하게 되어 실면失眠하는 등과 같다. 그러나 이런 것들은 모두 병적인 것에 속하나 본문에서 말한 노인이 숙면을 이루지 못한다는 것은 병적인 것에 속하지 않고 사람이 생장과정에서 노쇠하는 단계에 이르면 반드시 나타나는 현상이므로 본문에서 노인과 젊은이를 대비하여 말한 것은 숙면의 관건이 영위營衛의 정상운행 여부에 달려 있다는 점이다. 젊은 사람이 잠은 잘 자나 쉽게 깨어나지 못하는 것은 영위營衛의 운행이 정상을 잃지 않은 것이며, 기혈氣血이 왕성하고 기육肌肉이 윤택하며 기도氣道가 잘 통하는 것이 모두 영위營衛운행이 정상을 잃지 않음이다. 노인이 숙면하지 못하는 것은 기혈氣血이 쇠약하고 기육肌肉이 윤택하지 않으며 영위營衛순행이 건삽乾澁하기 때문이므로 불면의 근원은 영위기혈營衛氣血의 쇠약이다. 사람이 일정한 나이를 먹으면 영위기혈營衛氣血이 반드시 쇠약하므로 노인의 불면은 노쇠단계에 있는 보편적인 현상이다.

영위營衛의 실조가 실면失眠을 야기한다는 이론은 『영추靈樞·대혹론大惑論』에 비교적 상세하게 논술되어 있는데 "영기營氣가 음陰으로 들어가지 못하여 항상 양陽에 머물고 양陽에 머물면 양기陽氣가 가득하고 양기陽氣가 가득하면 양교맥陽蹻脈이 성하여 음陰에 들어가지 못하면 음기陰氣가 허虛해지므로 눈이 어두워진다."고 하였고, "위기衛氣가 양陽으로 순행하지 못하여 항상 음陰에 머물고 음陰에 머물면 음기陰氣가 성하고 음기陰氣가 성하면 음교맥陰蹻脈이 가득하여 양陽으로 들지 못하면 양기陽氣가 허해지므로 눈을 감는다."고 하였으며, 또 "위기衛氣는 낮에는 항상 양陽으로 순행하고 밤에는 음陰으로 순행하기 때문에 양기陽氣가 순행을 마치면 잠들고 음기陰氣가 순행을 마치면 잠을 깬다."고 하였다. 이처럼 원문의 오매寤寐 전변과정은 영위營衛운행과 밀접한 관계가 있음을 설명한 것이다.

【本難 要點】

본난은 노인이 잠을 이루지 못하는 것과 젊은이가 쉽게 잠드는 것을 명확히 비교하였으며, 또 상반된 상황의 주요한 관건이 영위營衛운행과 기혈성쇠氣血盛衰와 관련되므로 대개 기혈氣血이 왕성하고 영위營衛의 순행이 정상이면 밤마다 잠들어 깨지 않으나 만약 기혈氣血이 허약하고 영위營衛의 순행이 원활하지 못하면 밤에 잠을 이루지 못함을 설명하였다.

第47難

얼굴부위가 추위를 잘 참는 원리

人面이 獨能耐寒者는 何也오

然하다 人頭者는 諸陽[1])之會也니 諸陰[2])脈은 皆至頸胸中而還이나 獨諸陽脈은 皆上至頭耳라 故로 令面耐寒也라

【國譯】

사람의 안면만이 추위에 잘 견디는 것은 어찌하여 그런가?

사람의 두부頭部는 수족삼양경맥手足三陽經脈이 모이는 곳이니, 수족삼음경맥手足三陰經脈은 모두 목 앞쪽과 흉중에 이르러서 되돌아가나, 수족삼양경맥手足三陽經脈만은 위로 두부頭部에 이르므로 안면이 추위에 잘 견딜 수 있다.

【演義】

안면부가 추위에 잘 견디는 것은 주로 경맥經脈이 상행하여 안면부에 모이며 특히 수족삼양경手足三陽經이 모두 두면부와 귀의 후부에 모이기 때문이다. 가령 수양명대장경手陽明大腸經은 그 분지가 결분缺盆에서 앞목으로 상행하여 빰을 관통하고, 하행하여

1) 諸陽 : 手足三陽經脈을 말한다.

2) 諸陰 : 手足三陰經脈을 말한다.

치아 중에 들어갔다가 돌아 나와 입을 끼고 인중人中에서 교회하여 좌는 우로 우는 좌로 가고 상행하여 콧구멍 양측으로 병행한다. 족양명위경足陽明胃經은 콧마루와 교차하는 점에서 시작하여 족태양방광경맥足太陽膀胱經脈의 정명睛明을 지나 … 턱 뒤 아래 모서리를 순행하고 대영大迎으로 나와 협거頰車를 지나서 귀 앞으로 상행하고 객주인客主人을 통과하여 발제髮際를 순행한 다음 이마에 이른다. 수태양소장경手太陽小腸經은 그 분지가 결분缺盆에서 목 부위를 순행하여 뺨으로 상행하고 목예자目銳眥에 이르러서 귀로 들어가며, 다른 분지는 별도로 뺨에서 콧마루로 상행하여 코에 도달하고 목예자目內眥에 이르러서 뺨에서 흩어져 연락하게 된다. 족태양방광경足太陽膀胱經은 목내자目內眥에서 시작하여 이마로 상행하여 정수리에서 교회하며 그 분지가 정수리로부터 귀 위에 이른다. 수소양삼초경手少陽三焦經은 그 분지가 단중膻中에서 상행하여 결분缺盆으로 나와 뒷목으로 상행하여 귀 뒤에 연계되고 직상하여 귀 위로 나와서 굴곡한 다음 뺨으로 하행하여 콧마루에 이르게 되며, 다른 분지는 귀 뒤로부터 귀로 들어갔다가 귀 앞으로 나와서 객주인客主人의 앞을 통과하여 뺨에서 교회하고 목예자目銳眥에 이른다. 족소양담경足少陽膽經은 목예자目銳眥에서 시작하고 상행하여 이마에 도달한 다음 귀 뒤로 하행하게 된다. 이와 같이 경기經氣가 충만하므로 한랭寒冷한 공기의 자극을 견딜 수 있다.

글 중에 "모든 음경陰經이 다 목과 흉중에 이르러서 돌아간다."고 하여 모든 음경陰經은 추위에 견디는 작용을 하지 않은 것처럼 서술하였다. 하지만 실제로는 음경陰經이 비록 두면부에 이르지 않아 추위에 견디는 작용을 직접 할 수는 없으나 얼굴과 밀접한 관계가 있다. 『영추靈樞·사기장부병형邪氣藏府病形』을 보면 또 얼굴부위가 추위에 견디는 원리를 설명하였으니 "십이경맥十二經脈과 삼백육십오락三百六十五絡의 기혈氣血이 모두 얼굴로 상행하여 공규孔竅를 주행하고 양기陽氣의 정精은 눈으로 주행하여 사물을 잘 볼 수 있게 되고, … 그 기氣의 정액精液은 상행하여 안면을 따뜻하게 하여 피부가 두꺼워지고, 그 기육肌肉이 견실해진다. 그러므로 날씨가 몹시 추워도 견딜 수 있다."고 하였는데, 이 말이 추위에 견디는 원리가 십이경十二經의 기혈氣血과 밀접한 관계가 있음을 아주 분명하게 지적한 것이다.

【本難 要點】

본난은 얼굴부위가 추위에 견디는 원리를 설명하였는데 주로 수족삼양경手足三陽經이 두면부에 분포되어 있어서 경기經氣가 충만하므로 얼굴부위가 다른 부위보다 추위에 잘 견딘다고 설명하였다.

第 4 章

疾 病

第48難
三虛三實

人有三虛三實은 何謂也오

然하다 有脈之虛實하고 有病之虛實하고 有診[1]之虛實也라 脈之虛實者엔 濡者는 爲虛요 緊牢者는 爲實이라 病之虛實者엔 出者는 爲虛요 入者는 爲實이며 言者는 爲虛요 不言者는 爲實이며 緩者는 爲虛요 急者는 爲實이라 診之虛實者엔 濡者는 爲虛요 牢者는 爲實이며 痒者는 爲虛요 痛者는 爲實이며 外痛內快는 爲外實內虛요 內痛外快는 爲內實外虛라 故로 曰虛實也라

【國譯】

사람의 병에 삼허삼실三虛三實이 있다는 것은 무엇을 말하는가?

맥상脈象의 허실, 질병疾病의 허실, 진찰診察의 허실이 있다. 맥상의 허실에는 유맥濡脈은 허가 되고, 긴뢰맥緊牢脈은 실이 된다. 질병의 허실에는 안에서 밖으로 나오는 것은 허가 되고, 밖에서 안으로 들어가는 것은 실이 되며, 말을 할 수 있으면 허가 되고, 말을 할 수 없으면 실이 되며, 만성병은 허가 되고, 급성병은 실

1) 診 : 진찰의 뜻. 여기에서는 촉진을 가리키며, 징후를 살핀다는 뜻이 포함되어 있다.

이 된다. 진찰의 허실에는 눌러서 유연하면 허가 되고, 견실하면 실이 되며, 소양증瘙痒症은 허가 되고, 통증痛症은 실이 되며, 눌러서 외부는 아프지만 내부는 편안한 것은 외실내허外實內虛가 되고, 내부는 아프지만 외부는 편안한 것은 내실외허內實外虛가 된다. 그래서 병에 허와 실이 있다고 한다.

【演義】

허虛와 실實은 진단의 팔강八綱 중에 속하며, 질병상태에서 정기正氣와 사기邪氣의 성쇠를 분별하여 보사補瀉의 치료원칙을 결정하는 데 사용된다. 본난은 맥脈, 병病, 진찰診察의 세 가지 방면으로 질병의 허실을 변별하였다.

1. 맥상脈象의 허실

맥박의 강약은 기혈성쇠의 표현이나 사기邪氣의 강약과도 밀접한 관계가 있어서 기혈氣血이 부족하면 맥상은 반드시 유연무력細軟無力하므로 "눌러서 유연하면 허虛가 된다."고 하였고, 만약 기혈이 비교적 충분하고 동시에 사기邪氣도 비교적 성하여 사기邪氣와 정기正氣가 극렬히 싸워 실증이 나타나면 맥상도 견긴유력堅緊有力하므로 "긴뢰緊牢맥은 실實이 된다."고 하였으니, 이는 『소문素問 · 통평허실론通評虛實論』에서 말한 "사기邪氣가 왕성하면 실實하고 정기精氣가 없어지면 허虛하다."라고 한 것과 의미가 일치한다.

2. 질병疾病의 허실

질병의 허실은 전변傳變, 증상症狀, 병세病勢의 세 측면을 포괄하니 이에 원문의 의미를 근거로 표를 설명하면 아래와 같다.

- 전변
  - 出者爲虛 : 七情이 병들어 오랫동안 낫지 않으면 精氣는 흔히 허해짐. 병이 안에서 생겨서 밖으로 미치는 것을 '出'.
  - 入者爲實 : 六淫이 인체 내로 들어와 갑자기 발병하므로 精氣가 크게 허한 데는 이르지 않으므로 실함. 그래서 병이 밖에서 들어와 안에 미치는 것을 '入'.
- 증상
  - 言者爲虛 : 만성병은 말하는 것에 영향을 주지 않음을 가리킴.
  - 不言者爲實 : 급성병은 사기가 심하게 울결되므로 말을 할 수 없음.
- 병세
  - 緩者爲虛 : 만성 질환은 오랫동안 낫지 않으므로 정기가 흔히 허하게 됨.
  - 急者爲實 : 급성 질환은 시간이 짧으므로 정기가 오히려 크게 허한 데는 이르지 않으므로 흔히 실함.

3. 진찰의 허실

본난에서 기술한 진찰의 허실은 그 내용을 볼 때 촉진 면에서 말한 것으로, 그 안에 의사가 촉진할 때의 느낌과 환자의 반응을 포괄한다. 아래에 표로 나누어 기술하였다.

- 진찰 허실
  - 의사 촉진 시 느낌
    - 濡者爲虛 : 유연한 것은 허에 속함.
    - 牢者爲實 : 단단한 것은 실에 속함.
  - 환자 반응
    - 癢者爲虛 : 기혈이 쇠약하면 국소가 가려움.
    - 痛者爲實
      - 外痛內快 : 밖은 누르는 것을 싫어하고 안은 누르는 것을 좋아하면 外實內虛에 속함.
      - 內痛外快 : 안은 누르는 것을 싫어하고 밖은 누르는 것을 좋아하면 內實外虛에 속함.

【本難 要點】

본난은 세 가지 방면 즉 맥상脈象의 허실虛實, 질병疾病의 허실虛實, 진찰診察의 허실虛實을 예로 들어 허증虛證·실증實證의 개념을 설명하였다. 다만 실제로 맥상과 진찰의 허실虛實은 모두 질병의 허실虛實에 속한다. 이 외에 여기서 허실虛實에 대하여 거론한 것은 모두 상대적으로 말한 것이고, 만약 다시 세밀하게 분석하면 허실虛實 중에 또 허실虛實의 구별이 있다.

第49難

正經自病과 五邪所傷의 구별

有正經自病[1)]하고 有五邪[2)]所傷하니 何以別之오

然하다 憂愁思慮則傷心하고 形寒飮冷則傷肺하고 恚[3)]怒氣逆 上而不下則傷肝하고 飮食勞倦則傷脾하고 久坐濕地하며 强力入水[4)]則傷腎하니 是는 正經自病也라

何謂五邪오

然하다 有中風하고 有傷暑하고 有飮食勞倦하고 有傷寒하고 有中濕하니 此之謂五邪라

假令心病에 何以知中風得之오

然하다 其色이 當赤이라

何以言之오

肝主色하니 自入爲青이요 入心爲赤이요 入脾爲黃이요 入肺爲白이요 入腎爲黑이라 肝爲心邪 故로 知當赤色이니 其病은 身熱하며 脇下滿痛하고 其脈은 浮大而弦이라

---

1) 正經自病 : 呂廣은 "이는 모두 五臟 내에서 스스로 發한 것으로, 외부에서 온 것이 아니다."라고 하였으니 이는 본장에서 원래 발병한 것이며, 다른 장기에서 전변된 것이 아니라는 뜻이다.

2) 五邪 : 風 · 寒 · 暑 · 濕과 飮食勞倦의 다섯 가지 병사를 가리킨다.

3) 恚 : 恨怒. 성낼 에.

4) 强力入水 : '强力入房'의 의미이다. 『靈樞 · 邪氣藏府病形』에 "무거운 것을 들어 힘을 쓴 후에 만약 성관계가 지나쳐 땀이 물 흐르듯 하면 腎을 상한다."고 하였다.

何以知傷暑得之오

然하다 當惡臭[5]라

何以言之오

心主臭하니 自入爲焦臭요 入脾爲香臭요 入肝爲臊臭요 入腎爲腐臭요 入肺爲腥臭라 故로 知心病에 傷暑得之면 當惡臭니 其病은 身熱而煩하며 心痛하고 其脈은 浮大而散이라

何以知飮食勞倦得之오

然하다 當喜苦味也니 虛爲不欲食하고 實爲欲食이라

何以言之오

脾主味하니 入肝爲酸이요 入心爲苦요 入肺爲辛이요 入腎爲鹹이요 自入爲甘이라 故로 知脾邪入心하면 爲喜苦味也니 其病은 身熱而體重嗜臥하며 四肢不收하고 其脈은 浮大而緩이라

何以知傷寒得之오

然하다 當譫言妄語라

何以言之오

肺主聲하니 入肝爲呼요 入心爲言이요 入脾爲歌요 入腎爲呻이요 自入爲哭이라 故로 知肺邪入心하면 爲譫言妄語也니 其病은 身熱하고 洒洒惡寒하며 甚則喘咳하고 其脈은 浮大而澁이라

何以知中濕得之오

然하다 當喜汗出不可止라

---

5) 當惡臭 : 전후의 문맥으로 볼 때 '當惡焦臭'로 고쳐야 한다.

何以言之오

腎主濕[6]하니 入肝爲泣이요 入心爲汗이요 入脾爲涎이요 入肺爲涕요 自入爲唾라 故로 知腎邪入心하면 爲汗出不可止也니 其病은 身熱而小腸痛하며 足脛寒而逆하고 其脈은 沈濡而大라

此는 五邪之法也라

【國譯】

본장本臟 자체에서 발생한 병이 있고, 오사五邪에 의해 손상된 것이 있으니 어떻게 구별하는가?

우수사려憂愁思慮가 지나치면 심心을, 몸을 차게 하거나 찬 것을 마시면 폐肺를, 노怒하는 것이 지나쳐서 기氣가 역상하여 하강하지 않으면 간肝을, 음식을 절제하지 못하거나 과로하면 비脾를, 오랫동안 습한 곳에 앉아 있거나 무리하게 힘을 쓰고나서 성관계를 하면 신腎을 상하니 이것이 곧 정경자병正經自病이다.

어떠한 것을 오사五邪라고 하는가?

풍風에 상한 것, 서暑에 상한 것, 음식과 과로에 상한 것, 한寒에 상한 것, 습濕에 상한 것 등이 있으니 이를 오사五邪라 한다.

가령 심경心經에 병이 들었는데, 어떻게 풍風에 상하여 얻은 것임을 알 수 있는가?

그 색色이 당연히 적색이기 때문이다.

6) 濕 : 제40난의 내용으로 볼 때 '液'자로 고쳐야 한다.

어찌하여 그렇다고 말할 수 있는가?

간肝은 오색五色을 주관하는데 본장[간肝]에 들어가면 청색, 심心에 들어가면 적색, 비脾에 들어가면 황색, 폐肺에 들어가면 백색, 신腎에 들어가면 흑색이 된다. 그러므로 간병肝病이 심心에 미치면 마땅히 적색임을 알 수 있으니 그 병은 몸에 열이 있으며 옆구리 아래에 그득한 통증이 있고, 그 맥은 부대浮大하면서 현弦하다.

어떻게 서暑에 상하여 얻은 것임을 알 수 있는가?

당연히 탄 냄새를 싫어하기 때문이다.

어찌하여 그렇다고 말할 수 있는가?

심心은 냄새를 주관하는데 본장[심心]에 들어가면 탄내가 되고, 비脾에 들어가면 향내가 되고, 간肝에 들어가면 누린내가 되고, 신腎에 들어가면 썩은내가 되고, 폐肺에 들어가면 비린내가 된다. 그러므로 심병心病이 서暑에 상하면 마땅히 탄내를 싫어함을 알 수 있으니 그 병은 몸에 열이 있으면서 답답하며 심통心痛이 있고, 그 맥은 부대浮大하면서 산散하다.

어떻게 음식과 과로로 얻은 것임을 알 수 있는가?

당연히 쓴맛을 좋아하기 때문이다. 허虛하면 식욕이 없어지고, 실實하면 식욕이 생긴다.

어찌하여 그렇다고 말할 수 있는가?

비脾는 맛을 주관하는데 간肝에 들어가면 신맛, 심心에 들어가면 쓴맛, 폐肺에 들어가면 매운맛, 신腎에 들어가면 짠맛, 본장[비脾]에 들어가면 단맛이 된다. 그러므로 비병脾病이 심心에 미치면 쓴맛을 좋아함을 알 수 있으니 그 병은 몸에 열이 있고 몸이 무거

우며 눕기를 좋아하고 팔다리를 제대로 쓸 수가 없고, 그 맥은 부대浮大하며 완緩하다.

어떻게 한寒에 상하여 얻은 것임을 알 수 있는가?

당연히 섬어譫語와 망어妄語를 하기 때문이다.

어찌하여 그렇다고 말할 수 있는가?

폐肺는 소리를 주관하는데 간肝에 들어가면 호呼, 심心에 들어가면 언言, 비脾에 들어가면 가歌, 신腎에 들어가면 신呻, 본장[폐肺]에 들어가면 곡哭이 된다. 그러므로 폐병肺病이 심心에 미치면 섬어譫語와 망어妄語를 함을 알 수 있으니 그 병은 몸에 열이 있고 오싹오싹 오한이 있으며 심하면 천식과 해수가 있고, 그 맥은 부대浮大하면서 삽澁하다.

어떻게 습濕에 상하여 얻은 것임을 알 수 있는가?

당연히 땀 흘리기를 좋아하나 그칠 수가 없기 때문이다.

어찌하여 그렇다고 말할 수 있는가?

신腎은 액液을 주관하는데 간肝에 들어가면 눈물, 심心에 들어가면 땀, 비脾에 들어가면 침, 폐肺에 들어가면 콧물, 본장[신腎]에 들어가면 가래가 된다. 그러므로 신병腎病이 심心에 미치면 땀이 나서 그칠 줄 모름을 알 수 있으니 그 병은 몸에 열熱이 있으면서 소복통小腹痛이 있고 정강이가 궐랭厥冷하고, 그 맥은 침유沈濡하면서 대大하다.

이러한 것이 오사五邪로 병이 된 것을 진단하는 방법이다.

【演義】

본난은 오장五臟병 중 본장 자체에서 발생한 병과 오사五邪에 의해 상한 것의 감별을 제시하였다. '정경자병正經自病'이라고 하는 것은 병사病邪가 직접 상통하는 장기를 상하게 한 것으로서 예를 들면 풍風이 간肝을 상하게 하거나, 습濕이 비脾를 상하게 한 것 등이다. 또한 오장五臟 자체의 기능 활동이 지나쳐서 병변이 발생하거나, 아울러 다른 장臟에 소속된 병사의 영향을 받거나, 다른 장臟의 질병이 전변되어 온 것이 아니다. '오사소상五邪所傷'이란 다섯 가지 병사가 오장五臟 중 어떠한 장臟이라도 상하게 할 수 있는 동시에 소속의 해당 장臟도 마찬가지로 병변이 발생할 수 있음을 가리키므로 정경자병正經自病의 "음식을 절제하지 못하거나 과로하면 비脾를 상하는 것"과 오사소상五邪所傷 중에서 "심병心病이 음식과 과로로 얻은 것"을 구별할 수 있다.

1. 정경자병正經自病

1) 우수사려憂愁思慮가 지나치면 심心을 상함 : 심心은 인체의 주재자가 되므로 『소문素問 · 영란비전론靈蘭秘典論』에 "심心은 군주의 관능이니 신명神命이 나온다."고 하였다. 사람이 우수사려憂愁思慮 등으로 정서적인 영향이 지나치면 그 심신心神이 상하는데, 여광呂廣은 "심心은 신神으로서 오장五臟을 통솔하니 총명과 지혜가 모두 심心에서 나오며, 근심과 피로가 심하면 심心을 상하니 심心을 상하면 신神이 약해진다."고 하였다 이로써 볼 때 우수사려憂愁思慮는 비정상적 정서활동에 속하고 이들은 신神을 소모케 하며 심心을 상하게 하여 질병을 발생시킴을 알 수 있다.

2) 몸을 차게 하거나 찬 것을 마시면 폐肺를 상함 : 폐肺는 태음

太陰의 장기로서 따뜻한 것을 좋아하고 찬 것을 싫어하니 외부의 찬 기운에 감촉되거나 안으로는 날것 또는 찬 것을 먹으면 상하게 된다. 장세현張世賢은 "폐肺는 기氣를 주관하므로 따뜻해야 한다. 형한形寒은 피모皮毛가 찬 것이니 밖으로는 피모를 차게 하고 안으로는 찬 것을 먹으면 기氣의 기능이 원활하지 못하여 폐肺가 상하게 된다."고 하였다. 총괄적으로 말하면 폐肺는 여린 장기로서 침입을 견뎌내지 못하는데 특히 몸을 차게 하거나 찬 것을 마시는 것에는 더욱 민감하다. 그래서 『소문素問 · 해론欬論』에 "피모皮毛는 폐肺와 상합하므로 피모가 사기邪氣를 받으면 그 사기邪氣는 폐肺로 가고 찬 음식이 위에 들어가면 폐맥肺脈을 따라 위로 폐肺에 이르므로 폐한肺寒이 된다. 폐한肺寒하면 내외가 모두 사기邪氣가 침범하여 폐해肺欬가 된다."고 하였다.

3) 노怒하는 것이 지나쳐서 기氣가 역상하여 하강하지 않으면 간肝을 상함 : 간肝은 모려謀慮를 주관하는데 본성이 펼치고 뻗어 나가는 것을 좋아하고, 정지情志는 노怒가 되므로, 가령 한恨이나 노怒가 지나치면 간기肝氣가 울결되어 펼쳐지지 못하므로 간肝을 상하게 한다. 『영추靈樞 · 사기장부병형邪氣藏府病形』에 "만약 크게 화가 나서 기氣가 상승하여 내려가지 않고 옆구리에 쌓이면 간肝이 상한다."고 한 것과 같다. 이것은 곧 사람이 한을 품거나 화를 낸 후에 협통이나 협부 창민脹悶 등이 생김은 기氣가 역상하여 간肝을 상한 징후이다.

4) 음식을 절제하지 못하거나 과로하면 비脾를 상함 : 비脾는

운화運化를 주관하는데 만약 음식을 조절하지 못하면 비脾를 상하여 운화작용이 비정상이 된다. 또 비脾는 기육肌肉과 사지四肢를 주관하기 때문에 과로하거나 몸을 피곤하게 하는 것도 비脾를 상하게 할 수 있으므로 장세현張世賢은 "비脾는 음식을 받아들이며 사지를 주관하니 비脾를 잘 조양하는 사람은 음식을 조절하고 몸을 피로하게 하지 않으며, 만약 음식을 절제하지 못하고 기거起居가 일정하지 않으면 비脾를 상한다."고 하였다.

5) 오랫동안 습한 곳에 앉아 있거나 무리하게 힘을 쓰고서 성관계를 하면 신腎을 상함 : 『소문素問 · 영란비전론靈蘭秘典論』에 "신腎은 작강作强의 관능이니 기교技巧가 나온다."고 한 것과 관련이 있는데, 습濕한 곳에 오래 앉아 있거나 지나치게 힘을 쓰고나서 성관계를 하는 것 등은 모두 신腎을 상하게 한다는 말과 같다. 일본의 나고야겐이名古屋玄醫는 『난경주소難經注疏』에서 "신腎은 골骨을 주관하며 수水에 속하므로 지나치게 힘을 쓰거나 습지에 오래 앉아 있으면 신腎을 상한다."고 하였다.

2. 오사소상五邪所傷

오사소상五邪所傷은 다섯 가지 병사 모두가 오장五臟에 영향을 주어 병을 일으킬 수 있음에 중점을 두었고, 또한 그 가운데에 사시오행四時五行 · 오색五色 · 오취五臭 · 오미五味 · 오성五聲 · 오액五液 등의 이론과 결합하여 설명하였다. 본 단락의 내용은 심병心病

을 예로 든 것인데 나머지 사장四臟은 이로써 유추할 수 있으므로 서영태徐靈胎는 "이는 한 경맥經脈으로써 주병主病을 삼아 각각 그 나타나는 증으로 징험하였으니 그 뜻은 제10난의 진맥법과 같다. 한 경락을 예로 삼아 나머지는 이를 기준으로 확대하면 통하지 않는 것이 없다. 특히 오장五臟이 오사五邪를 서로 받는 것만 명확하게 이해할 수 있는 것이 아니라 모든 병에 나타나는 증을 대개 미루어 짐작할 수 있으니, 이는 두 경전經典에서 나타내지 않는 것으로 이 뜻이 한 번 열리면 진맥과 변증 방법이 지극히 정밀하게 되니 참으로 옛 성현을 계승하여 후학을 깨우치기에 충분하다."고 하였다. 이를 표로 나타내면 다음과 같다.

心病과 五邪의 관계표

病邪	特徵	病理	證狀	脈象
風	其色當赤	肝主色 自入爲青 入心爲赤 入脾爲黃 入肺爲白 入腎爲黑 肝爲心邪 故知當赤色也	身熱 脇下滿痛	浮大而弦
暑	當惡焦臭	心主臭 自入爲焦臭 入脾爲香臭 入肝爲臊臭 入腎爲腐臭 入肺爲腥臭 故知心病傷暑得之當惡焦臭	身熱而煩 心痛	浮大而散
飮食勞倦	當喜苦味 虛爲不飮食 實爲飮食	脾主味 入肝爲酸 入心爲苦 入肺爲辛 入腎爲鹹 自入爲甘 故知脾邪入心 爲喜苦味也	身熱而體重嗜臥 四肢不收	浮大而緩
寒	當譫語妄語	肺主聲 入肝爲呼 入心爲喜 入脾爲歌 入腎爲呻 自入爲哭 故知肺邪入心 爲譫語妄語也	身熱 洒洒 惡寒 甚則喘咳	浮大而澁
濕	當喜寒出不可止	腎主液(濕) 入肝爲泣 入心爲汗 入脾爲涎 入肺爲涕 自入爲唾 故知腎邪入心 爲汗出不可止也	身熱而小腹痛 足脛寒而逆	沈濡而大

간주색肝主色 · 심주취心主臭 · 비주미脾主味 · 폐주성肺主聲 · 신주액腎主液의 이론에 대해서는 제40난을 보면 서로 참고가 된다.

색色 · 미味 · 취臭 · 성聲 · 액液과 오장五臟과의 관계는 『내경內經』 중에 비슷한 구절이 기재되어 있다. 예를 들면 「오장생성五藏生成」에 "色味當五藏 白當肺辛 赤當心苦 靑當肝酸 黃當脾甘 黑當腎鹹"이라 하였고, 「금궤진언론金匱眞言論」에 "肝其臭臊 心其臭焦 脾其臭香 肺氣臭腥 腎其臭腐"라 하였으며, 「음양응상대론陰陽應象大論」에 "肝在聲爲呼 心在聲爲笑 脾在聲爲歌 肺在聲爲哭 腎在聲爲呻"이라 하였고, 「선명오기론宣明五氣論」에 "五藏化液 心爲寒 肺爲涕 肝爲淚 脾爲涎 腎爲唾 是爲五液"이라 하였으니, 그 중에 성음聲音 부분의 '언言'과 '소笑'를 제외하고 다른 내용은 일치한다. 심병心病은 어떠한 병사病邪로 발생했든 그 공통적인 특징은 몸에 열이 있고 맥이 대大하다. 다만 병인이 다르므로 그 각각의 특징과 겸증이 구별될 수 있으며, 아울러 병인의 성질과 그 영향을 받은 장기가 발병 후에 나타내는 고유증상이 밀접하게 관련이 있다. 예를 들면 풍사風邪는 간肝을 잘 상하게 하는데 간병肝病에는 협하만통脇下滿痛 등의 증이 나타나고, 음식노권飮食勞倦은 비脾를 잘 상하게 하는데 비병脾病에는 신중身重, 기와嗜臥, 사지불수四肢不收 등의 증상이 나타나므로 심병心病이 있을 때 심병心病증상 외에 또 위와 같은 증상이 나타난다. 이것이 본난의 기본적인 의의이다.

【本難 要點】

1. 정경자병正經自病과 오사소상五邪所傷을 구별하는 관건은 오

장五臟의 소속 병사病邪가 직접 해당 장기를 상하게 하느냐 아니면 기타 장臟을 상하게 하는 동시에 본장本藏을 상하게 하느냐에 달렸다. 전자는 정경자병正經自病에 속하고 후자는 오사소상五邪所傷에 속한다.

2. 심병心病을 예로 들어 오사소상五邪所傷의 다른 특징, 병리, 증상과 맥상을 설명하였다.

第50難

오행이론에 의한 五邪傳變의 분석

病에 有虛邪 有實邪 有賊邪 有微邪 有正邪하니 何以別之오

然하다 從後來者는 爲虛邪요 從前來者는 爲實邪요 從所不勝來者는 爲賊邪요 從所勝來者는 爲微邪요 自病者는 爲正邪라

何以言之오

假令心病에 中風得之면 爲虛邪요 傷暑得之면 爲正邪요 飮食勞倦得之면 爲實邪요 傷寒得之면 爲微邪요 中濕得之면 爲賊邪라

【國譯】

질병의 원인에 허사虛邪 · 실사實邪 · 적사賊邪 · 미사微邪 · 정사正邪가 있으니 어떻게 구별하는가?

모母로부터 와서 자子를 침범한 것은 허사虛邪가 되고, 자子로부터 와서 모母를 침범한 것은 실사實邪가 되고, 자기가 이기지 못하는 것에서 온 것은 적사賊邪가 되고, 자기가 이기는 것에서 온 것은 미사微邪가 되고, 본장本藏이 스스로 병들어 다른 사기邪氣의 간섭을 받지 않은 것은 정사正邪가 된다.

어떠한 것을 말하는가?

가령 심병心病에 풍사風邪의 침범을 받아 얻은 것은 허사虛邪가 되고, 서사暑邪의 침범을 받아 얻은 것은 정사正邪가 되고, 음식에 절도가 없거나 과로로 얻은 것은 실사實邪가 되고, 한사寒邪의 침범을 받아 얻은 것은 미사微邪가 되고, 습사濕邪의 침범을 받아 얻은 것은 적사賊邪가 된다.

【演義】

본난 내용의 기본적인 의미는 제49난의 오사소상五邪所傷과 유사하나 본난은 질병이 발생한 경로가 다르므로 그 전변상황을 오행의 상생相生·상극相克·상승相乘·상모相侮의 법칙을 이용하여 설명한 것이다. 허사虛邪·실사實邪 등으로 일컬은 것은 다만 사기邪氣의 성질과 병의 경중에 근거하여 부여된 명칭일 뿐이다.

오장五臟병의 전변은 오행으로 분석하면 상승相乘·상모相侮·모병급자母病及子·자병급모子病及母와 본장의 병이 다섯 가지 상태를 벗어나지 않는다. 이 다섯 가지 상태를 본난에서는 '후래後來', '전래前來' 등으로 구별하였다. '후래後來', '전래前來'라는 것은 나를 생하거나 내가 생하는 모자전변母子傳變관계이다. '후래後來'는 나를 생生하는 모母가 되니 모병급자母病及子이고, '전래前來'는 내가 생하는 자子가 되니 자병급모子病及母이다. '소불승래所不勝來', '소승래所勝來'는 나를 극하거나 내가 극하는 관계이다. '소불승所不勝'은 나를 극하는 것이 되니 상승전변相乘傳變이고, '소승所勝'은 내가 극하는 것이 되니 상모전변相侮傳變이다. '자병自病'은 병사가 직접 본장에 들어온 것과 아울러 다른 장臟에서 전변되어 오지 않는 것이다.

원문에서 심병心病을 예로 들어 오사五邪의 전변상태를 설명하였는데, 그중에 중풍中風, 상서傷暑 등은 모두 발병원인을 가리키고, 이러한 병인과 손상을 받은 장기는 각각 풍상간風傷肝, 서상심暑傷心, 음식노권상비飮食勞倦傷脾, 한상폐寒傷肺, 습상신濕傷腎 등과 같은 소속관계에 있으므로, 이러한 원인이 만약 다시 기타 장기를 손상하여 발병하면 오행으로 분석할 때 각각의 다른 상태를 만들어 낸다. 섭림葉霖은 "병病에 허사虛邪가 있다는 것[病有虛邪]은 심心은 화火에 속하는데 그 병사가 간목肝木으로부터 와서 목생화木生火의 관계에서 목木의 위치가 화火의 뒤가 되니, 나를 생하는 관계의 사기邪氣가 생기生氣를 끼고 온 것이므로 비록 진행되더라도 쉽게 물러나기에 '종후래자從後來者'는 '허사虛邪'가 된다. 병에 실사實邪가 있다는 것[病有實邪]은 심화心火에 그 병사가 비토脾土로부터 와서 화생토火生土의 관계에서 토土의 위치가 화火의 앞이 되니, 내가 생하는 것의 기氣를 받는데 그 세력이 비교적 왕성하므로 '종전래자從前來者'는 '실사實邪'가 된다. 병에 적사賊邪가 있다는 것[病有賊邪]은 심화心火에 그 병사가 신수腎水로부터 와서 수극화水克火의 관계에서 심心이 이길 수가 없고 그 기氣가 본래 이미 제약을 받으므로, 사기邪氣가 그 세력을 끼고 오면 손상이 반드시 심하니 '종소불승래자從所不勝來者'는 '적사賊邪'가 된다. 병에 미사微邪가 있다는 것[病有微邪]은 심心火에 그 병사가 폐肺金으로부터 와서 화극금火克金의 관계에서 금金이 극함을 받고 화火가 이길 수 있으니, 그 기氣가 이미 나에게 제약을 받고 있으므로 사기가 깊이 들어올 수 없어서 '종소승래자從所勝來者'는 '미사微邪'가 된다. 정사正邪라고 하는 것은 심장心臟에 스스로 감촉한 사기邪氣만 있고 다른 장기에서 침범하거나 극한 사기邪氣는 없는 것이다."라고 하였다.

【本難 要點】

1. 질병의 원인이 거쳐 온 경로가 다른 것에 따라 허사虛邪·실사實邪·적사賊邪·미사微邪·정사正邪의 5종으로 구분하고, 아울러 오행이론으로 분석 설명하였다.
2. 심병心病을 예로 들어 오사전변五邪傳變의 서로 다른 상태를 설명하였고, 오행학설五行學說로써 질병의 전변을 분석하였는데, 이는 병변의 실제적 상태에 따른 것이다.

第51難

喜惡를 통한 臟腑發病의 구별

病에 有欲得溫者하고 有欲得寒者하며 有欲得見人者하고 有不欲得見人者하야 而各不同하니 病在何藏府也오

然하다 病이 欲得寒而欲見人者는 病在府也요 病이 欲得溫而不欲得見人者는 病在藏也라

何以言之오

府者는 陽也니 陽病은 欲得寒하며 又欲見人하고 藏者는 陰也니 陰病은 欲得溫하며 又欲閉戶獨處하야 惡聞人聲이라 故로 以別知藏府之病也라

【國譯】

환자 중에는 온난溫暖한 것을 좋아하는 사람도 있고, 한랭寒冷한 것을 좋아하는 사람도 있으며, 사람 만나는 것을 좋아하는 사람도 있고, 사람 만나는 것을 싫어하는 사람도 있어 각각 같지 않으니 장병臟病인가, 부병腑病인가?

병에 한랭寒冷한 것을 좋아하면서 사람 만나는 것도 좋아하는 경우는 병변이 부腑에 있는 것이고, 온난한 것을 좋아하면서 사람 만나는 것을 싫어하는 경우는 병변이 장臟에 있다.

어찌하여 그렇다고 말할 수 있는가?

부腑는 양陽에 속하니 양병陽病은 한랭寒冷한 것을 좋아하며, 또 사람 만나는 것도 좋아한다. 장臟은 음陰에 속하니 음병陰病은 온난溫暖한 것을 좋아하며, 또 문을 닫고 홀로 있고자 하고 다른 사람의 소리를 듣기 싫어한다. 그러므로 이로써 장병臟病과 부병腑病을 구별하여 알 수 있다.

【演義】

본난은 환자가 한온寒溫과 동정動靜을 좋아하고 싫어하는 것에 따라 장병臟病인지 부병腑病인지를 확정하는 내용이다. 그러므로 등만경鄧萬卿은 "겨울에는 따뜻한 물을 마시고 여름에는 찬물을 마시는 것이 정상적인 상태이므로 병의 정황도 당연히 이와 같다. 겨울에는 양陽이 잠복하고 음陰이 왕성하므로 인체의 외부는 기氣가 적고 내부는 기氣가 유여하지만, 양陽이 허虛하면 외한外寒하고 음陰이 성하면 내한內寒하게 되니 내외가 모두 한寒하므로 따뜻한 물을 마시고 몸을 따뜻하게 하고 싶은 것이다. 여름에는 음陰이 침강하고 양陽이 위로 뜨므로 외부는 가득 차고 내부는 비게 되지만, 양陽이 성하면 외열外熱하고 음陰이 허虛하면 내열內熱하니 내외가 모두 열熱이 나므로 찬물을 마시고 몸을 차게 하고 싶은 것이다. 정상적인 상태가 이와 같은데 하물며 병정病情은 어떠하겠는가? 또 사람 만나는 것과 동정動靜 및 말하는 것 등을 좋아하고 싫어하는 것의 여부도 음양의 구분이 분명히 나타난다. 그러나 비록 그러하더라도 이 또한 한 가지 예를 든 것일 뿐이니, 그렇지 않은 경우를 보면 장병臟病에 열熱이 심하면 당연히 차게 하고자 하고, 부병腑病에 한寒이 심하면 당연히 따뜻하게 하고자 한다. 또『소문素問』에 '양명병陽明病은 사람을 싫어한다.'고 한 것은 일시적으로 흉중胸中에 적열積熱이 되었기 때문이고, 본난에서 '사람을 싫어하는 것은 음병陰病이다.'라고 한 것은 감정에 의한 것이니 독자들은 잘 살펴야 한다."고 하였다. 이는 장부음양臟腑陰陽의 대의를 총괄적으로 설명하였으므로 이해할 때 지나치게 구애받을 필요가 없다. 왜냐하면 장부臟腑의 질병으로 나타나는 증상은 반드시 병변을 따라 변하기 때문이다. 본난의 내용은 다만 장부臟腑의 음양으로만 구분한 것으로 실제로는 한 측면만을 설명한 것이다. 바로 등만경鄧萬卿이 말한 "장병臟病에 열熱이 심하면 당연히 차게 하고자 하고, 부병腑病에 한寒이 심하면 당연히 따뜻하게 하고자 한다."고 한 것은 다른 측면을 보충 설명한 것으로, 특별한 경우도 있으므로 일반적인 것에 너무 구애받지 말라는 것이니 서로 참고할 만하다.

또『소문素問·양명맥해陽明脈解』에 "양명맥병陽明脈病은 사람과 화기火氣를 싫어한다."라고 한 것과 본난에서 "병에 한랭寒冷한 것을 좋아하면서 사람 만나는 것도 좋아하는 것은 병변이 부腑에 있는 것"이라 한 것이 처음 볼 때는 뜻이 상반되는 것 같다. 하지만『소문素問』의 내용은 족양명경足陽明經 하나만을 가리켜 말한 것으로 그 열이 심하여 숨이 차고 한숨을 쉬기 때문에 사람을 만나는 것과 불을 싫어하는 것이고, 본난의 내용은 장부臟腑질병의 대략을 총괄 설명하여 음양陰陽으로 총괄하여 설명한 것이다. 전자는 그 일단을 말한 것이고, 후자는 그 전체를 말한 것이니 서로 대조해 볼 수 있다.

【本難 要點】

본난은 임상 진단에서 환자의 기호嗜好를 근거로 장부臟腑질병의 음양陰陽을 변별하는 한 가지 방법을 설명하였다.

第52難

臟腑病의 부동

府藏發病의 根本[1]이 等잇가 不잇가

然하다 不等也라

其不等은 奈也오

然하다 藏病者는 止而不移하야 其病이 不離其處나 府病者는 彷佛[2] 賁響[3]하고 上下行流하야 居處無常 故로 以此로 知藏府根本의 不同也라

【國譯】

부腑와 장臟의 발병이 형체상 서로 같은가 아니면 다른가?

형체상 서로 같지 않다.

어떻게 다른가?

장병臟病은 거의 정지하여 이동하지 않아 병의 부위가 원래 장소에서 떠나지 않으나, 부병腑病은 (무형無形의 기氣가 바쁘게 움직여서) 소리를 내는 듯하고 상하로 유동하여 있는 장소가 일정하지 않으므로, 이로써 부병臟病과 장병腑病 발병이 형체상 같지

1) 根本 : 癥, 積 등과 같이 형체와 실질이 있는 병을 가리킨다.

2) 彷佛 : 무엇과 같다고 느끼는 것이다.

3) 賁響 : 바쁘게 달려서 소리가 나는 것이다.

않음을 알 수 있다.

【演義】

장臟은 음陰에 속하고 음陰의 성질은 조용하므로 대체로 병이 정지하여 이동하지 않고, 부腑는 양陽에 속하고 양陽의 성질은 잘 움직이므로 대체로 병이 이동을 많이 한다. 본난은 주로 적취積聚의 근원 증상을 설명한 것으로 뒤의 제55난과 함께 봐야 한다.

【本難 要點】

질병의 증상에서 장부臟腑의 음陰은 조용하고 양陽은 잘 움직이는 성질에 근거하여 그것이 장臟에 속하는지 부腑에 속하는지를 구별하였다. 이러한 종류의 구분은 주로 적취병積聚病을 가리켜서 말한 것이다.

第53難

五行 相生相克 법칙에 의한 疾病의 傳變과 예후

經에 言七傳[1]者는 死요 間藏[2]者는 生이라하니 何謂也오

然하다 七傳者는 傳其所勝也요 間藏者는 傳其子也라

何以言之오

假令心病傳肺하고 肺傳肝하고 肝傳脾하고 脾傳腎하고 腎傳心하나 一藏은 不再傷[3]이라 故로 言七傳者는 死也요 假令心病傳脾하고 脾傳肺 하고 肺傳腎하고 腎傳肝하고 肝傳心하니 是는 子母相傳하야 竟[4]而復始하니 如環無端이라 故로 曰生也라

---

1) 七傳 : 역대 주석가들은 두 가지 다른 견해를 가지고 있는데, 가령 呂廣은 "七은 당연히 '次'자가 잘못된 것이다. 아래에 '間'자가 있으므로 위는 당연히 '次'자가 되어야 한다."고 하였고, 紀天錫은 "心에서 시작하여 재차 相傳하여 肺에 다시 이르면 이것이 七傳이다."라고 하였다. 呂廣의 '七'을 '次'로 바꾸는 것으로 보면 『素問·玉機眞藏論』에 "자기가 이기지 못하는 것에 이르러 죽는다."의 의미와 일치하므로 呂廣의 주석을 따르는 것이 타당하다.

2) 間藏 : 질병의 전변상황을 오행의 상극법칙으로 설명하면 서로 연접해 있는 장부로 전변하는 것은 실제로 相生傳變이다. 그러므로 葉霖은 "間藏은 서로 연접한 장부로 그 생하는 곳에 전하는 것이다."라고 하였다.

3) 不再傷 : 두 번 병을 받지 않는다는 뜻이다.

4) 竟 : 終也. 마칠 경

【國譯】

『의경醫經』에 차전자次傳者는 죽고 간장자間藏者는 산다고 하니 어떠한 것을 말하는가?

차전次傳은 상극相克의 순서로 전변한 것을 가리키니 자기가 승勝하는 것에 전한 것이고, 간장間藏은 하나씩 건너 전하는 것이니 상생相生의 순서로 그 자식에게 전하는 것이다.

어찌하여 그렇다고 말할 수 있는가?

가령 심병心病은 폐肺로 전하고, 폐肺는 간肝으로 전하고, 간肝은 비脾로 전하고, 비脾는 신腎으로 전하고, 신腎은 심心으로 전하나 한 장臟이 두 번 손상을 받을 수 없으므로 '차전次傳'하면 죽는다고 하였고, 가령 심병心病은 비脾로 전하고, 비脾는 폐肺로 전하고, 폐肺는 신腎으로 전하고, 신腎은 간肝으로 전하고, 간肝은 심心으로 전하니 이는 자식과 어미가 서로 전하여 끝나면 다시 시작하니 마치 끝이 없는 고리와 같다. 그러므로 산다고 하였다.

【演義】

이것은 오행五行의 상생상극 법칙으로 질병의 발전추세와 전변상황을 설명하고, 그 예후의 좋고 나쁨을 예측한 것이다.

1. 상승전변相乘傳變

여광呂廣이 말한 것처럼 '칠전七傳'은 당연히 '차전次傳'으로 바뀌어야 한다. '차전次傳'은 상극법칙의 상승전변으로서, 한 장부臟腑에 전해지면 해당 장부臟腑의 기氣는 반드시 상하고 만약 오랫동안 낫지 않으면 계속 전변되어서 정기精氣가 더욱 허해지고 사기邪氣가 더욱 성하니 질병이 더욱 위중해진다. 동시에 장기는 두 번 사기를 받을 수 없으므로 사기를 받은 후에는 병변이 더욱 심해져서 예후가 좋지 않게 된다.

2. 상생전변相生傳變

'간장間藏'은 상생相生순서에서 연접해 있는 장기들의 전변으로서, 이러한 종류의 전변은 오행상생 법칙의 순서와 부합되니 모병母病이 자子를 침범한 것이다. "마치고서 다시 시작함"은 끝이 없는 고리와 같다는 뜻이다. 이러한 종류의 병변 예후는 일반적인 병변의 예후로서 대게 '차전次傳'에 비해서 양호하다.

본문 중 '생生', '사死' 두 글자는 예후의 '좋음', '나쁨'으로 이해할 수 있다. '차전次傳'과 '간장間藏'이 예후상 이와 같은 구별이 있는 것은 『소문素問 · 옥기진장론玉機眞藏論』의 "병 때문에 장차 죽게 되는 것은 반드시 먼저 전하여 자기가 이기지 못하는 것에 이르러서 죽는다. 이는 기氣의 역행逆行이므로 죽는다."에 근거한 것이다. 또 병사病邪가 나를 극克하는 장기로부터 본장에 전해지면 그 병은 비교적 위중하고, 상생순서로 전변하면 비교적 가볍다. 이러한 두 가지 상황을 비교할 때 일반적으로는 예후의 좋고 나쁨에 구별이 있다고 말하지만, 반드시 질병의 구체적인 증상을 보고 확정하여야 한다.

【本難 要點】

본난은 오행五行을 오장五臟의 대표로 삼아 질병의 전변상황을 근거로 하고 오행의 상생상극 법칙을 이용하여 그 예후의 좋고 나쁨을 설명한 것인데, 일반적으로 상극相克의 순서로 전하는 것은 예후가 비교적 나쁘고, 상생相生의 순서로 전하는 것은 예후가 비교적 좋다. 이것은 임상에서 진단과 치료에 어느 정도 도움이 될 것이다.

第54難

臟腑病 치료의 難易

藏病은 難治요 府病은 易治라하니 何謂也오

然하다 藏病이 所以難治者는 傳其所勝也요 府病이 易治者는 傳其子也니 與七傳과 間藏으로 同法也라

【國譯】

오장병五臟病은 치료하기 어렵고, 육부병六腑病은 치료하기 쉽다고 하니 어찌하여 그렇게 말하는가?

장병臟病이 치료하기 어려운 까닭은 극克하는 장기에 전하기 때문이고, 부병腑病이 치료하기 쉬운 까닭은 그것이 생生하는 장기에 전하기 때문이니, 이것은 '차전次傳', '간장間藏'의 뜻과 서로 같다.

【演義】

본난에서 말한 "오장병五臟病은 치료하기 어렵고, 육부병六腑病은 치료하기 쉽다."의 의미는 제53난의 '차전次傳', '간장間藏'의 예후가 좋고 나쁨과 일치한다. 이 때문에 원문의 가장 끝에 "'차전次傳', '간장間藏'의 뜻과 서로 같다."라고 하였고, 주된 의의는 질병의 전변에서 상승과 상생을 구별하는데 있다. 대개 상승전변

相乘傳變은 그 병이 비교적 위중하고 치료도 어려우므로 예후도 불량하다. 상생전변相乘傳變은 그 병이 비교적 가볍고 치료도 쉬우므로 예후도 좋다. 여기서 난이難易는 상대적으로 말한 것이니, 장병臟病과 부병腑病의 문제를 기계적으로 이해해서는 안 된다. 바로 활백인滑伯仁이 "장병臟病이 고치기 어려운 것은 극克하는 장臟에 전하기 때문이고, 부병腑病이 고치기 쉬운 것은 생生하는 부腑에 전하기 때문이지만, 이는 한 측면만을 들어 말한 것일 뿐이니 만약 장병臟病이라도 생生하는 장臟에 전하면 고치기 쉽고, 부병腑病이라도 극克하는 부腑에 전하면 고치기 어렵다."라고 한 것과 같다.

【本難 要點】

장병臟病은 치료하기 어렵고, 부병腑病은 치료하기 쉬운 이유는 기본적으로 질병 전변상 상승相乘과 상생相生의 구별에 있기 때문이다. 대개 상승相乘으로 전하는 것은 치료하기 어렵고, 상생相生으로 전하는 것은 치료하기 쉽다는 것을 설명하였다.

第55難

積聚의 증상과 감별

病에 有積[1] 有聚[2]나 何以別之오

然하다 積者는 陰氣也요 聚者는 陽氣也라 故로 陰은 沈而伏하고 陽은 浮而動이라 氣之所積을 名曰積이요 氣之所聚를 名曰聚라 故로 積者는 五藏所生이요 聚者는 六府所成也라 積者는 陰氣也니 其始發有常處하야 其痛不離其部하고 上下有所終始하고 左右有所窮處[3]하며 聚者는 陽氣也니 其始發無根本하야 上下無所留止하고 其痛無常處하니 謂之聚라 故로 以是로 別知積聚也라

【國譯】

질병에 적積이 있고 취聚가 있으니 어떻게 구별하는가?

적은 음기陰氣에 속하고 취는 양기陽氣에 속하므로 음陰은 침沈·복伏하는 성질이 있고, 양陽은 부浮·동動하는 성질이 있다. 기氣가 축적되어 생긴 병을 적積이라 하고, 기氣가 취합되어 생긴 병을 취聚라 하므로 적은 오장五臟에서 생기고, 취는 육부六腑에서

---

1) 積 : 蓄의 의미. 여기서는 병명으로서 축적되어 질병이 됨을 가리킨다.

2) 聚 : 合의 의미. 여기서는 병명으로서 취합되어 질병이 됨을 가리킨다.

3) 窮處 : 한계 또는 끝을 말한다.

생긴 것이다. 적積은 음기陰氣이니 처음 발생할 때 일정한 부위가 있어서, 통증은 그곳을 벗어나지 않고, 상하로 마치고 시작하는 부분이 있고 좌우로 한계가 있으며, 취聚는 양기陽氣이니 처음 발생할 때 근본이 없어서 상하로 머물러 그치는 곳이 없고 통증의 부위가 일정하지 않아서 취聚라 한다. 그러므로 이것으로 적積과 취聚를 구별한다.

【演義】

'적취積聚'는 후세 사람들이 비괴징가痞塊癥瘕라고 한 질병과 같은 유형에 속한다. 본문에서는 적취積聚의 증상을 거듭 지적하면서, 아울러 장부臟腑음양의 속성에 따라 적취積聚의 속성을 구분하였는데, 육부六腑는 양陽에 속하고, 양陽은 떠서 움직이는 성질이 있어서 그 기氣가 정체된 것이 비록 심하지 않더라도 그 특징은 일정한 형체와 흔적이 없으며, 통증은 일정한 부위가 없으니, 이러한 것은 무형無形의 기氣가 취합된 것이라고 인식하였다. 오장五臟은 음陰에 속하고, 음陰은 침복하는 성질이 있어서 기氣의 적체가 비교적 육부六腑보다 심하므로 그 특징은 일정한 형체와 흔적이 있으며, 또 통증이 일정한 부위에 있으니, 이러한 것은 유형의 기氣가 적체된 것이라고 인식하였다. 본난과 앞의 제52난에서 "장병臟病은 거의 정지하여 이동하지 않아 병의 부위가 원래 장소로부터 떠나지 않으나, 부병腑病은 (무형無形의 기氣가 바쁘게 움직여서) 소리를 내는 듯하고 상하로 유동하여 있는 장소가 일정하지 않다."고 한 질병과 같은 뜻으로 본난과 같이 서로 참고할 수 있다.

【本難 要點】

본난은 적병積病과 취병聚病의 구별이 주로 증상상 차이점에 있음을 말하였으며, 장臟에 속하고 부腑에 속한다고 한 것은 다만 그 음양의 속성을 구분한 것이다.

第56難

五臟積病

五藏之積은 各有名乎오 以何月何日로 得之오

然하다 肝之積은 名曰肥氣[1]니 在左脇下하야 如覆杯有頭足하고 久不愈면 令人으로 發咳逆瘖瘧[2]하야 連歲不已하니 以季夏戊己日로 得之라 何以言之오 肺病이 傳於肝하면 肝當傳脾나 脾는 季夏適王[3]하야 王者는 不受邪하니 肝이 復欲還肺나 肺不肯受 故로 留結爲積이라 故로 知肥氣는 以季夏戊己日로 得之라

心之積은 名曰伏梁[4]이니 起臍上하야 大如臂하며 上至心下하고 久不愈면 令人으로 病煩心하니 以秋庚辛日로 得之라 何以言之오 腎病이 傳心하면 心當傳肺나 肺는 以秋適王하야 王者는 不受邪하니 心이 復欲還腎이나 腎不肯受 故로 留結爲積이라 故로 知伏梁은 以秋庚辛日로 得之라

脾之積은 名曰痞氣[5]니 在胃脘하야 覆大如盤하고 久不愈면 令人으로 四肢不收하고 發黃疸하며 飮食不爲肌膚하니

---

1) 肥氣 : 五積의 하나로 肌肉이 비후한 것과 같으므로 肥氣로 명명하였다.

2) 瘖瘧 : 학질의 통칭으로 瘖는 痎와 같다.

3) 王 : 旺과 같다. 시령에 맞는다는 뜻이다.

4) 伏梁 : 五積의 하나로 잠복하여 이동하지 않고, 크기가 팔뚝만 하며, 집의 들보와 같으므로 伏梁으로 명명하였다.

5) 痞氣 : 五積의 하나로 막혀 통하지 않아 생성되므로 痞氣로 명명하였다.

以冬壬癸日로 得之라 何以言之오 肝病이 傳脾하면 脾當傳腎이나 腎은 以冬適王하야 王者는 不受邪하니 脾가 復欲還肝이나 肝不肯受 故로 留結爲積이라 故로 知痞氣는 以冬壬癸日로 得之라

肺之積은 名曰息賁[6]이니 在右脇下하야 覆大如杯하고 久不已면 令人으로 洒淅寒熱하고 喘咳發肺壅[7]하니 以春甲乙日로 得之라 何以言之오 心病이 傳肺하면 肺當傳肝이나 肝은 以春適王하야 王者는 不受邪하니 肺가 復欲還心이나 心不肯受 故로 留結爲積이라 故로 知息賁은 以春甲乙日로 得之라

腎之積은 名曰賁豚[8]이니 發於少腹하야 上至心下하고 若豚狀이 或上或下無時하고 久不已면 令人으로 喘逆 骨痿 少氣하니 以夏丙丁日로 得之라 何以言之오 脾病이 傳腎하면 腎當傳心이나 心은 以夏適王하야 王者는 不受邪하니 腎이 復欲還脾나 脾不肯受 故로 留結爲積이라 故로 知賁豚은 以夏丙丁日로 得之라

此는 是五積之要法也라

6) 息賁 : 五積의 하나로 이 증상은 사람이 급박하게 호흡하므로 息賁으로 명명하였다.

7) 壅 : 癰과 의미가 통한다.

8) 賁豚 : 五積의 하나로 그 증상이 돼지가 날 뛰는 것과 같으므로 賁豚으로 명명하였다.

【國譯】

오장五臟의 적積은 각각 그 명칭이 무엇인가? 어느 달 어느 날에 적積이 되는가?

간肝의 적積은 비기肥氣라고 명명하니 좌측 옆구리 아래에 있어서 엎어 놓은 술잔에 머리와 다리가 있는 것과 같고, 오랫동안 낫지 않으면 해역咳逆과 학질瘧疾을 발생하게 해서 해를 넘겨도 낫지 않으니, 계하季夏 무기일戊己日에 적병積病이 된다. 어찌하여 그렇게 말하는가? 폐병肺病이 간肝으로 전이하면 간肝은 당연히 비脾로 전이하려고 하나, 비脾는 계하에 마침 왕성해서 왕성한 것은 사기를 받으려 하지 않으니 간肝이 다시 폐肺로 되돌려 보내고자 하나 폐肺가 받아들이지 않으므로 맺혀 적積이 된다. 그러므로 비기肥氣가 계하季夏 무기일戊己日에 생김을 알 수 있다.

심心의 적積은 복량伏梁이라고 명명하니 배꼽 위에서 발생하여 크기가 팔뚝 같으며 위로 가서 심하心下에 이르고, 오랫동안 낫지 않으면 심번하니, 가을 경신일庚辛日에 적병積病이 된다. 어찌하여 그렇게 말하는가? 신병腎病이 심心으로 전이하면 심心은 당연히 폐肺로 전이하려고 하나, 폐肺는 가을에 마침 왕성해서 왕성한 것은 사기를 받으려 하지 않으니 심心이 다시 신腎으로 되돌려 보내고자 하나 신腎이 받아들이지 않으므로 맺혀 적積이 된다. 그러므로 복량伏梁이 가을 경신일庚辛日에 생김을 알 수 있다.

비脾의 적積은 비기痞氣라고 명명하니 위완胃脘에 있어서 손으로 만지면 크기가 쟁반과 같고, 오랫동안 낫지 않으면 사지불수四肢不隨가 생기고 황달黃疸을 발하며 음식물이 기부肌膚를 영양하지 못하니, 겨울 임계일壬癸日에 적병積病이 된다. 어찌하여 그렇게 말하는가? 간병肝病이 비脾로 전이하면 비脾는 당연히 신腎으로 전이하려고 하나, 신腎은 겨울에 마침 왕성해서 왕성한 것은 사기를 받으려 하지 않으니 비脾가 다시 간肝으로 되돌려 보내고자 하나 간肝이 받아들이지 않으므로 맺혀 적積이 된다. 그러므로 비기痞氣가 겨울 임계일壬癸日에 생김을 알 수 있다.

폐肺의 적積은 식분息賁이라고 명명하니 우측 옆구리 아래에 있어서 손으로 만지면 크기가 잔과 같고, 오랫동안 낫지 않으면 오싹오싹하게 한열왕래寒熱往來가 있고 천식喘息과 해수咳嗽가 있으며 폐옹肺癰이 발병하니, 봄 갑을일甲乙日에 적병積病이 된다. 어찌하여 그렇게 말하는가? 심병心病이 폐肺로 전이하면 폐肺는 당연히 간肝으로 전이하려고 하나, 간肝은 봄에 마침 왕성해서 왕성한 것은 사기를 받으려 하지 않으니 폐肺가 다시 심心으로 되돌려 보내고자 하나 심心이 받아들이지 않으므로 맺혀 적積이 된다. 그러므로 식분息賁이 봄 갑을일甲乙日에 생김을 알 수 있다.

신腎의 적積은 분돈賁豚이라고 명명하니 소복少腹에서 발생하여 위로 가서 심하心下에 이르고 돼지가 달리는 것처럼 혹은 위로 갔다 혹은 아래로 갔다 일정한 시간이 없고, 오랫동안 낫지 않으면 천식喘息하며 기역氣逆하고 골위骨痿와 소기少氣가 되니, 여름 병정일丙丁日에 적병積病이 된다. 어찌하여 그렇게 말하는가? 비병脾病이 신腎으로 전이하면 신腎은 당연히 심心으로 전이하려고 하나, 심心은 여름에 마침 왕성해서 왕성한 것은 사기를 받으려 하지 않으니 신腎이 다시 비脾로 되돌려 보내고자 하나 비脾가 받아들이지 않으므로 맺혀 적積이 된다. 그러므로 분돈賁豚이 여름 병정일丙丁日에 생김을 알 수 있다.

이것이 오적五積의 중요한 형성기전이다.

【演義】

본난의 중점은 오장五臟적병의 증상과 오랫동안 낫지 않아서 계속해서 발생된 병변에 있고, 동시에 오행의 상생상극相生相克 법칙이 오장五臟질병의 전변을 분석하는 기초가 되며, 오장적五臟積 형성의 기전을 설명하는 데 있다.

이를 원문 내용에 근거하여 표로 나타내면 아래와 같다.

五臟積病分類表

五臟	肝	腎	脾	肺	腎
積病名	肥氣	伏梁	痞氣	息積	賁豚
病理機傳	肺病傳於肝 肝當傳脾 脾季夏適王 王者不受邪 肝復欲還肺 肺不肯受 故留結爲積 故知肥氣以季夏戊己日得之	腎病傳心 心當傳肺 肺以秋適王 王者不受邪 心復欲還腎 腎不肯受 故留結爲積 故知伏梁以秋庚辛日得之	肝病傳脾 脾當傳腎 腎以冬適王 王者不受邪 脾復欲還肝 肝不肯受 故留結爲積 故知痞氣以冬壬癸日得之	心病傳肺 肺當傳肝 肝以春適王 王者不受邪 肺復欲還心 心不肯受 故留結爲積 故知息賁以春甲乙日得之	脾病傳腎 腎當傳心 心以夏適王 王者不受邪 腎復欲還脾 脾不肯受 故留結爲積 故知賁豚以夏丙丁日得之
症狀	在左脇下 如覆杯 有頭足	起齊上 大如臂 上至心下	在胃脘 覆大如盤	在右脇下 覆大如杯	發於少腹 上至心下 若豚狀 或上或下無時
繼續發生病變	發咳逆 痞瘧 連歲不已	病煩心	四肢不收 發黃疸 飮食不爲肌膚	洒淅寒熱 喘咳 發肺壅	喘逆 骨痿 少氣

본문 중의 오장적병五臟積病의 명칭, 증상, 계속 발생되는 병변 등은 일반적으로 이해하기 쉬우나, 그 중에 오직 병리기전에 관한 문제를 이해할 때는 반드시 융통성 있게 해야 한다. 그러한 것은 다만 하나의 서술 방법상 오행의 상승법칙으로 오장五臟질병의 전변을 설명하는 것이고, 실제로 이러한 질병의 발생은 모두가 전변에 따라 오는 것은 아니다. 동시에 본문 중의 "계하季夏 무기일戊己日에 병든다.", "가을 경신일庚辛日에 병든다." 등은 모두 오행이론에 따라 어느 한 장기가 어느 한 시일에 왕성하면 당연히 왕성한 것은 전하는 것을 받지 않으므로 여전히 이기지 못하는 장기에 머물러서 발병됨을 설명하였다.

아래 표의 배합법칙에 근거해서 오장五臟과 시일時日의 쇠왕衰旺 관계를 알 수 있으며, 따라서 오장적병五臟積病의 형성기전을 분석과 아울러 적당한 치료법을 찾을 수 있다.

五行五臟과 時日配合關係表

五 行	五 臟	四 時	日 干
木	肝	春	甲 乙
火	心	夏	丙 丁
土	脾	季夏	戊 己
金	肺	秋	庚 辛
水	腎	冬	壬 癸

【本難 要點】

1. 오장적병五臟積病의 증상을 열거하고 아울러 감별법을 말하였다.

2. 오장적병五臟積病이 오랫동안 낫지 않으면 계속해서 병변이 발생함을 분석하였다.
3. 오행상승 법칙으로 오장적병五臟積病의 전변을 설명하고, 아울러 시일과 결합하여 오장적五臟積의 형성기전을 설명하였다.

第57難

五泄의 증상과 명칭

泄은 凡有幾며 皆有名不잇가

然하다 泄은 凡有五요 其名은 不同하야 有胃泄이요 有脾泄이요 有大腸泄이요 有小腸泄이요 有大瘕泄[1]이니 各曰後重[2]이라 胃泄者는 飮食不化하고 色黃이요 脾泄者는 腹脹滿하고 泄注[3]하며 食卽嘔吐逆이요 大腸泄者는 食已窘迫[4]하고 大便色白하며 腸鳴切痛이요 小腸泄者는 溲而便膿血하며 少腹痛이요 大瘕泄者는 裏急後重하고 數至圊而不能便하며 莖中痛이니 此는 五泄之法也라

【國譯】

설사泄瀉에는 모두 몇 가지가 있으며 각각의 이름은 없는가?

설사는 모두 다섯 가지이고, 그 이름은 같지 않아서 위설胃泄·비설脾泄·대장설大腸泄·소장설小腸泄·대가설大瘕泄이 있으니 후중後重이라고도 한다. 위설胃泄은 음식이 소화되지 않고 안색이

---

1) 大瘕泄 : 楊玄操는 "瘕는 結이니 소복에 결괴가 있으며 또 설사하는 것이다."라고 하였고, 陳瑞孫은 "大瘕泄은 곧 腸僻이다."라고 하였으니 즉 이질이다.

2) 後重 : 滑伯仁은 "後重은 肛門下利를 의미한다."라고 하였다.

3) 注 : 급박한 설사가 물이 흐르는 것과 같다는 의미이다.

4) 窘迫 : 급박의 뜻이다.

황색이고, 비설脾泄은 복부가 창만하고 물이 쏟아지듯 설사를 하며 먹으면 곧 토하고, 대장설大腸泄은 먹자마자 화장실에 가고 대변색은 백색이며 장명腸鳴이 있고 끊어질 듯이 아프고, 소장설小腸泄은 소변과 대변 중 농혈膿血이 보이며 소복통少腹痛이 있고, 대가설大瘕泄은 이급후중裏急後重하고 자주 화장실에 가지만 변을 보지 못하며 음경에 동통이 있으니, 이와 같은 것이 오설五泄의 대요大要이다.

【演義】

일반적으로 설사 증상 모두를 '설泄'이라고 하는데 『소문素問』 중에는 손설飧泄·유설濡泄·동설洞泄 등의 명칭이 있다. 『난경難經』에는 또 증상의 차이를 근거로 오설五泄로 나누었는데, 실제로는 증상의 성질에 근거해서 두 가지 유형 즉 복사腹瀉와 이질痢疾로 나눌 수 있다.

1. 복사腹瀉

본난 중에 기술한 위설胃泄·비설脾泄·대장설大腸泄은 모두 이 유형에 속하여 대변이 희박稀薄한 특징이 있는 동시에 소화불량 증상과 간혹 가벼운 이급후중裏急後重도 있다. 다만 일반적으로 가끔 약간의 농혈이 섞이기도 한다. 병리상으로 이 모두는 비위脾胃의 운화와 부숙腐熟기능이 저하되어 발생되며, 비위脾胃기능이 저하되는 원인은 한습寒濕의 사기邪氣와 음식부절飮食不節 등이 있다.

2. 이질痢疾

'이질痢疾'은 옛날에 '장벽腸僻'이라 하였으며, 심한 이급후중裏急後重과 배변곤란排便困難 증상이 있으므로 또 '대하滯下'라고 부른다. 본난의 소장설小腸泄 · 대가설大瘕泄이 곧 이러한 유형에 속한다. 그 증상의 특징은 설사해도 시원하지가 않고, 이급후중裏急後重하며, 대변 중에 적백농혈赤白膿血이 섞이거나 심하면 발열하고 소변이 황적색인 증상 등이 나타난다. 그 원인은 대부분 습열濕熱의 적체積滯이다.

【本難 要點】

본난은 오설五泄의 증상과 내장內臟과의 연계, 증상에 따른 감별과 함께 실제로는 복설腹泄과 이질痢疾 2종 유형의 질병을 포괄하여 설명하였다.

第58難

광의의 傷寒

傷寒有幾하며 其脈有變不아

然하다 傷寒有五하니 有中風하고 有傷寒하고 有濕溫하고 有熱病하고 有溫病하야 其所苦各不同이라 中風之脈은 陽[1] 浮而滑하고 陰[1]濡而弱하며 濕溫之脈은 陽濡而弱하고 陰小而急하며 傷寒之脈은 陰陽俱盛而緊濇하며 熱病之脈은 陰陽俱浮나 浮之而滑하고 沈之散濇하며 溫病之脈은 行在諸經하야 不知何經之動也니 各隨其經所在而取之라

【國譯】

상한傷寒은 몇 가지가 있으며, 그 맥상脈象은 변화가 있는가? 없는가?

상한傷寒은 다섯 가지가 있으니 중풍中風·상한傷寒·습온濕溫·열병熱病·온병溫病이고, 그 증상은 각각 다르다. 중풍中風의 맥은 촌부寸部는 부활浮滑하고 척부尺部는 유약濡弱하며, 습온濕溫의 맥은 촌부는 부약浮弱하고 척부는 소급小急하며, 상한傷寒의 맥은 척부와 촌부가 모두 성盛하고 견삽堅澁하며, 열병熱病의 맥은 척부

---

1) 陽·陰 : 절맥부위인 寸部를 陽, 尺部를 陰이라 한다.

와 촌부가 모두 부浮하나 가볍게 누르면 활滑하고 세게 누르면 산삽散澁하며, 온병溫病의 맥은 각 경맥經脈에 산행散行하여 어떤 경맥經脈이 동動하는지를 알 수 없으니, 그 병이 각각 어느 경맥에 속하는 것인지 살핀 뒤에 그 맥을 짚는다.

【演義】

'상한傷寒'은 광의의 상한과 협의의 상한이 다른데, 광의의 상한은 바로 『소문素問·열론熱論』에 "열병熱病은 모두 상한傷寒의 종류이다."고 한 것과 같이 외감열병外感熱病의 총칭이다. 본문에서 말한 "상한傷寒은 다섯 가지가 있다."의 상한傷寒과 같다. 협의의 상한은 단지 한사寒邪에 상한 것을 말하는데, 즉 본문에서 말한 "상한傷寒의 맥"의 상한傷寒과 같다.

또한 이 다섯 가지 질병의 증상과 고통이 각각 다름을 설명하였는데, 이를 바탕으로 이 다섯 가지 질병의 맥상을 나누어 고찰하였다.

1. 중풍中風맥상

'중풍中風'은 풍사風邪가 기부肌膚를 직접 상하게 하는 질병이다. 풍風은 양사陽邪로 잘 돌아다니고 자주 변하며, 한寒으로 치우치면 한寒을 따라 변화해서 풍한風寒의 사기가 되고, 열熱로 치우치면 열熱을 따라 변화해서 풍열風熱의 사기가 된다. 본문에서 말한 '중풍中風'은 즉 『상한론傷寒論』 중의 태양표허증太陽表虛證이므로 맥이 "촌부는 부활하고 척부는 유약"하게 된다. 『상한론傷寒論·

변맥편辨脈篇』 중 "촌구맥이 부긴浮緊하면 부맥浮脈는 풍증風證이 되고 긴맥緊脈은 한증寒證이 되는데, 풍사風邪는 위기衛氣를 상하고 한사寒邪는 영기營氣를 상한다."라고 한 것은 풍사風邪가 위기衛氣를 상한 뒤에 촌맥이 부활浮滑하게 되고, 위기衛氣가 허하면 고음固陰할 수 없으므로 땀이 나서 영기營氣가 허하므로 척맥이 유약濡弱하게 됨을 설명하였으니, 바로 『상한론傷寒論』의 "태양병太陽病 중풍中風에 양맥陽脈은 부浮하고, 음맥陰脈은 약弱하다."와 같다.

2. 습온濕溫맥상

'습온濕溫'은 습사濕邪와 서사暑邪가 맞물려 생긴 질병이다. 습濕은 음사陰邪로서 양기陽氣를 막는데 다만 표에 속하므로 양맥陽脈이 부약浮弱하고, 서열暑熱은 양사陽邪로서 울결된 것이 막혀서 안에서 훈증하므로 음맥陰脈이 소급小急하게 되니, 섭림葉霖은 "먼저 서사暑邪를 받고 뒤에 습사濕邪를 받아서 열熱이 습濕을 막으면 그 맥이 양陽은 유약濡弱하고, 음陰은 소급小急하다. 유약맥濡弱脈이 양부陽部에 보이면 습기濕氣가 서기暑氣를 공격한 것이고, 소급맥小急脈이 음부陰部에 보이면 서기暑氣가 습기濕氣를 훈증한 것이다."라고 하였다.

3. 상한傷寒맥상

'상한傷寒'은 한사寒邪가 태양경太陽經의 표면에 침범한 것으로 기부肌膚에 침범하여 두항강통頭項强痛, 체통體痛, 구역嘔逆, 오풍

한惡風寒, 무한無汗하고 그 맥은 척과 촌이 모두 성盛하고 견삽堅澁하다. 이것은 한사寒邪가 영위營衛를 막으므로 표실무한表實無汗하고, 맥은 음양이 모두 견堅해서 기혈의 운행이 통창하지 않으므로 삽澁한 맥상이 나타나니, 바로 『상한론傷寒論』 중에 기술된 마황탕증麻黃湯證과 같다.

4. 열병熱病맥상

'열병熱病'은 온열溫熱의 사기를 받아서 발생된 질병으로, 여름철에 자주 볼 수 있는 일종의 서열병暑熱病이다. 그 맥상이 모두 부浮하나 가볍게 누르면 활滑하고, 세게 누르면 산삽散澁한 까닭을 섭림葉霖은 "맥의 음양이 모두 부浮한 것은 『금궤요략金匱要略』에 '부맥浮脈이 삭數한 것은 양기陽氣가 성하기 때문이고, 가볍게 누르면 활滑하고 세게 누르면 산삽散澁한 것은 활滑은 양陽이 외부에서 성하고, 삽澁은 음陰이 내부에서 쇠하기 때문이다.'라는 것이다."라고 하였다.

5. 온병溫病맥상

'온병溫病'은 봄철에 나타나는 온열병溫熱病을 가리키며, 그 맥상은 본문에서 말한 "온병溫病의 맥은 각 경맥經脈에 산행散行하여 어떤 경맥經脈이 동動하는지를 알 수 없으니, 각각 그 병이 어느 경맥에 속하는 것인지 살핀 뒤에 그 맥을 짚는다."에 근거하였으니, 그 의미는 본병의 범위가 매우 넓어서 맥상도 또한 반드시 병인病因과 병위病位에 근거해서 찾으라는 것이다.

傷寒에 有汗出而愈로대 下之而死者하고 有汗出而死로대 下之而愈者하니 何也오

然하다 陽虛陰盛엔 汗出而愈로대 下之卽死하고 陽盛陰虛엔 汗出而死로대 下之而愈라

【國譯】

상한傷寒에 발한發汗시키면 치료되나 사하瀉下시키면 죽는 경우도 있고, 발한發汗시키면 죽으나 사하瀉下시키면 치료되는 경우도 있으니 어떠한 것인가?

양陽이 허하고 음陰이 성한 데는 발한發汗시키면 치료되나 사하瀉下시키면 죽고, 양陽이 성하고 음陰이 허한 데는 발한發汗시키면 죽으나 사하瀉下시키면 치료된다.

【演義】

광의의 상한傷寒은 외감열병外感熱病을 총칭한 것인데, 그 치료원칙은 사기邪氣가 표부表部에 있으면 발한發汗시키고, 이부裏部에 있으면 사하瀉下시키는 것이다. 이 때문에 치법을 알맞게 쓰면 효과가 바로 나타나고, 잘못 쓰면 화禍가 금방 나타난다. 본문의 "양陽이 허하고 음陰이 성함"은 태양표실증太陽表實證을 가리키는데, 사기가 표부表部에 있으므로 발한시켜야 하고, 반대로 사하시키면 이기裏氣가 허한 곳에 사기가 침범하므로 예후가 불량하다.

"양陽이 성하고 음陰이 허함"은 양명부실증陽明腑實證과 같은 질환으로 사기가 이부裏部에 있으므로 급히 사하시켜야 하는데, 반대로 발한시키면 그 진액津液이 고갈되어 죽음에 이르게 된다.

寒熱之病은 候之如何也오

然하다 皮寒熱者는 皮不可近席하고 毛髮焦하고 鼻槀[2]하고 不得汗하며 肌寒熱者는 皮膚痛하고 脣舌槀하고 無汗하며 骨寒熱者는 病無所安하고 汗注不休하고 齒本槀痛이라

【國譯】

한열병寒熱病은 증후가 어떠한가?

피부皮膚에서 발하는 한열병寒熱病은 피부가 작열灼熱하여 자리에 앉을 수가 없고 피부와 모발이 마르고 콧속이 건조하고 땀이 나지 않으며, 기육肌肉에서 발하는 한열병寒熱病은 피부가 아프고 입술과 혀가 건조하고 땀이 나지 않으며, 골수骨髓에서 발하는 한열병寒熱病은 전신이 편안하지 못하고 땀이 쏟아져 그치지 않고 잇몸이 마르고 아프다.

【演義】

본 단락에서 말한 한열병寒熱病은 한열증상의 차이에 따라 피모皮毛에 있는 것, 기육肌肉에 있는 것, 골수骨髓에 있는 것의 세

2) 槀 : 枯와 같다. 마를 고.

가지 종류로 구별되는데, 경중輕重과 천심淺深의 의미가 포함되어 있다. 가장 약한 것은 피모皮毛에 있는 것이고, 그 다음은 기육肌肉에 있는 것이고, 가장 심한 것은 골骨에 있는 것이므로 그 병리와 증상은 각각 다르다.

외부 사기가 피모皮毛에 침범한 것은 인체의 가장 표면에 있는 것이다. 폐肺는 피모를 주관하고 코에 개규하므로 병이 들면 피부가 작열하여 자리에 앉을 수 없고, 모발이 윤택하지 못하고, 콧속이 건조하고, 땀이 나지 않는 등의 증상이 나타난다. 외감의 사기가 기육肌肉에 침범하면 사기가 피모에 있는 것과 비교하면 매우 중한데, 기육은 양명陽明이 주관하며, 양명맥陽明脈은 입을 끼고 입술을 순환하므로 그 병은 피부나 기육에 통증이 있고 입술과 혀가 건조하고 또 땀이 나지 않는 등의 증상이 나타난다. 만약 병사가 더 깊이 들어가면 골수骨髓에 침범하는데 골骨은 신腎이 주관하고, 신腎은 또 정精을 저장하며 액液을 주관하므로 한열이 골수에 있으면 그 병은 비교적 심하므로 불안한 상태를 나타내고, 신액腎液이 나와 땀이 많이 나고 치아가 건조하고 아프다.

한열의 구분을 세 가지 유형으로 구분한 것에 대해 정금丁錦은 『상한론傷寒論』을 인용하여 말하기를 "피부皮膚의 한열寒熱은 중경仲景이 말한 태양표증太陽表證으로 풍風에는 계지탕桂枝湯을 쓰고, 한寒에는 마황탕麻黃湯을 써서 발한시키면 낫고, 기육肌肉의 한열寒熱은 중경仲景이 말한 사기가 반표반리半表半裏에 있는 것으로 소시호탕小柴胡湯을 써서 화해和解하면 나으며, 골수骨髓의 한열寒熱은 안에서 한열이 발생한 것으로 중경仲景이 말한 정양양명이증正陽陽明裏證으로 승기탕承氣湯을 써서 사하시키면 낫는다." 고 하였으니 같이 참고할 만하다.

【本難 要點】

1. 광의의 상한傷寒 범위는 중풍中風, 상한傷寒, 습온濕溫, 열병熱病, 온병溫病 등의 질환을 포괄함을 설명하였다.
2. 상술한 5종 질병의 맥상을 임상에서 감별하기 쉽도록 상세히 분석하였다.
3. 상한傷寒의 치료방법을 예를 들어 음양표리陰陽表裏의 성쇠에 따른 적당한 한법汗法과 하법下法치료에 대하여 설명하였다.
4. 외감한열증外感寒熱證은 인체에서 피모皮毛, 기육肌肉, 골수骨髓의 세 층에서 다르게 발함을 설명하였고, 아울러 각각 다른 증상이 나타남을 거론함으로써 증상을 분석하고 변별하는 데 편리하도록 하였다.

第59難

狂病과 癲病의 감별

狂癲之病은 何以別之오

然하다 狂疾之始發에 少臥而不飢하고 自高賢也하며 自辨智也하고 自倨[1]貴也하며 妄笑好歌樂하고 妄行不休가 是也요 癲疾始發에 意不樂하고 僵仆[2]直視라 其脈은 三部陰陽俱盛[3]이 是也라

【國譯】

광병狂病과 전병癲病은 어떻게 구별하는가?

광병狂病이 발생함에 잠을 적게 자며 배고픈 줄을 모르고, 스스로 현명한 자로 높이며, 스스로 지혜로운 자로 변론하고, 스스로 고귀하다고 오만하며, 실없이 웃거나 노래를 부르고, 쉬지 않고 돌아다니는 것이 이것이다. 전병癲病이 발생함에 기분이 즐겁지 못하고, 누워서 꼼짝하지 않고 눈동자를 움직이지 않는다. 그(광병狂病과 전병癲病의) 맥은 삼부三部의 음양맥陰陽脈이 모두 성하다.

---

1) 倨 : 오만하여 겸허하고 온화하지 않음을 뜻한다.

2) 僵仆 : 일어설 수 없고 누워서 움직이지 않음을 뜻한다.

3) 三部陰陽俱盛 : 三部는 寸·關·尺을 가리키며, 陰陽에서 陰은 尺部를, 陽은 寸部를 가리킨다. 俱盛은 좌우 두 손의 맥이 같이 강성한 것을 뜻한다.

【演義】

광병狂病과 전병癲病은 음양이 편승偏勝한 두 가지 종류의 질병이다. 양기陽氣가 편승하면 광병狂病이 되는데, 양陽은 주로 동動하므로 발병 시에 실없이 웃고 노래 부르며, 쉬지 않고 돌아다니는 등의 특징을 보인다. 음기陰氣가 편승偏勝하면 전병癲病이 되는데, 음陰은 주로 정靜하므로 발병할 때에 눈을 똑바로 뜨고 드러누워 움직이지 않는 등의 특징을 보인다. 그 병리기전은 제20난에서 말한 "척촌尺寸이 모두 양맥陽脈이 나타나면 광증狂症이고, 척촌尺寸이 모두 음맥陰脈이 나타나면 전증癲症이다."라고 한 내용과 같다.

삼부三部의 음양맥陰陽脈이 모두 성한 것은 전癲 · 광狂 2종의 질병을 포괄해서 말한 것이며, 촌부寸部는 양陽에 속하고, 척부尺部는 음陰에 속하니 광병狂病의 맥상은 두 촌이 모두 성하고, 전병癲病의 맥상은 두 척이 모두 성하니, 활백인滑伯仁이 "그 삼부의 음양맥陰陽脈이 모두 성하다는 것은 양陽에 발생하여 광狂이 되면 양맥陽脈이 모두 성하게 되며, 음陰에 발생하여 전癲이 되면 음맥陰脈이 모두 성하게 된다."고 한 것과 같다.

전癲과 광狂은 보편적으로 나타나는 정신이상의 질병으로 '전癲'은 속칭 '문질文疾'이라 하고, '광狂'은 속칭 '무질武疾'이라 한다. 본문에 기술한 증상에 따라 보면, 광병은 비교적 상세하게, 전병은 비교적 간략하게 기술하였는데, 그 중에 "기분이 즐겁지 못함"은 전병증상의 하나에 속하고, "누워서 꼼짝하지 않고 눈동자를 움직이지 않는다."는 전병이 아니라 실제로 간질癎疾의 증상이다. '간癎'은 양간풍羊癎風이나 저간풍猪癎風으로 불리며 그 증상은 졸도, 인사불성, 수족의 뒤틀림, 두 눈을 치켜뜨는 증상 등이고 시간이 지나 깨어나면 정상인과 같은데 본문에서 기술한 증상과 대부분 같다.

【本難 要點】

증상에 따라 전병癲病과 광병狂病으로 구분하였다. 전병癲病은 정적인 것을 좋아하므로 음陰에 속하고, 광병狂病은 동적인 것을 좋아하므로 양陽에 속한다.

第60難

頭痛과 心痛의 2종 유형

頭心之病은 有厥[1]痛하고 有眞痛하니 何謂也오

然하다 手三陽之脈이 受風寒하야 伏留而不去者면 則名厥頭痛이요 入連在腦者는 名眞頭痛이라 其五藏氣相干[2]하면 名厥心痛이요 其痛甚이 但在心하고 手足靑者는 卽名眞心痛이니 其眞心痛者는 旦發夕死하고 夕發旦死라

【國譯】

두부頭部와 심장心臟의 병은 궐통厥痛과 진통眞痛이 있으니 어떠한 것을 말하는가?

수삼양手三陽의 맥이 풍한사風寒邪를 받아서 머물러 제거되지 않으면 궐두통厥頭痛이라 하고, 들어가 뇌腦에 이어진 것을 진두통眞頭痛이라 한다. 그 오장기五臟氣가 서로 침범하면 궐심통厥心痛이라 하고, 그 통증이 심한 것이 다만 심부心部에만 있으며 수족이 청랭靑冷한 것은 진심통眞心痛이라 하니, 진심통眞心痛이라는 것은 아침에 발생하면 저녁에 죽고, 저녁에 발생하면 아침에 죽게 된다.

---

1) 厥 : 逆也. 상기 궐.

2) 干 : 犯也. 범할 간.

【演義】

본난은 두통頭痛과 심통心痛의 두 질병을 다시 두 가지 유형으로 나누고 있다.

경맥經脈 혹은 오장五臟이 먼저 병이 되었다가 머리나 심장에 영향을 미친 것을 궐두통厥頭痛, 혹은 궐심통厥心痛이라 한다. 가령 수삼양경手三陽經이 외인인 풍한사風寒邪의 침습을 받으면 사기邪氣가 경맥에 머물러 경기經氣가 정상적으로 운행되지 못하게 하므로 궐두통厥頭痛이 발생하며, 그 증상은 『영추靈樞 · 궐병厥病』에 "궐두통厥頭痛은 안면이 부어오르면서 번심煩心한다."와 같다. 만약 오장五臟이 사기를 받아 그 기氣가 역란하여 심장에 영향을 미치면 궐심통厥心痛이 발생하며, 그 증상은 『영추靈樞 · 궐병厥病』에 "궐심통厥心痛은 흉부와 등이 서로 잡아당기고, 자주 광란을 하며, 뒤에서 심장을 찌르는 듯하다."와 같다.

증상이 두뇌頭腦에 국한되거나 심장心臟 자체에서 발생된 병변이면 그것을 진두통眞頭痛, 혹 진심통眞心痛이라 한다. 한사寒邪가 뇌에 머물러 두통이 된 것은 진두통眞頭痛이라 명명하는데, 뇌腦는 수해髓海로서 진기眞氣가 모이는 곳이므로 사기를 받으면 병이 중하여 치료할 수 없으니, 『영추靈樞 · 궐병厥病』에 "진두통眞頭痛은 두통이 심하여 뇌까지 다 아프고, 수족이 한랭寒冷한 것이 관절까지 이르면 치료할 수 없다."고 하였다. 또한 병사가 직접 심장을 상하게 하여 발생된 동통은 진심통眞心痛이 되는데, 병의 정도가 대부분 매우 중해서 예후가 불량하니, 『영추靈樞 · 궐병厥病』에 "진심통眞心痛은 수족이 청랭青冷하고 심통心痛이 심하며, 아침에 발생하면 저녁에 죽고, 저녁에 발생하면 아침에 죽는다."고 하였다.

【本難 要點】

발병 원인과 증상의 경중으로 두통頭痛과 심통心痛을 두 가지로 구별하면서 두통은 궐두통厥頭痛과 진두통眞頭痛으로, 심통은 궐심통厥心痛과 진심통眞心痛으로 나누었고, 이로 인하여 단지 발병 증상의 차이뿐만 아니라 예후도 차이가 있음을 설명하였다.

第61難
望·聞·問·切의 四診

經에 言望而知之를 謂之神이요 聞而知之를 謂之聖이요 問而知之를 謂之工이요 切脈而知之를 謂之巧라하니 何謂也오

然하다 望而知之者는 望見其五色하야 以知其病이요 聞而知之者는 聞其五音하야 以別其病이요 問而知之者는 問其所欲五味하야 以知其病所起所在也요 切脈而知之者는 診其寸口하야 視其虛實하야 以知其病과 病在何藏府也라 經에 言以外知之를 曰聖이요 以內知之를 曰神은 此之謂也라

【國譯】

『의경醫經』에 보아서 병을 아는 것을 신의神醫라 하고, 들어서 병을 아는 것을 성의聖醫라 하고, 물어서 병을 아는 것을 공의工醫라 하고, 진맥하여 병을 아는 것을 교의巧醫라 하니 어떠한 것을 말하는가?

보아서 병을 안다는 것은 그 오색五色을 살펴서 병을 아는 것이고, 들어서 병을 안다는 것은 그 오음五音을 들어서 병을 구별한다는 것이고, 물어서 병을 안다는 것은 좋아하는 오미五味를 물어서 그 병이 생긴 곳과 있는 곳을 아는 것이고, 진맥하여 병을 안다는 것은 촌구맥寸口脈을 진맥하여 그 허실을 보아서 병과 병의

장부臟腑 소재를 아는 것이다. 『의경醫經』에 외부에 나타난 것으로써 병을 아는 것을 성의聖醫이라 하고, 내부에 있어서 외부로 나타나지 않은 병을 아는 것을 신의神醫라 한 것은 이것을 말한다.

【演義】

망望 · 문聞 · 문問 · 절切을 합해서 사진四診이라 하는데, 임상에서 질병을 진찰하는 주요방법이다. 사진을 이용하여 환자의 각 방면 증상을 관찰한 뒤에 팔강八綱, 즉 음陰 · 양陽 · 표表 · 이裏 · 한寒 · 열熱 · 허虛 · 실實을 다시 운용하여 귀납적으로 분석하고, 그것에 의하여 진단과 치료를 확정한다. 그러므로 사진은 질병을 진단하고 치료하는 관건이고, 모든 의사가 반드시 파악해야 한다.

1. 망진望診

'망望'은 의사가 환자의 외면에 나타나는 증상을 관찰하는 것으로, 이러한 진찰방법을 망진望診이라 한다. 망진의 내용에는 오색五色, 신기神氣, 형태形態, 설태舌苔 등의 부분을 관찰하는 것을 포괄하며, 그 가운데 특히 오색五色을 위주로 하므로 원문에서 "오색五色을 살펴서 그 병을 아는 것"이라 하였다. 그러나 신기神氣 · 형태形態 · 설태舌苔 등도 망진 중에 소홀히 할 수 없는 부분이다.

2. 문진聞診

'문聞'의 내용은 두 가지 방면을 포괄하는데, 하나는 청각聽覺을 이용하는 것이고, 하나는 후각嗅覺을 이용하는 것이다. 그중에 특히 청각을 중시하여, 환자가 내는 소리를 듣는다. 원문에 "오음五音을 들어서 그 병을 구별한다는 것"이라 하여 환자가 내는 소리, 즉 해수咳嗽, 호흡呼吸, 언어言語 등을 모두 의사가 청각으로 판별하여 진단함을 설명하였다.

3. 문진問診

"그 좋아하는 오미五味를 묻는다."는 것은 단지 문진問診의 내용 중의 하나이다. '소욕所欲'은 환자가 좋아하는 것 즉 냉한 것을 좋아하는가, 따뜻한 것을 좋아하는가, 움직이는 것을 좋아하는가, 고요한 것을 좋아하는가, 신맛을 좋아하는가, 단맛을 좋아하는가 등이다. 오미五味는 산酸·고苦·감甘·신辛·함鹹의 다섯 가지 맛이다. 문진問診으로 얻은 자료는 진단에 도움이 되며, 그 진단에 따라서 질병의 발생을 알 수 있다. 문진問診의 범위는 광범위하여 후세 의가들은 문진問診을 매우 중시했는데, 예를 들면 장경악張景岳이 만든 「십문가十問歌」는 "첫째는 한열寒熱, 둘째는 한汗, 셋째는 두신頭身, 넷째는 변便, 다섯째는 음식飮食, 여섯째는 흉胸, 일곱째는 성음聲音, 여덟째는 갈증渴症을 묻고, 아홉째는 맥색脈色으로 음양陰陽을 관찰하고, 열 번째는 기미氣味로 신神을 보니, 보는 것이 정해져 비록 일이 어렵지 않으나 반드시 명철하게 하여 원망을 초래하지 않도록 해야 한다."고 하여 문진의 범위를 확대하였고 구체화하였다.

4. 절진切診

'절切'은 누른다는 의미이며, 의사가 손으로 환자의 체표를 눌러서 다르게 나타나는 것에 따라 질병을 변별하는 것을 모두 절진切診이라 한다. 그 내용은 맥진脈診과 촉진觸診, 이 두 가지를 포괄하는데, 본난에서 말한 것은 촌구맥寸口脈을 진맥하는 것에 한정하여 원문에 "진맥을 해서 병을 안다는 것은 촌구맥寸口脈을 진맥하는 것"이라고 명확히 표시하였다.

이상 네 가지 진단법에 신의神醫 · 성의聖醫 · 공의巧醫 · 교의工醫로 구별하여 네 등급의 기술상 고저가 다르며, 또 각각 그 특징과 내용이 있음을 설명하였다. 그중에 망진望診과 절진切診을 더욱 중요시하여 후세에 편찬한 『맥경脈經』에는 「맥색脈色」, 「색진色診」, 「맥진脈診」 등의 편명이 있다. 마지막에 말한 "외부로 나타난 것으로써 병을 아는 것을 성의聖醫이라 하고, 내부에 있어서 외부로 나타나지 않은 병을 아는 것을 신의神醫라 한다."는 밖으로 나타난 증상으로 질병의 발생을 진단할 수 있으면 '성의聖醫'라 칭하고, 인체 내부에 질병이 있어서 증상이 밖으로 나타나지 않아도 질병의 발생을 진단할 수 있으면 '신의神醫'라 칭한다는 것이다. 성의聖醫와 신의神醫를 대비시킨 것도 양자의 기술상 고저를 설명한 것이다.

【本難 要點】

1. 신의神醫 · 성의聖醫 · 공의巧醫 · 교의工醫 넷을 들어서 사진四診의 기술적인 고저를 설명하였다.
2. 사진四診 중에 포괄된 내용과 진단가치를 간략히 서술하였다.

第 5 장

兪穴

第62難

臟腑 五兪穴의 구별

藏은 井滎[1]有五요 府는 獨有六者하니 何謂也오

然하다 府者는 陽也요 三焦는 行於諸陽이라 故로 置一兪하니 名曰原[2]이라 府有六者하니 亦與三焦로 共一氣也라

【國譯】

오장五臟은 정井·형滎·수兪·경經·합合의 5개 혈이 있고, 육부六腑는 6개 혈이 있으니 어떠한 것을 말하는가?

육부六腑는 양陽에 속하고 삼초三焦의 기氣는 모든 양경陽經으로 운행한다. 그러므로 한 개의 수혈을 더 두었으니 원혈原穴이라 한다. (그러므로) 육부六腑에는 6개 혈이 있으니, 또한 삼초三焦와 더불어 모두 한 기氣이다.

【演義】

1) 오장五臟에는 오수五兪가 있고 육부六腑에는 육수六兪가 있다. 오장五臟의 경맥은 모두 정井·형滎·수兪·경經·합合의 5개 혈위가 있으며, 이는 모두 본경의 순행 경로상에 분포

---

1) 井滎 : 井·滎·兪·經·合 五穴의 총칭이다.

2) 原 : 본래의 의미는 원혈이다.

한다. 육부六腑의 경맥에는 정井·형滎·수兪·경經·합合의 5개 혈 이외에 1개 혈이 더 있으니 원혈原穴이라고 한다. 본난에서는 이 문제를 개괄적 설명을 하고 있다.

『영추靈樞·구침십이원九鍼十二原』에 "五藏五兪 五五二十五兪 六府六兪 六六三十六兪"라고 하였고, 「본수本輸」에는 "五藏六府之兪 五五二十五兪 六六三十六兪也"라 하였으니, 이는 모두 장부臟腑의 정井·형滎·수兪·경經·합合혈穴의 숫자를 계산한 것이다. 정井··형滎·수兪·경經·합合의 의의는 제64난에 나오는데, 이에 대해 양현조楊玄操는 "오장五臟의 맥이 출出하는 곳이 정井이 되고, 유流하는 곳이 형滎이 되고, 주注하는 곳이 수兪가 되고, 행行하는 곳이 경經이 되고, 입入하는 곳이 합合이 되니 이를 오수五兪라 하고 목木·화火·토土·금金·수水와 상응한다. 육부六腑도 역시 출出하는 곳이 정井이 되고, 유流하는 곳이 형滎이 되고, 주注하는 곳이 수兪가 되고, 행行하는 곳이 경經이 되고, 입入하는 곳이 합合이 되니 이 오수五兪 역시 오행과 상응하나 원혈原穴만이 오행과 상응하지 않는다. 원原은 원元이니 원기原氣는 삼초三焦의 기氣이다."라고 하였다.

2) 원혈原穴은 본문에서 육부六腑에 한 개씩 더 있어 매 경맥에 모두 6개 혈이 있다고 하였으나, 실제로 오장五臟의 5개 혈 중에도 원혈原穴이 있으니 '수혈兪穴'이 '원혈原穴'이 된다. 제66난에 "폐肺의 원혈原穴은 태연太淵에서 출出하고, 심心의 원혈原穴은 대릉大陵에서 출出한다."고 한 것 등은 오장五

臟 가운데 수혈兪穴이 원혈原穴을 대체함을 설명한 것이다. 육부六腑에 한 개의 원혈原穴이 더 있는 것은 삼초기화三焦氣化에 관계가 되므로 『내경內經』에 "과過하는 바를 원혈原穴"이라 하였다.

오장五臟과 육부六腑의 표리表裏 배합에서 삼초三焦는 짝이 없으므로 고부孤腑라 한다. 인체에서 삼초三焦의 인체에서 작용은 막대하여 상·중·하 3개 부분으로 나누어 설명하고 있다. 그것을 개괄적으로 말하면 장부臟腑의 기능과 관계되어 수액水液의 운화와 수포 및 배설을 주관하며, 이 기화 과정은 매우 복잡하다. 이처럼 오장육부五臟六腑의 기화氣化와 삼초三焦의 기화氣化와는 밀접한 관계가 있으므로 육부六腑의 원혈原穴은 또한 기화 작용을 소통시키는 요로이다.

'모두 한 기氣'라는 것에 대해 역대 주가들의 의견이 같지 않으니, 원혈原穴이 지나는 곳에 속하는 것으로 인식하기도 하고, 삼초三焦의 기氣에 속하는 것으로 인식하기도 한다. 서영태徐靈胎는 "『영추靈樞·본수本輸』에 과過하는 곳의 혈을 원혈原穴로 삼았으니, 대개 삼초三焦가 운행하는 거리가 멀어서 그 기氣가 모이는 곳이 5개 혈穴로는 부족하므로 별도로 1개 혈穴을 두어 원혈原穴이라 한 것이다. '모두 한 기氣'라는 것은 제양諸陽을 행行하는 것을 말하며 삼초三焦에서 출出하는 기氣를 말하지는 않는다."고 하였고, 황원어黃元御는 "부腑에는 육부六腑가 있어 오장五臟 이외에 삼초三焦가 있으므로 한 개의 원혈原穴이 더 있어 이와 배합되니 이 또한 삼초三焦와 같이 한 기氣가 된다."고 하였으니, 양자의 실질적인 의미는 일치하므로 모두 참고할 만하다.

【本難 要點】

1. 오장五臟의 정井·형滎 등 5개 혈穴과 육부六腑의 정井·형滎 등 6개 혈穴을 구별하였고, 부腑에 원혈原穴이 하나 더 있는 이유를 설명하였다.
2. 폐腑의 원혈原穴과 삼초三焦의 기氣에 대한 관계를 설명하였다.

第63難

井穴로 시작하는 의의

十變에 言五藏六府의 滎合이 皆以井爲始者는 何也오

然하다 井者는 東方春也니 萬物之始生이요 諸蚑行喘息1)하고 蜎飛蠕動2)하야 當生之物이 莫不以春生이라 故로 歲數始於春하고 日數始於甲 故로 以井으로 爲始也라

【國譯】

『십변十變』에 오장육부五臟六腑의 정井·형滎·수兪·경經·합合 등 수혈이 모두 정혈井穴에서 시작한다는 것은 어찌하여 그런가?

정혈井穴은 동방춘목東方春木에 속하니 만물이 발생하기 시작하고, 벌레들이 고개를 들고 바쁘게 움직이기 시작하며 모든 충류가 날고 움직이기 시작하여 모든 생물이 봄의 생기로써 활동하지 않음이 없다. 그러므로 봄은 일 년의 시작이 되고, 갑甲은 일수의 시작이 되므로 정혈井穴로써 시작으로 삼는다.

---

1) 蚑行喘息 : 蚑는 『說文』에 벌레가 기어가는 모양이고 行은 머리를 드는 것이며, 천식은 호흡이 촉박한 것이다. 전체적으로 풀이하면 이는 생물이 봄을 만나 극렬하게 활동을 개시한다는 의미이다.

2) 蜎飛蠕動 : 蜎은 벌레가 비행하는 것이고, 蠕은 벌레가 움직이는 것이다. 蜎飛蠕動은 蟲類가 비행활동을 한다는 의미이다.

【演義】

“정혈井穴에서 시작함”에 대한 해석은 역대 주석가들이 같은 생각이며, 본난에서는 이를 더욱 분명하게 밝혔다. 또 이에 반대되는 의견도 있으니, 예를 들면 양현조楊玄操는 “장부臟腑는 모두 정혈井穴에서 시작하니, 정井은 계곡의 샘을 말하고, 파서 만든 우물은 아니다. 산이나 계곡 가운데 샘이 처음 솟아나는 곳이 있으니 이를 정井이라 하며 정井은 주로 출出의 의미가 있다.”고 하였다. 활백인滑伯仁은 “십이경맥十二經脈이 출出하는 곳의 혈穴은 모두 정井이라고 하는데, 형滎·수兪의 처음이 되는 것은 정井이 동방목東方木을 주재하고 목木은 춘春이고 만물이 발생하는 시작이 되기 때문이다.”라고 하였으니, 이는 본난의 해석과 같다. 또 서영태徐靈胎는 “『영추靈樞·본수本輸』에 ‘장臟의 정井은 모두 목木에 속하고, 부腑의 정井은 모두 금金에 속한다.’고 하였다. 이제 오장육부五臟六腑의 정井이 모두 목木에 속한다는 것은 원문에 어긋나고 또한 제64난의 문장과도 서로 다르다. 만약 오직 장臟의 정井만이 목木에 속하고 부腑는 그렇지 않다면, 부腑 또한 정井에서 시작하는데 목木에 속하지 않는 것은 어찌 된 것인가? 아래에 빠뜨린 것이 많다.”고 하였다. 최근 장산뢰張山雷도 인식하기를 “이러한 답은 편견을 가진 사람이 망령되게 억지로 이치를 끌어다 붙인 것으로서 하나만 알고 둘은 알지 못한 것이다. 만약 진월인秦越人에게 이 이론을 말하면 그는 말문이 막혀 크게 통곡할 것이며, 서영태徐靈胎는 빠뜨린 것이 많음을 나무랄 것이다.”라고 하였다.

원문에 근거하여 보면 정혈井穴은 수혈兪穴의 배열 순서를 설명하는 데에 중요하며, 오수혈五兪穴의 시작점으로 정혈井穴은 매 경맥의 가장 끝 부분에 있고 그다음으로 형滎·수兪·경經·합合혈穴이 있다. 이 밖에 임상치료에서 정혈井穴에 자침하여 더욱 좋은 치료효과가 있는 것이 만물이 봄을 만나 회생하는 것과 아주 닮았으므로 동방춘목東方春木으로 비유하였다. 이는 대지에 봄이 돌아와 만물이 활기차게 자라 번영하고, 생물이 왕성하게 활동하는 것을 비유한 것이다. 때[時]의 순서에서 봄이 일 년의 개시가 되고, 갑간甲干은 월건月建의 첫 번째 일수이니, 이러한 것은 모두 수혈兪穴의 시작인 정혈井穴이 좋은 시기인 봄을 만나며 갑甲을 만나는 것과 같고, 치료에는 병의 회춘작용이 일어나는 것을 상징한 것이다.

【本難 要點】

본난에서는 비류취상比類取象하는 방법으로 인체의 정혈井穴이 오수혈五兪穴의 시작이 되는 것은 일 년의 시작인 봄의 형상에 비유하여 같음을 설명하였다.

第64難

井·滎·兪·經·合穴의 음양오행 속성

十變에 又言陰井木이며 陽井金이요 陰滎[1]火며 陽滎水요 陰兪[2]土며 陽兪木이요 陰經[3]金이며 陽經火요 陰合水며 陽合土라하야 陰陽이 皆不同하니 其意는 何也오

然하다 是剛柔之事也라 陰井乙木이요 陽井庚金이니 陽井庚의 庚者는 乙之剛也요 陰井乙의 乙者는 庚之柔也라 乙爲木 故로 言陰井木也요 庚爲金 故로 言陽井金也니 餘皆放此라

【國譯】

『십변十變』에 음경陰經의 정혈井穴은 목木이며 양경陽經의 정혈井穴은 금金이고, 음경陰經의 형혈滎穴은 화火이며 양경陽經의 형혈滎穴은 수水이고, 음경陰經의 수혈兪穴은 토土이며 양경陽經의

---

1) 滎 : 『說文』에 '滎은 아주 작은 물'이라 하였고, 楊玄操는 "샘물이 솟아나서 가까운 곳에 머물러 물길이 아직 큰 줄기를 이루지 못하였으므로 滎이라 하니, 滎은 작은 물줄기의 형상이다."라고 하였다.

2) 兪 : 腧, 輸와 같다. 『說文』에는 "腧는 보내는 것을 맡은 것"이라 하였으며, 葉霖은 "輸瀉와 같이 흐르는 것"이라 하였다.

3) 經 : 徑과 의미가 통한다. 『爾雅』에서 水를 풀이하는데 "곧은 물결은 徑이라 한다."고 하였고, 滑伯仁은 "兪에서 시작하여 여기를 경과하니 經이라 한다."고 하였다.

수혈兪穴은 목木이고, 음경陰經의 경혈經穴은 금金이며 양경陽經의 경혈經穴은 화火이고, 음경陰經의 합혈合血은 수水이며 양경陽經의 합혈合血은 토土라 하여 음양陰陽이 모두 같지 않으니 그 의미는 어떠한가?

양성陽性은 강剛하고 음성陰性은 유柔하므로 강유剛柔가 서로 배합된다. 음陰의 정혈은 을목乙木이 되고, 양陽의 정혈은 경금庚金이 되니, 양정경금陽井庚金은 음정을목陰井乙木의 강剛이고 음정을목陰井乙木은 양정경금陽井庚金의 유柔이다. 을乙은 음목陰木이 되므로 음경陰經의 정혈은 목木에 속하고, 경庚은 양금陽金이 되므로 양경陽經의 정혈은 금金에 속한다고 하니 기타 오수혈五兪穴도 모두 이와 같다.

【演義】

본난은 정井·형滎·수兪·경經·합合의 오수혈五兪穴과 음양오행을 배합하는 근거를 십천간十天干과 결합하여 상호관계를 설명하였다. '음陰'은 음경陰經을 가리키고 '양陽'은 양경陽經을 가리키며, '강剛'과 '유柔'는 곧 오수혈五兪穴의 음경陰經과 양경陽經의 구별에서 양경陽經은 강剛이 되고 음경陰經은 유柔가 된다. 아울러 정혈井穴을 예로 들면 양정경금陽井庚金은 강剛이 되고 음정을목陰井乙木은 유柔가 되니, 이는 십천간十天干의 음양속성에서 온 것이다.

十天干陰陽 속성표

陽	甲	丙	戊	庚	任
陰	乙	丁	己	辛	癸

위 표와 같이 정井 · 형滎 · 수兪 · 경經 · 합合의 오수혈五兪穴은 음양陰陽이 서로 배합되어 각각 그 동류를 따라 강유剛柔가 서로 가지런하므로 음정陰井은 목木에서 시작하고, 양정陽井은 금金에서 시작하니 이는 일종의 이론적인 방법이다. 임상에서 이 오수혈五兪穴 가운데에 오행속성의 상호제약관계를 운용하여 상호 간에 특정한 작용을 일으키게 할 수 있다.

【本難 要點】

본난은 음양의 강유剛柔와 오행五行을 배합시켜 정井 · 형滎 · 수兪 · 경經 · 합合혈의 속성을 구별하고 아울러 음경陰經 · 양경陽經의 정혈井穴을 예로 들어 음경陰經의 정혈井穴은 목木에 속하고, 양경陽經의 정혈井穴은 금金에 속하며 그 가운데에 음양의 법칙이 있음을 설명하였다.

第65難

井·合穴이 出과 入이 되는 이유

經에 言所出爲井이요 所入爲合이라하니 其法은 奈何오

然하다 所出爲井의 井者는 東方春也니 萬物之始生이라 故로 言所出爲井也요 所入爲合의 合者는 北方冬也니 陽氣入藏이라 故로 言所入爲合也라

【國譯】

『의경醫經』에 이르기를 출出하는 것은 정井이 되고, 입入하는 것은 합合이 된다고 하니 그 법칙法則은 어찌하여 그런가?

출出하는 것이 정井이 됨은 정혈井穴이 동방춘목東方春木에 속하니 만물이 발생하기 시작하는 것이므로 경락의 기氣가 출出하는 것에 비유하여 정井이라 하였고, 입入하는 것이 합合이 됨은 합혈合穴이 북방동수北方冬水에 속하니 양기陽氣를 수렴하여 저장하는 것이므로 경락의 기氣가 입入하는 것에 비유하여 합合이라 하였다.

【演義】

십이경맥十二經脈이 기원하는 곳은 모두 정혈井穴에서 시작하며, 정井이란 글자의 함축된 의미는 이미 앞에서 해석하였고, 본난에서는 다시 만물이 출出하는 것을 경락의 기氣가 시작하는 것

으로 비유하였다. 인체 경락의 기氣는 끝이 없는 고리와 같이 전신을 순행하고 정혈井穴이 각 경맥의 시작과 끝이 되는데, 기혈氣血의 순행도 이와 같아서 정혈井穴에서 출出한 연후에 다른 혈이나 다른 경맥을 향하여 순행하니 "출出하는 것이 정井이 됨"이라 한다. 합혈合穴은 정혈井穴과 상반되니 이는 오수혈五兪穴 중 가장 끝으로 부위는 모두 주슬관절肘膝關節에 있으며, 기혈氣血의 순행에서는 바깥에서 안으로 입入하므로 겨울에 양기陽氣가 잠복내장되는 것에 비유하여 "입入하는 것이 합合이 됨"이라 하였다. 정금丁錦은 "이는 정井·형滎·수兪·경經·합合혈이 춘春·하夏·추秋·동冬으로 순행하는 것과 같이 사방으로 끝없이 순행함을 말한다."고 하였다.

【本難 要點】

본난에서는 경맥經脈 중 경기經氣의 운행이 정혈井穴에서 시작하여 합혈合穴에 이르러 안으로 입入하는 것을 시령時令의 순서를 살펴봄과 겨울에 비유하여 설명하였으며, 실제로는 오수혈五兪穴의 범위 내에서 경기經氣가 순행하는 상태를 설명하였다.

第66難

十二經의 原穴

經에 言肺之原은 出於太淵하고 心之原은 出於太(大)陵하고 肝之原은 出於太衝하고 脾之原은 出於太白하고 腎之原은 出於太谿하고 少陰之原은 出於兌骨[1]하고 膽之原은 出於丘墟하고 胃之原은 出於衝陽하고 三焦之原은 出於陽池하고 膀胱之原은 出於京骨하고 大腸之原은 出於合谷하고 小腸之原은 出於腕骨하니 十二經에 皆以兪로 爲原[2]者는 何也오

然하다 五藏兪者는 三焦[3]之所行이요 氣之所留止也라

三焦所行之兪가 爲原者는 何也오

然하다 臍下腎間動氣[4]者는 人之生命也요 十二經之根本也라 故로 名曰原이라 三焦者는 原氣之別使也니 主通行三氣[5]하야 經歷於五藏六府하고 原者는 三焦之尊號也라

---

1) 兌骨 : 掌後銳骨. 黃元御는 "少陰經의 原穴이 兌骨에서 출한다는 것은 神門을 의미한다."고 하였다.

2) 十二經皆以兪爲原 : 이는 총괄적으로 말한 것이고, 실제로는 十二經脈 중 手足三陰經[臟]에서 兪穴이 原穴이 되며, 手足三陽經[腑]은 兪穴과 原穴이 분별되어 原穴이 따로 존재한다.

3) 三焦 : 여기서는 삼초의 기를 가리킨다.

4) 腎間動氣 : 楊玄操는 "배꼽 아래의 腎間動氣는 단전이고, 단전은 사람의 근본이 된다."고 하였고, 또 "단전은 생명의 근본이다."라고 하였으니, 腎間動氣와 단전의 기는 모두 命門의 眞陽氣를 말하며, 인체 眞氣의 근본이 된다.

故로 所止輒爲原이니 五藏六府之有病者는 皆取其原也라

【國譯】

『의경醫經』에 폐경肺經의 원혈原穴은 태연太淵, 심경心經[심포경心包經]의 원혈原穴은 대릉大陵, 간경肝經의 원혈原穴은 태충太衝, 비경脾經의 원혈原穴은 태백太白, 신경腎經의 원혈原穴은 태계太谿, 소음경少陰經[심경心經]의 원혈原穴은 신문神門, 담경膽經의 원혈原穴은 구허丘墟, 위경胃經의 원혈原穴은 충양衝陽, 삼초경三焦經의 원혈原穴은 양지陽池, 방광경膀胱經의 원혈原穴은 경골京骨, 대장경大腸經의 원혈原穴은 합곡合谷, 소장경小腸經의 원혈原穴은 완골腕骨이라 하니, 십이경十二經에 모두 수혈兪穴로서 원혈原穴이 됨은 어찌하여 그런가?

오장경맥五臟經脈의 수혈兪穴은 삼초三焦의 기氣가 출입하고 머무는 곳이기 때문이다.

삼초三焦의 기氣가 출입하고 머무는 수혈兪穴이 원혈原穴이 되는 것은 어찌하여 그런가?

하초下焦의 신간동기腎間動氣는 사람의 생명력이고, 십이경十二經의 근본이 되므로 원기原氣라고 한다. 삼초三焦는 원기原氣의 별부別府이니 주로 삼기三氣를 통행시켜 오장육부五臟六腑 사이를 수포輸佈한다. 원原은 삼초三焦에 주어진 존칭이므로 삼초三焦의 기氣가 머무는 혈위穴位를 원혈原穴이라 칭한다. 오장육부五臟六腑

5) 三氣 : 宗氣·營氣·衛氣를 합한 것으로 곧 眞氣가 된다.

의 병에 그 소속 경맥經脈의 원혈原穴을 취한다.

【演義】

1. 대릉大陵을 심心經의 원혈原穴이라고 칭하는 이유

대릉大陵을 '심원心原'이라고 하는데 이는 심포心包가 심장心臟을 둘러싸는 지막脂膜이 되어 심장의 기능을 보위하기 때문이다. 『영추靈樞 · 사객邪客』에 "심心은 오장육부五臟六腑의 군주이고 정신精神이 깃든 바로 견고하므로 사기邪氣를 용납하지 않는다. 사기邪氣를 용납하면 심心이 상하고, 심心이 상하면 신神이 떠나고 신神이 떠나면 죽게 되므로 모든 사기邪氣가 심心에 있다는 것은 모두 심포락心包絡에 있는 것이다."라고 하였다. 또 달리 가령 심포心包가 사기邪氣를 받으면 역시 심장心臟의 기능 활동에 영향을 주어 발병하여 심心의 병증이 되니, 실제로는 심포心包의 병변으로 생긴 것인바 치료에는 심포경心包經의 원혈原穴인 대릉大陵을 취하므로 『영추靈樞 · 구침십이원九鍼十二原』에 "양陽 가운데 태양太陽은 심心이니 그 원혈原穴은 대릉大陵에서 출出한다."고 하였다.

2. 오장육부五臟六腑의 병에 원혈原穴을 취하는 이유

원문의 끝에 "오장육부五臟六腑의 병에 그 소속 경맥經脈의 원혈原穴을 취한다."고 한 것은 십이경맥十二經脈의 원혈原穴이 삼초三焦 원기原氣가 머무는 부위이고, 삼초三焦 원기原氣, 즉 신간동기腎間動氣는 사람의 생명력이며 십이경맥十二經脈의 근본이고 또한 진기眞氣의 근본이 되기 때문이다. 원혈原穴에 자침하면 삼초三焦

의 원기原氣를 통하게 할 수 있으니 이는 정기正氣를 지켜 병사를 방어하는 근본이 된다. 그러므로 서영태徐靈胎는 "삼초三焦는 원기原氣의 별사別使가 되니 삼초三焦가 있는 것은 곧 원기原氣가 있는 것이며, … 병이 심한 것은 이곳을 취해야만 한다."고 하였고, 『영추靈樞 · 구침십이원九鍼十二原』에 또 "오장五藏의 질병에는 십이원혈十二原穴을 취해야 하니, 십이원十二原은 오장五臟이 삼백육십오절三百六十五節에 기미氣味를 주는 곳이기 때문이다."라고 하였다.

【本難 要點】

1. 십이경十二經 원혈原穴의 명칭에 대하여 나누어 서술하였다.
2. 오장육부五臟六腑의 병에 모두 그 원혈原穴을 취하는 이유를 설명하였다.

第67難

五臟 陰幕·陽兪의 의의

五藏募[1])는 皆在陰而兪[2]) 皆在陽者는 何謂也오

然하다 陰病은 行陽하고 陽病은 行陰 故로 令募在陰이요 兪在陽이라

【國譯】

오장五臟의 모혈募穴은 모두 음부陰部[흉복부胸腹部]에 있고, 오장五臟의 수혈兪穴은 모두 양부陽部[요배부腰背部]에 있다는 것은 어떠한 것을 말하는가?

음성陰性의 병증은 그 병기가 양분陽分의 수혈兪穴로 운행하고, 양성陽性의 병증은 그 병기가 음분陰分의 모혈募穴로 운행하므로 모혈募穴은 모두 음분陰分에 있고, 수혈兪穴은 모두 양분陽分에 있다.

【演義】

내장內臟의 경기經氣가 모이는 주요 혈위를 모혈募穴이라고 한

---

1) 五藏募 : 募는 膜과 통하며, 經氣가 모여 있다는 의미이다. 募穴은 모두 흉복부에 있으니, 오장의 募穴에서 肺의 募穴은 中府, 心의 募穴은 巨闕, 脾의 募穴은 章門, 肝의 募穴은 期門, 腎의 募穴은 京門이다.

2) 兪 : 背部에 있는 五臟經脈의 兪穴을 가리킨다. 즉 肺兪·心兪·肝兪·脾兪·腎兪이다.

다. 예를 들면 폐肺의 모혈募穴인 중부中府, 간肝의 모혈募穴인 기문期門 등의 위치는 모두 흉복부胸腹部에 있으며, 흉복胸腹은 음陰에 속한다. 내장內臟의 경기經氣를 통하게 하는 주요 혈위를 수혈兪穴이라고 하니, 오장五臟의 수혈兪穴은 모두 요배부腰背部에 있으며, 요배부腰背部는 양陽에 속한다. 『소문素問』에 "배背는 양陽이고, 복腹은 음陰이다."라고 하였고, 활백인滑伯仁은 "모募와 수兪는 오장공혈五臟空穴의 총칭으로 복부에 있는 것은 음陰이 되어 모혈募穴이라 하고, 등에 있는 것은 양陽이 되어 수혈兪穴이라 한다. 모募는 모집募集의 모募와 유사하니 경기經氣가 모이는 곳이다. 수兪는 『사기史記·편작전扁鵲傳』에 '수輸'로 되어 있고 수송輸送의 수輸와 유사하니 경기經氣를 이곳에서 저곳으로 보내는 것이다."라고 하였으니, 이는 모募·수兪의 기본 의미에 대하여 다시 명확하게 해석하였다.

모혈募穴·수혈兪穴은 기혈氣血운행의 가장 중심이 되는 요혈이므로 병사病邪도 역시 이곳으로 출입하는 것이 명확하다. "음성陰性의 병증은 그 병기가 양분陽分의 수혈兪穴로 운행하고, 양성陽性의 병증은 그 병기가 음분陰分의 모혈募穴로 운행"하니 곧 오장五臟질병의 침자치료에 '종양인음從陽引陰 종음인양從陰引陽'의 법칙을 응용한다. 본난에서 말한 양병陽病·음병陰病은 실제로 사기邪氣의 음양속성陰陽屬性과 병증病症의 한열허실寒熱虛實의 의미를 포함하고 있다. 음병陰病에 배수혈背兪穴 자침으로 경기經氣를 조정하여 사기邪氣를 밖으로 내보내는 것이 '종양인음從陽引陰'이고, 양병陽病에 복모혈腹募穴 자침으로 경기經氣를 조정하여 사기를 밖으로 내보내는 것이 '종음인양從陰引陽'이다.

본난에서는 오직 오장五臟의 모혈募穴·수혈兪穴에 대해서만 제시하고, 육부六腑의 모혈募穴·수혈兪穴에 대해서는 설명하지 않았으나, 육부六腑의 모혈·수혈 또한 이와 같다. 그러므로 서영태徐靈胎는 "육부六腑의 모혈募穴도 역시 음陰에 있고, 수혈兪穴도 역시 양陽에 있으니 오장五臟과 같다. 또한, 아래 구절에서 음양을 합쳐서 말한 것은 오장五臟 아래에 당연히 육부六腑 두 글자가 있는 것을 의심케 한다."고 하였으니, 이를 기준으로 하면 오장五臟의 모혈募穴·수혈兪穴과 같이 육부六腑의 모혈募穴·수혈兪穴도 유추할 수 있다.

【本難 要點】

1. 오장五臟의 모혈募穴은 흉부胸部에 있어 음陰에 속하고, 오장五臟의 수혈兪穴은 요배부腰背部에 있어 양陽에 속함을 설명하였다.
2. 음병陰病은 양陽으로 행하고 양병陽病은 음陰으로 행하는 것은 병의 기운이 음분陰分으로 행하고 양분陽分으로 행하는 구별이 있으므로 모혈募穴에 자침하여 양병陽病을 치료하고, 수혈兪穴에 자침하여 음병陰病을 치료함은, 사기邪氣를 몰아내어 정기正氣를 회복하고 음양을 조정하여 평형 상태를 이루는 것이다.

第68難

井·滎·兪·經·合 五兪穴의 의의와 주치증

五藏六府는 皆有井滎兪經合하니 皆何所主오

然하다 經에 言所出爲井이요 所流爲滎이요 所注爲兪요 所行爲經이요 所入爲合이니 井은 主心下滿하고 滎은 主身熱하고 兪는 主體重節痛하고 經은 主喘咳寒熱하고 合은 主逆氣而泄하니 此는 五藏六府의 井滎兪經合이 所主病也라

【國譯】

오장육부五臟六腑는 모두 정井·형滎·수兪·경經·합合의 5개 혈이 있으니 이들로 치료하는 것은 어떠한 것인가?

『의경醫經』에 출出하는 것은 정井이 되고, 유流하는 것은 형滎이 되고, 주注하는 것은 수兪가 되고, 행行하는 것은 경經이 되고, 입入하는 것은 합合이 된다고 하였으니 정혈井穴은 심하만心下滿을, 형혈滎穴은 신열身熱을, 수혈兪穴은 체중절통體重節痛을, 경혈經穴은 천해喘咳와 한열寒熱을, 합혈合穴은 기역氣逆과 하설下泄을 치료하니, 이는 곧 오장육부五臟六腑 정井·형滎·수兪·경經·합合 오혈五穴이 치료할 수 있는 것이다.

【演義】

오장육부五臟六腑의 십이경맥十二經脈은 매 경맥經脈마다 모두 정井·형滎·수兪·경經·합合 5개 수혈이 있다(육부六腑 양경陽經은 각각 원혈原穴이 하나씩 더 있어 경맥經脈마다 6개 혈이 된다). 이 다섯 글자로써 명칭을 지은 것은 비류취상比類取象하는 방법으로 각 혈의 상태를 설명하였으며, 물이 흐르는 것에 비유하여 인체에서 영위營衛·기혈氣血·경맥經脈이 운행하는 상황을 형용하였다.

오수혈五兪穴은 치료상 독특한 작용이 있으며, 본문에서 서술한 주치질병은 오행이론과 결합하여 설명한 것으로 항상 병을 나누고 혈을 선택하는 근거가 된다. 여광呂廣은 "정井은 목木이오 목木은 간肝이니 심하만心下滿을 치료할 수 있고, 형滎은 화火이고 화火는 심心이니 신열身熱을 치료할 수 있고, 수兪는 토土이고 토土는 비脾이니 체중절통體重節痛을 치료할 수 있고, 경經은 金이고 金은 폐肺이니 해수咳嗽와 한열寒熱을 치료할 수 있고, 합合은 수水이고 수水는 신腎이니 기역逆氣으로 설사泄瀉를 치료할 수 있다."고 하였다.

이에 따르면 본난의 설명은 예를 들어 설명한 것일 뿐임을 알 수 있다. 오행과 배합하여 정井·형滎·수兪·경經·합合 5개 혈과 내장內臟의 관계에 대하여 설명하였는데, 예를 들면 심하만心下滿은 간장병肝臟病의 증상이니 곧 족궐음간경足厥陰肝經의 정혈井穴[대돈大敦]에 자침하여 치료하면 좋은 효과를 얻을 수 있을 것이며, 기타도 모두 이로써 유추할 수 있다.

【本難 要點】

1. 정井·형滎·수兪·경經·합合 5개 혈의 의의에 대하여 설명하였다.
2. 예를 드는 방법으로 오수혈五兪穴과 오장병증의 관계를 대체로 기술하였다.

第 6 章

鍼 法

第69難

補母瀉子의 치료원칙

經에 言 虛者는 補之하고 實者는 瀉之하며 不實不虛는 以經取之라하니 何謂也오

然하다 虛者는 補其母[1)]하고 實者는 瀉其子[2)]하며 當先補之하고 然後에 瀉之라 不實不虛하면 以經取之者는 是正經自生病[3)]이요 不中他邪也니 當自取其經이라 故로 言以經取之라

【國譯】

『의경醫經』에 허虛한 것은 보補하고, 실實한 것은 사瀉하며, 실實하지도 허虛하지도 않은 것은 본경本經의 혈穴을 취한다 하니 어떠한 것을 말하는가?

허虛한 것은 그 모母를 보補하고, 실實한 것은 그 자子를 사瀉하며, 순서는 당연히 보補를 먼저하고 그 뒤에 사瀉를 한다. 실實하

---

1) 虛者補其母 : 徐靈胎는 “母는 나를 생하는 經으로 가령 肝이 허하면 腎經을 보하는 것이니, 母氣가 실하면 생하는 힘이 더욱 강해진다.”고 하였다.

2) 實者瀉其子 : 徐靈胎는 “子는 내가 생하는 經으로 가령 肝이 실하면 心經을 사하는 것이니, 子氣가 쇠하면 그 母氣를 빼앗는 것이 더욱 심해진다.”고 하였다.

3) 止經自生病 · 徐靈胎는 “正經白病은 제49난에서 말한 것과 같다. ‘自取其經’은 즉 本經 자체에 당연히 자침할 혈을 취하며, 母를 보하거나 子를 사할 필요가 없다.”고 하였다.

지도 허虛하지도 않으면 본경本經의 혈穴을 취한다고 하는 것은 본경本經 자체에 병이 생긴 것이고 다른 사기邪氣가 침범한 것이 아니므로 당연히 본경本經 자체의 혈穴을 취한다. 그러므로 본경本經 자체의 혈穴을 취한다고 한다.

【演義】

인체에서 경맥經脈의 기氣는 상호 간에 밀접한 관계가 있으니, 발병 후뿐만 아니라 치료효과에서도 관계가 나타난다. 경기經氣의 편허偏虛·편실偏實을 막론하고 모두 상호영향을 미치므로 치료에서 반드시 허실이 생기는 원인을 찾아야 하며, 오행학설 가운데 '모母는 그 자子를 실實하게 할 수 있고, 자子는 그 모母를 허虛하게 할 수 있다.'는 이론과 결부시켜 '허증虛證은 그 모母를 보하고, 실증實證은 그 자子를 사한다.'는 방법을 쓰면 평형을 조절할 수 있다. 허증虛證도 실증實證도 아닌 본경 자체의 병은 본경本經의 혈穴만을 취하여 치료할 수 있다. 모母를 보補하고 자子를 사瀉하며 본경의 경혈을 취하는 방법을 간단히 소개하면 다음과 같다.

1. 자모보사법子母補瀉法

허증虛證은 그 모母를 보補하고, 실증實證은 그 자子를 사瀉하는 치료방법은 침구운용에서 본경의 정井·형滎·수兪·경經·합合혈을 취해 치료하는 방법과 십이경맥十二經脈 전체와 연계시켜 치료하는 두 가지 면으로 나눌 수 있다.

1) 본경本經의 정井·형滎·수兪·경經·합合 보사법補瀉法 : 가

령 폐경기허肺經氣虛에 폐본경肺本經의 수혈兪穴인 태연太淵을 취하는 것은 태연太淵이 토土에 속하고 토土는 금金을 생할 수 있으니 이것은 곧 '허증虛證은 그 모母를 보한다.'는 것이요. 가령 폐경기실肺經氣實에는 '실증實證은 그 자子를 사한다.'는 방법을 이용하여 본경의 합혈合穴인 척택尺澤을 취해 치료한다.

2) 십이경오수十二經五兪 보사법補瀉法 : 인체를 전체적으로 볼 때는 십이경十二經이 기초가 되는데, 가령 폐경기허肺經氣虛에 허증虛證은 그 모母를 보補하는 법칙을 근거로 삼아 폐肺는 금金에 속하고 토土는 금金의 모母이니 당연히 족태음비경足太陰脾經의 수혈兪穴인 태백太白을 취하고, 동시에 해당경經의 수혈兪穴인 태연太淵을 취한다. 반대로 만약 폐경肺經의 기氣가 실하면 실증實證은 그 자子를 사瀉하니 신경腎經의 합혈合穴인 음곡陰谷을 취하고, 동시에 해당 경經의 합혈合穴인 척택尺澤을 취해 치료한다. 폐肺의 자子는 곧 신腎이므로 신腎은 수水에 속하고, 음곡陰谷도 수水에 속하니 수水를 사瀉해 폐실肺實을 치료하는 것은 자子가 모母를 허虛하게 할 수 있다는 이치이다.

2. 실實하지도 허虛하지도 않은 것은 본경本經의 혈穴을 취함

'불실불허不實不虛'의 허虛와 실實은 조화라는 면에서 상대적인 허실虛實을 뜻한다. 그러므로 앞서 말한 질병에 허증虛證과 실증實證이 있는 것은 그 병이 또한 다른 경맥經脈에서 전변되어 온 것이다. '불허불실不虛不實'은 본경자병本經自病에 속하는 것이고, 다른 경맥經脈에서 전변되어 온 것이 아니므로 병증상의 불실불허不實不虛가 아님을 알 수 있다. 가령 불실불허不實不虛한 것이 서로 균형이 맞아 병증이 없는 것이라면 어찌 그 경맥經脈을 취하여 치료할 필요가 있겠는가? 이런 까닭에 '불실불허不實不虛'는 본경자병本經自病에 속한다고 말한 것이고 그 병변자체는 허실의 나눔이 있으며, 치료 시에는 본경의 허실상태를 반드시 살펴서 보사법을 쓰면 치료목적을 이룰 수 있다.

보모사자補母瀉子하는 치법의 응용에서는 질병의 구체적인 상태를 살펴서 결정하는 것이 반드시 필요하니, 후세에도 이 법칙의 운용은 침구뿐만 아니라 약물치료에서도 당연히 기본원칙이 되었다. 가령 폐허肺虛에는 토土를 북돋우어 금金을 생生하는 법을 사용하였고, 간실肝實에는 화火를 사瀉하여 목木을 평平하게 하는 법 등을 사용하니 모두 같은 의미이다. 서영태徐靈胎는 "『내경內經』의 보사법補瀉法은 혹은 본경本經을 취하기도 하고, 혹은 다른 경맥經脈과 같이 취하기도 하며, 혹은 먼저 사瀉하고 뒤에 보補하기도 하고, 혹은 보補하기만 하고 사瀉하지 않기도 하고, 혹은 사瀉하기만 하고 보補하지 않기도 하고, 혹은 한 개의 경맥經脈만 취하고, 혹은 3~4개 경맥經脈을 취하기도 하니 그 이론을 모두 열거할 수가 없다. 보모사자補母瀉子의 법칙도 역시 그 가운데 하나이니 결국 보사補瀉의 방법이 이와 같이 극진하면 그렇지 않겠는가?"라고 하였는데, 서영태徐靈胎의 견해는 정확하다. 본난의 모자보사법母子補瀉法은 상생법칙을 모자허실母子虛實에 결합한

하나의 치료방법일 뿐이며, 이와는 달리 상극법칙에 따라 음양을 오행순서에서 두셋을 건너뛰는 방법으로 결합하여 치료하는 것도 있으니, 상생방면의 모자보사母子補瀉에만 국한하면 안 된다.

【本難 要點】

본난은 『내경內經』의 허虛한 것은 보補하고 실實한 것은 사瀉하는 원칙에 근거하여 오행의 상생법칙을 결합하여 '허자보기모虛者補其母 실자사기자實者瀉其子'의 치료법칙을 제시하였으며, 이 방면에서 세 가지 치료방법을 서술하였는데 하나는 허虛하면 그 모母를 보補하는 것이고, 다른 하나는 실實하면 그 자子를 사瀉하는 것이며, 또 다른 하나는 본경本經 자체에 병이 들면 본경의 혈을 취해 치료하는 것이다.

第70難

四時에 따른 자침원리

經엔 春夏엔 刺淺하고 秋冬엔 刺深者는 何謂也오

然하다 春夏者는 陽氣在上하야 人氣도 亦在上이라 故로 當淺取之하고 秋冬者는 陽氣在下하야 人氣도 亦在下라 故로 當深取之라

春夏엔 各致一陰하고 秋冬엔 各致一陽者는 何謂也오

然하다 春夏는 溫하야 必致一陰者하니 初下鍼에 沈之至腎肝之部하야 得氣면 引持之陰也요 秋冬은 寒하야 必致一陽者하니 初內鍼에 淺而浮之至心肺之部하야 得氣면 推內之陽也니 是가 謂春夏必致一陰하고 秋冬必致一陽이라

【國譯】

봄과 여름에는 천자淺刺해야 하고 가을과 겨울에는 심자深刺해야 한다는 것은 무엇을 말하는가?

봄과 여름에는 양기陽氣가 위에 있어 인체의 경기經氣도 피육皮肉의 상층부에 있으므로 천자淺刺해야 하고, 가을과 겨울에는 양기陽氣가 아래에 있어 인체의 경기經氣도 역시 기육肌肉의 심층부에 있으므로 심자深刺해야 한다.

봄과 여름에는 일음一陰의 기氣가 이르고, 가을과 겨울에는 일

양一陽의 기氣가 이른다고 하니 무엇을 말하는가?

봄과 여름에는 온난하여 반드시 일음一陰이 이르니, 처음 자침할 때 간신肝腎의 근골筋骨부위에 깊이 이르게 하여 득기得氣가 되면 곧장 침을 뽑아 음기陰氣를 양부陽部로 당기고, 가을과 겨울에는 한랭하여 반드시 일양一陽이 이르니, 처음 자침할 때 심폐心肺의 피부皮膚부위에 얕게 이르게 하여 득기得氣가 되면 침을 밀어 넣어 양기陽氣를 음부陰部로 들어가도록 하니, 이것이 봄과 여름에는 반드시 일음一陰의 기가 이르고, 가을과 겨울에는 반드시 일양一陽의 기가 이른다는 것이다.

【演義】

경맥經脈의 영기營氣와 위기衛氣는 외부의 기후변화를 따라 내외출입의 변화가 있으니 이에 따라 인체와 자연에 대한 전체관이 형성되었다. 이러한 형태는 비단 정상적인 생리상태뿐만 아니라 비정상적인 병리변화에서도 이와 같으므로 치료도 사시四時의 기후에 따라 자침의 심천법深淺法을 완전히 파악해야 한다. 『영추靈樞 · 종시終始』에 "춘기春氣는 모毛에 있고, 하기夏氣는 피부皮膚에 있고, 추기秋氣는 분육分肉에 있고, 동기冬氣는 근골筋骨에 있으니 이러한 병을 자침할 때는 각각 그 시기에 적절해야 한다."고 하였으니, 이것은 인체 경기經氣와 사시四時에 따른 기후변화의 적응상황을 설명한 것이므로 정덕용丁德用이 "이것은 사시四時에 병의 소재를 따라 자침刺鍼하는 것이다."라고 하였다.

봄과 여름에는 기후가 온난하여 인체의 양기陽氣도 외부에 떠 있으며 음기陰氣는 내부에 잠복해 있으니, 자침법을 응용함에 음기陰氣가 있는 근골부위에 먼저 심자深刺해야 하고 득기得氣한 후 밖으로 잡아당기는 것이요, 가을과 겨울에는 기후가 한랭하여 인체의 양기陽氣가 밖으로 치밀하며 음기陰氣는 내부에 굳게 간직되어 있으니 자침법을 운용함에 양기陽氣가 있는 피부부위에 먼저 천자淺刺해야 하며 그 뒤에 내부를 향해 깊이 밀어 넣는다. 이것은 '음陰을 취해 양陽을 기름'과 '양陽을 취해 음陰을 기름'을 시령時令에 따라 자침법에 적용한 것이다. 이러한 이치와 관련해서 우서虞庶는 "『경經』에서 말한 '봄과 여름에 양기陽氣를 기른다.'고 함은 일음一陰의 기氣를 취하여 양陽을 길러 고양孤陽이 되지 않도록 하는 것이고, 치致라는 것은 '도달하다, 미치다'의 뜻이니 간肝·신腎에 도달하여 일음一陰의 기氣를 잡아당기는 것이고, 간肝·신腎은 곧 음陰이므로 간肝·신腎의 부위에 이른다고 한 것이다. 『경經』에서 말한 '가을과 겨울에 음기陰氣를 기른다.'고 함은 지음至陰이 용사用事해서 양기陽氣가 음陰을 기르지 못하므로 일양一陽의 기氣를 취하여 음陰을 길러 고음孤陰이 되지 않도록 하는 것이고, 심心·폐肺는 곧 양陽이므로 심心·폐肺의 부위에 이른다고 한 것이다."라고 하였으니 근筋·골骨은 간肝·신腎의 기氣가 외부에서 응하는 부위이고, 피皮·맥脈은 심心·폐肺의 기氣가 외부에서 응하는 부위이니 이것은 침을 당기는 수기법手技法에 있어 피부에 얕게 찌르거나 근골에 깊이 찌름을 말한다.

【本難 要點】

1. 침자鍼刺 시 수기법手技法으로 봄과 여름에는 천자淺刺해야

하고, 가을과 겨울에는 심자深刺해야 하는 이유를 설명하였다.

2. 봄과 여름에 천자淺刺하고 가을과 겨울에 심자深刺하는 원칙 위에서 봄과 여름에는 각각 일음一陰이 이르도록 하고, 가을과 겨울에는 각각 일양一陽이 이르도록 하는 구체적인 수기법을 설명하였다.

第71難

營衛 자침의 深淺

經에 言刺榮에 無[1]傷衛요 刺衛에 無傷榮이라하니 何謂也오

然하다 鍼陽者는 臥鍼而刺之하고 刺陰者는 先以左手攝[2]按所鍼榮兪之處하야 氣散이면 乃內鍼하니 是謂刺榮無傷衛하고 刺衛無傷榮也라

【國譯】

『의경醫經』에 영營을 자침할 때는 위衛를 상해서는 안 되고, 위衛를 자침할 때는 영營을 상해서는 안 된다고 하니 어떠한 것을 말하는가?

양분陽分에 자침할 때에는 침을 눕혀 자침하고, 음분陰分에 자침할 때에는 먼저 왼손으로 자침할 혈 부위를 눌러 양기陽氣가 흩어지면 곧 침을 삽입하는 것이니, 이것이 '영營을 자침할 때는 위衛를 상해서는 안 되고, 위衛를 자침할 때는 영營을 상해서는 안 된다.'는 것이다.

---

1) 無 : '毋'자와 통한다. 금지의 뜻이다.

2) 攝 : 잡아당긴다는 뜻.

【演義】

영기營氣와 위기衛氣는 수곡水穀에서 내원하고 경맥經脈 내외를 순행하니 영營은 음陰으로 맥내脈內를 운행하고, 위衛는 양陽으로 맥외脈外를 운행하여 부위의 심천深淺이 같지 않다. 병변 시에 위분衛分에 자침할 때 침을 눕혀서 자입하는 것은 천부淺部에 자침하여 병들지 않은 영분營分을 손상되지 않도록 하는 것이고, 영분營分에 자침할 때 해당 혈위穴位를 누르는 것은 국부의 위기衛氣가 흩어진 뒤에 침鍼을 자입하여 병들지 않는 위분衛分이 손상되지 않도록 하는 것이다. 이러한 형태의 수기법手技法은 비단 부작용이 없을 뿐만 아니라 치료효과도 높일 수 있다. 『소문素問 · 자제론刺齊論』에 "골骨에 자침할 때는 근筋을 상하지 않도록 하고, 근筋에 자침할 때는 육肉을 상하지 않도록 하고, 육肉에 자침할 때는 맥脈을 상하지 않도록 하고, 맥脈에 자침할 때는 피皮를 상하지 않도록 한다."고 하였으니, 이 역시 같은 이치이다.

【本難 要點】

본난은 영위營衛의 병에 자침하는 방법을 설명하였다. 실제로 자침부위의 천심淺深은 질병의 구체적인 상태에 근거하여 확정해야 함을 설명한 동시에 또 "영營을 자침할 때에 위衛를 상하지 않도록 하고, 위衛를 자침할 때는 영營을 상하지 않도록 하라."고 하여 부작용이 없도록 하였다.

第72難

迎隨補瀉의 침자방법

經에 言能知迎隨之氣면 可令調之하고 調氣之方[1]은 必在陰陽이라하니 何謂也오

然하다 所謂迎隨者는 知榮衛之流行과 經脈之往來也하야 隨其逆順而取之라 故로 曰迎隨요 調氣之方이 必在陰陽者는 知其內外表裏하야 隨其陰陽而調之라 故로 曰調氣之方은 必在陰陽이라

【國譯】

『의경醫經』에 영수迎隨의 기氣를 알 수 있으면 이를 조절할 수 있고, 기氣를 조절하는 방법이 반드시 음양陰陽에 있다고 하니 무엇을 말하는가?

영수迎隨는 영위營衛의 흐름과 경맥經脈의 왕래를 알아 그 역순逆順을 따라 취하므로 영수迎隨라 하고, 조기調氣하는 방법이 반드시 음양陰陽에 있다고 함은 그 내외표리內外表裏를 알아서 그 음양을 따라 조절하므로 조기調氣하는 방법이 반드시 음양陰陽에 있다고 말한 것이다.

---

1) 方 : 방법을 말한다.

【演義】

'영迎'과 '수隨'는 역순逆順의 뜻이다. 침자방법에 주로 사용하는 '수隨'는 보법補法이 되고 '영迎'은 사법瀉法이 된다. 본문에 또 보補나 사瀉를 막론하고 근본방법은 음양陰陽의 조절에 있다고 강조하였으므로 양현조楊玄操는 "음陰이 허虛하고 양陽이 실實하면 음陰을 보하고 양陽을 사하며, 양陽이 허虛하고 음陰이 실實하면 양陽을 보하고 음陰을 사하며, 혹은 양陽이 음陰에 합쳐지거나, 혹은 음陰이 양陽에 합쳐지거나, 혹은 음양陰陽이 모두 허하거나, 혹은 음양陰陽이 모두 실한 것은 모두 병을 따라 그 음양陰陽을 조절하면 병이 낫지 않는 것이 없다."고 하였다. 영수迎隨의 순역에서 중요한 것은 수족삼음삼양경手足三陰三陽經의 순행방향이 지표가 되므로 원문에서 영위營衛의 흐름문제를 언급한 것이다. 영營은 맥중脈中에 있고, 위衛는 맥외脈外에 있으며, 영營은 전신을 운행하는데 십이경맥十二經脈 중 수삼양경手三陽經은 손에서 머리로, 그리고 족삼양경足三陽經은 머리에서 발로 주행하고, 수삼음경手三陰經은 흉부에서 손으로, 그리고 족삼음경足三陰經은 발에서 흉부로 주행하여 한 바퀴 돌면 또다시 시작하여 끊임없이 순환한다. 그러므로 십이경맥十二經脈은 반드시 조화를 이루어 그 음양陰陽이 평형을 유지하도록 해야 하며, 만약 조화를 잃으면 질병이 발생하므로 치료방법에 영수보사迎隨補瀉를 운용한다. 가령 폐경실증肺經實證에는 영迎으로 사하는 법을 사용하여 척택尺澤을 사하는데 침첨을 위로 팔뚝을 향하여 자침하니, 즉 순행방향을 역행하여 자침한다. 반대로 폐경허증肺經虛證에는 수隨로 보하는 법을 사용하여 침첨을 유주방향을 따라 자침한다. 그러므로 침 치료 시에는 먼저 십이경十二經의 음양표리에 대한 이치를 알고 난 뒤에 임상적으로 구체적인 병의 증상과 결합하여 원활하게 운용해야 한다.

기氣를 조절하는 방법의 근본에는 음양설에 있는데, 이것과 『소문素問』에서 "기氣를 조절하는 방법은 반드시 음양陰陽을 분별하고 그 내외內外를 안정시켜서 각각 그 근본을 지키는 것이다."라고 하여 그 뜻이 서로 비슷하니 같이 참고할 수 있다.

【本難 要點】

1. 영수보사법迎隨補瀉法을 쓰는 데는 먼저 경맥의 순행방향에 따른 영위營衛의 이치를 알아야 하고, 그 뒤에 질병의 상태에 근거하여 수隨로 보하고 영迎으로 사하는 서로 다른 방법을 운용하는 것에 대하여 설명하였다.
2. 영수迎隨는 기氣를 조절하는 방법으로 그 관건은 음양陰陽을 구별하고, 병정의 내외허실 등의 상태를 파악하여 조절방법을 운용하여 평형을 회복하는 데 있다고 하였다.

第73難

刺井瀉滎法의 운용

諸井者는 肌肉淺薄하고 氣少하야 不足使也니 刺之는 奈何오 然하다 諸井者는 木也요 滎者는 火也라 火者는 木之子니 當刺井者는 以滎瀉之라 故로 經에 言補者는 不可以爲瀉하고 瀉者는 不可以爲補라하니 此之謂也라

【國譯】

모든 정혈井穴은 기육肌肉이 얇고 기氣가 적어 사법瀉法을 사용할 수가 없으니 어떻게 자침刺鍼하는가?

모든 정혈井穴은 목혈木穴이고, 형혈滎穴은 화혈火穴이다. 목木은 화火의 자子이니 정혈井穴을 자침하여 사해야 할 때는 형혈滎穴을 사한다. 그러므로 『의경醫經』에 보補할 것은 사법瀉法을 쓸 수가 없고, 사瀉할 것은 보법補法을 쓸 수가 없다고 하니 이것을 말한 것이다.

【演義】

정혈井穴을 자침해야 하는데 형혈滎穴을 사하는 방법은 오행 자모子母 사이의 상생관계를 운용한 것으로 혈穴을 선택하는 근거가 된다. 이 이론은 한의학의 특징 중 하나로서 실제로 치료에서

모두 일정한 작용이 있음이 증명되었다. 정혈井穴을 자침해야만 하는 경우를 예를 들자면 십이경十二經의 모든 정혈井穴은 손가락 발가락 끝에 있어서 기육肌肉이 대단히 얇고 경기經氣가 다른 수혈兪穴과 비교하면 미약하고 부족하므로 "사용할 수가 없다."라 하였다. 가령 어떤 병환으로 정혈井穴을 자침해야 하는데 정혈井穴이 기氣가 적어서 사법을 쓸 수가 없으면 오행상생관계를 살펴서 형혈滎穴을 택해 사하면 되니, 정혈井穴은 목木에 속하고, 목木은 형화滎火를 생하며, 화火는 목木의 자子가 되니 자子는 모母를 허하게 할 수 있으므로 형혈滎穴을 사하면 곧 정혈井穴을 사한 것이 된다. 『소문素問 · 자학刺瘧』에 "모든 음정혈陰井穴은 출혈시키면 안 된다."고 하였고, 서영태徐靈胎도 "모든 정혈井穴은 모두 손가락과 발가락 끝에 있으므로 기육肌肉이 천박하다고 하였고 기氣가 기육肌肉의 내면에 간직되어 기육肌肉이 적으면 기氣도 미약한 것이고, '사용할 수가 없다.'라는 것은 보사법補瀉法이 상응될 수 없음을 말한다."고 하였다.

본난에서는 정혈井穴을 자침하는 것을 경계하여 실하면 그 자子를 사하는 방법을 사용하여 형혈滎穴로써 정혈井穴을 대신하였다. 이에 따라 허하면 그 모母를 보하는 방법도 연상할 수 있다. 그러므로 정덕용丁德用은 "정혈井穴은 목木으로 화火의 모母가 되고, 형혈滎穴은 화火로서 목木의 자子가 되므로 간목肝木이 실하면 그 형혈滎穴을 사하고 간목肝木이 허하면 그 합혈合穴을 보하며, 사했으면 다시 보할 수 없다."고 하였으니, 이것은 원문의 뜻을 파악하여 설명한 것으로 정혈井穴을 자침해야 할 때 형혈滎穴을 사하는 것이나 자모보사子母補瀉로 합혈合穴을 보하는 것 등의 방법은 만성 환자에게 비교적 많이 적용된다. 하지만 급성 열병에는 또 십이경十二經의 정혈井穴을 자침하여 출혈시켜서 사열邪熱을 없애는 방법이 있다. 그러므로 기계적으로 이 설을 고집할 필요는 없다.

【本難 要點】

1. 각 경맥經脈의 정혈井穴은 모두 손발가락의 끝에 있고 그 곳의 기육肌肉은 얇아서 기氣가 적으므로 사법瀉法을 사용할 수 없음을 설명하였다.
2. 보법補法을 응용하여 치료하는 방법에는 사법瀉法을 섞어 사용할 수 없고, 사법瀉法을 응용하여 치료하는 방법에는 보법補法을 섞어 사용할 수 없으니 임상에서 보사補瀉를 분명히 해야 함을 설명하였다.

第74難
四時에 적당한 침자방법

經에 言春刺井 夏刺滎 季夏刺兪 秋刺經 冬刺合者는 何謂也오

然하다 春刺井者는 邪在肝하고 夏刺滎者는 邪在心하고 季夏刺兪者는 邪在脾하고 秋刺經者는 邪在肺하고 冬刺合者는 邪在腎이라

其肝心脾肺腎 而繫於春夏秋冬者는 何也오

然하다 五藏一病에 輒有五色하니 假令肝病에 色青者도 肝也요 臊臭者도 肝也요 喜酸者도 肝也요 喜呼也도 肝也요 喜泣者도 肝也니 其病이 衆多하야 不可盡言也라 四時有數 而竝繫於春夏秋冬者也니 鍼之要妙는 在於秋毫者也라

【國譯】

『의경醫經』에 봄에는 정혈井穴, 여름에는 형혈滎穴, 계하季夏에는 수혈兪穴, 가을에는 경혈經穴, 겨울에는 합혈合穴을 자침한다고 하는 것은 어떠한 것을 말하는가?

봄에 정혈井穴을 자침하는 것은 병사가 간肝에, 여름에 형혈滎穴을 자침하는 것은 병사가 심心에, 계하季夏에 수혈兪穴을 자침하는 것은 병사가 비脾에, 가을에 경혈經穴을 자침하는 것은 병사가

폐肺에, 겨울에 합혈合穴을 자침하는 것은 병사가 신腎에 있기 때문이다.

간肝 · 심心 · 비脾 · 폐肺 · 신腎이 춘春 · 하夏 · 추秋 · 동冬에 연계되어 있다는 것은 어떠한 것인가?

오장五臟 중 한 장에 병변이 발생하면 성聲 · 색色 · 취臭 · 미味 · 액液의 다섯 개 방면에 나타나니, 가령 간경肝病에는 청색青色 조취臊臭, 희산喜酸, 희호喜呼, 희읍喜泣 등의 증으로 수없이 많다. 사시四時에는 일정한 수가 있고, 정井 · 형滎 · 수兪 · 경經 · 합合이 역시 춘春 · 하夏 · 추秋 · 동冬 사시四時에 연계되므로 침법의 오묘한 운용은 가는 터럭[추호秋毫]과 같이 매우 미묘하다.

【演義】

간肝 · 심心 · 비脾 · 폐肺 · 신腎은 정井 · 형滎 · 수兪 · 경經 · 합合과 상응하니 임상에서 모두 시기에 따라 자침해야 하지만 꼭 봄에 정혈井穴을 자침하고 여름에 형혈滎穴을 자침해야 한다는 것에 구애될 필요는 없다. 어떤 장臟에 병사가 있으면 그 장臟에 상응하는 수혈兪穴을 자침해야 하니 곧 변증시치의 원칙으로 운용하는 것이다. 서영태徐靈胎는 "오장五臟의 병과 사시四時의 기氣가 상응하므로 어떤 혈穴을 자침할 때도 역시 시기에 따라야 한다."고 하였으니, 오장병五臟病이 사시에 따라 발병하는 것은 각각 그 주관하는 성聲 · 색色 · 취臭 · 미味 · 액液 등의 증상을 보이니 그 장臟의 허실에 따라 적절한 치료를 해야 한다. 본난에서 거론한 간병肝病의 예를 보면 한 장臟에 병이 있으면 그 해당 장기에 소속된 성聲 ·

색色·취臭·미味·액液 등 다섯 개 방면에 나타나는 것은 본장의 질병증상을 가리키는 것이니 이에 따라 그 외 나머지 장臟도 유추해 볼 수도 있다. "오장五臟 중 한 장에 병변이 발생하면 성聲·색色·취臭·미味·액液의 다섯 개 방면에 나타나난다."라는 것은 『소문素問·음양응상대론陰陽應象大論』의 오장五臟이 주관하는 성聲·색色·취臭·미味·액液에 의하면 오장五臟에 병변이 있을 때는 항상 이와 같은 증후가 나타나지만 병을 이 다섯 가지로만 개괄할 수 없다. 중요한 것은 그 당시에 나타나는 증상을 근거로 사시의 기후와 결합하여 정井·형滎·수兪·경經·합合혈을 배합해 융통성 있게 운용하는 것이다. 그러므로 침법의 요점은 매우 오묘하다.

【本難 要點】

정井·형滎·수兪·경經·합合의 5개 혈을 일 년 사시에 배합하는 것과 오장병五臟病이 각기 그 시기에 따라 발병하는 법칙과 각 장臟이 주관하는 성聲·색色·취臭·미味·산液 등의 서로 다른 증상에 따라서 치료하는 방법을 설명하였다.

第75難

肝實肺虛에 補水瀉火法의 응용원리

經에 言東方實하고 西方虛하면 瀉南方하고 補北方은 何謂也오

然하다 金木水火土는 當更相平[1)]이라 東方은 木也요 西方은 金也라 木欲實이면 金當平之하고 火欲實이면 水當平之하고 土欲實이면 木當平之하고 金欲實이면 火當平之하고 水欲實이면 土當平之라 東方은 肝也니 則知肝實하고 西方은 肺也니 則知肺虛하면 瀉南方火하고 補北方水라 南方火의 火者는 木之子也요 北方水의 水者는 木之母也며 水勝火하니 子能令母實하고 母能令子虛라 故로 瀉火補水하야 欲令金不得平木也라 經에 曰不能治其虛면 何問其餘리오하니 此之謂也라

【國譯】

『의경醫經』에 동방東方은 실實하고 서방西方은 허虛하면 남방南方을 사瀉하고 북방北方을 보補한다는 것은 무엇을 말하는가?

---

1) 更相平 : 張世賢은 "更은 互의 뜻이고, 平은 그 유여한 것을 제거하는 것이다. 金·水·木·火·土는 당연히 평형을 유지해야 하며, 그렇지 않으면 虛實이 나타난다."고 하였으니, 이는 곧 金·水·木·火·土의 사이에는 상호 제약할 수 있어 평형상태를 유지함을 의미한다.

금金 · 수水 · 목木 · 화火 · 토土 오행五行 사이에는 상호 제약하여 평형을 유지할 수 있다. 동방東方은 목木에 속하고 서방西方은 금金에 속한다. 목木이 실實해지려고 하면 금金이 평형平衡이 되게 하고, 화火가 실實해지려고 하면 수水가 평형平衡이 되게 하고, 토土가 실實해지려고 하면 목木이 평형平衡되게 하고, 금金이 실實해지려고 하면 화火가 평형平衡되게 하고, 수水가 실實해지려고 하면 토土가 평형平衡되게 하는 것이다. 동방東方은 간肝에 속하는바 간肝이 실實하고, 서방西方은 폐肺에 속하는바 폐肺가 허虛하면 남방南方의 화火를 사瀉하고 북방北方의 수水를 보補한다. 남방화南方火의 화火는 목木의 자子이고, 북방수北方水의 수水는 목木의 모母이며, 수水는 화火를 이기니 자子는 모母를 실實하게 할 수 있고, 모母는 자子를 허虛하게 할 수 있으므로 화火를 사瀉하고 수水를 보補하여 허虛한 금金이 실實한 목木을 직접 제어하지 않도록 한다. 『의경』에 "그 허虛한 것을 다스리지 못하면 그 나머지를 어찌 물어볼까"라고 하였으니 이러한 것을 말한다.

【演義】

원문에 "동방東方은 실實하고 … 북방北方을 보補한다."라고 하여 간실폐허肝實肺虛의 병증에 보수사화補水瀉火의 치료방법을 응용하였으니 이는 본문의 주제이며, 그 이하는 이러한 문제에 대한 해답이다. "금金 · 수水 · 목木 · 화火 · 토土 오행五行 사이에는 … 수水가 실實해지려고 하면 토土가 평형平衡되게 하는 것이다."라는 구절은 오행 사이 상호제약의 관계를 서술한 것이다. 가령 오행 중 하나가 편승偏勝하면 다른 것이 반드시 제어하니 이것이 곧 상호 간의 평형관계를 유지하는 것이며, 이것이 곧 오행상극의 법칙이다. 원문에는 상생문제를 언급하지 않았지만, 정상 상태하에서 상극 중에도 반드시 상생이 내재해 있으며, 그렇지 않으면 만물이 생화할 수 없다.

"동방東方은 간肝에 속하는바 … 북방수北方水의 수水는 목木의 모母이다."라는 구절은 "東方實 西方虛"의 여섯 글자를 해석한 것이다. 동방東方은 목木에 속하고 오장五臟으로는 간肝이 되므로 "東方實"은 곧 간실肝實이고, 서방西方은 금金에 속하고 오장五臟으로는 폐肺에 속하므로 "西方虛"는 곧 폐허肺虛이다. 그 다음에 또 "瀉南方 補北方"을 설명하였는데 이 하나의 치법에 대해서는 남방南方은 화火에 속하고 오장五臟으로는 심心에 속하므로 "瀉南方"은 곧 심화心火를 사한다는 뜻이고, 북방北方은 수水에 속하고 오장五臟으로는 신腎이 되므로 "補北方"은 곧 신수腎水를 보한다는 뜻이다. 전반적으로 간실폐허肝實肺虛의 증후에 대해 심화心火를 사하고 신수腎水를 보하는 방법으로 치료함을 제시하였다.

"수水는 화火를 이기니 … 허虛한 금金이 실實한 목木을 직접 제어하지 않도록 한다."라는 구절은 사남보북瀉南補北에서 더 나아간 해석이며, 또 본절 원문의 관건이 되는 것으로 심화心火를 사하고 신수腎水를 보하는 이치가 어떠한 것인지를 논술하였다. 제69난에 "허증虛證은 모母를 보하고, 실증實證은 그 자子를 사한다."고 하였으니, 여기에서 간목肝木이 실하면 간목肝木의 자子인 심화心火를 사남瀉南하는 것은 당연하며, 폐금肺金이 허하면 토土

는 금金을 생할 수 있으니 비토脾土를 보함이 당연한 이치이나 비토脾土를 보하지 않고 신수腎水를 보한다고 하니 어떠한 이치인가? 실제로 이것은 두 가지의 상이한 병으로 본래 병이 심간心肝의 화火가 유여하고 폐신肺腎의 음陰이 부족하므로 사남보북瀉南補北한 것이니 바로 유여한 것은 덜고 부족한 것은 더한다는 음양평형陰陽平衡의 치료원칙에 부합된다.

만약 폐허肺虛하면서 비약脾弱현상이 있으면 당연히 보토補土하여 생금生金하는 방법을 응용해야 한다. 또 "자子는 모母를 실實하게 할 수 있고, 모母는 자子를 허虛하게 할 수 있다."라 한 것은 질병의 병리기전뿐만 아니라 치료기전까지도 설명한 것이다. 이것은 단지 한 방면만을 강조한 것이고, 다른 한 방면으로는 자子도 역시 모母를 허하게 할 수 있고, 모母도 역시 자子를 실하게 할 수 있으므로 치료에서 허를 제거하려면 그 모母를 보하고, 실하면 그 자子를 사하는 것 외에도 질병의 상태를 근거로 하여 역시 허하면 그 자子를 보하고, 실하면 그 모母를 사하는 법도 쓸 수 있으니 중요한 것은 질병의 근본이 있는 곳과 전변상황을 보고 결정해야 한다.

임상적으로 보면 이 치법은 실제로 의의가 있다. 비유하면 목화木火가 금金의 해수토혈咳嗽吐血을 핍박하니 이것은 수휴목왕水朽木旺하여 위로 폐금肺金을 핍박하는 관계이므로 치료에서 사화보수瀉火補水 방법을 쓰면 항상 좋은 효과를 얻을 수 있다. 만약 이러한 때에 보토補土하여 생금生金하는 방법을 쓰면 문제를 해결할 수 없으니, 이것은 그 병인과 병리기전이 서로 다르기 때문이다.

오행상생의 생아生我와 아생我生의 모자母子관계는 정상적인 상황에서 상호영향이 있으므로 병변 시에 상호 전변할 수 있으며, 허실虛實의 서로 다른 상태를 근거로 당연히 모母가 실實하면 자子 역시 실實하고, 모母가 허虛하면 자子 역시 허虛하며, 자子가 실實하면 모母 역시 실實하고, 자子가 허虛하면 모母 역시 허虛하게 된다. 생아生我와 아생我生의 관계에 연관하여 파악하면 단순히 모병母病이 그 자子를 피로하게 하여 모母가 자子를 실實하게 할 수 있고, 자병子病이 모기母氣를 빼앗아 자子가 모母를 허虛하게 할 수 있는 것으로 이해할 수 있다. 혹은 본난에서 "자子는 모母를 실實하게 할 수 있고, 모母는 자子를 허虛하게 할 수 있다."고 말한 것은 전면적인 것이 아니고, 단지 한 방면의 문제만을 설명한 것이므로 본난과 제69난의 모자전변母子傳變의 문제에 관한 것은 전체적인 관점에서 출발해야 한다. 그러므로 치료에서 기계적으로 고집하는 것은 부당하니, 바로 서영태徐靈胎가 "병을 치료하는 데에는 융통성 있게 하여 사자보모瀉子補母하는 하나의 방법에만 구애받을 필요는 없다."고 말하였다.

【本難 要點】

1. 본난은 오행의 생극법칙으로 간실폐허肝實肺虛의 병증과 사화보수瀉火補水의 치법을 설명하였으며, 또한 그러한 기전과 이치를 분석하였다.
2. 오행의 극제克制를 설명하였다. 오장五臟 사이에는 반드시 상호 생성과 제약이 있어 평형을 유지할 수 있으며, 평형을 잃으면 질병 상태가 된다.

第76難

보사의 방법과 순서

何謂補瀉며 當補之時엔 何所取氣며 當瀉之時엔 何所置[1]氣아

然하다 當補之時엔 從衛取氣하고 當瀉之時엔 從榮置氣하고 其陽氣不足하고 陰氣有餘하면 當先補其陽 而後瀉其陰하고 陰氣不足하고 陽氣有餘하면 當先補其陰 而後瀉其陽하야 榮衛通行하니 此其要也라

【國譯】

보사補瀉란 어떠한 것을 말하며, 보補할 때는 어느 곳의 기氣를 끌어들이며, 사瀉할 때는 어느 곳의 기氣를 내보내는가?

보補할 때는 위기衛氣를 따라 기氣를 끌어들이고, 사瀉할 때는 영기營氣를 따라 기氣를 내보내고, 양기陽氣는 부족하고 음기陰氣가 유여하면 반드시 양기陽氣를 먼저 보補한 뒤에 음기陰氣를 사瀉하고, 음기陰氣는 부족하고 양기陽氣가 유여하면 반드시 음기陰氣를 먼저 보補한 뒤에 양기陽氣를 사瀉하여 영위營衛가 통행하니 이것이 보사補瀉의 요점이다.

---

1) 置 : 放也. 놓을 치.

【演義】

인체의 음평양비陰平陽秘, 즉 음기陰氣는 평순平順하고 양기陽氣는 고밀固密하여 양자가 상호 조절함으로써 상대적 평형을 유지하는 것이 정상적인 생리현상인데, 만약 음양陰陽의 편성편쇠偏盛偏衰하는 상황이 발생하면 병적 상태가 된다. 그러므로 질병에는 허실虛實의 구분이 있고, 치법에도 보사補瀉의 차이가 있으니 허虛한 것은 보補하고 실實한 것은 사瀉하는 것이 치료 원칙으로, 반드시 허虛한 것을 먼저 보補한 뒤에 실實한 것을 사瀉해야 한다. 본난에서는 보사補瀉 중 기氣를 취하고 방치하는 문제에 대해 다루었는데 보법補法은 위기衛氣를 따라 기氣를 취하는 것이니, 곧 천부淺部로 유침하여 득기得氣한 뒤에 아래로 밀어 그 흩어진 기氣를 수렴하여 맥중으로 들어가게 하는 것이 보법補法이다. '치기置氣'는 심부深部에 유침하여 득기得氣한 뒤에 다시 천부淺部를 끌어올려 맥중脈中의 기氣가 외부로 흩어져 풀리게 하는 것으로 사법瀉法이다. 『영추靈樞·종시終始』에 "음기陰氣는 성하고 양기陽氣가 허하면 먼저 양기陽氣를 보補한 뒤에 음기陰氣를 사瀉하여 조화시키고, 음기陰氣는 허虛하고 양기陽氣가 성盛하면 먼저 음기陰氣를 보補한 뒤에 양기陽氣를 사瀉하여 조화시킨다."고 하였다. 성盛하면 사瀉한다는 것은 가령 담기膽氣는 부족하고 간기肝氣가 유여하다면 먼저 족소양담경足少陽膽經을 보補한 뒤에 족궐음간경足厥陰肝經을 사瀉하는 것이니, 이는 음양陰陽이 평형을 이루어 영위營衛의 기氣가 자연스럽게 순행하도록 정상적으로 회복시키려는 목적이 있다.

【本難 要點】

1. 자침의 보사補瀉 방법상 취기取氣와 치기置氣의 수기법手技法을 설명하였다.
2. 허虛한 것을 보補하고 실實한 것은 사瀉하는 순서로서 양기陽氣가 유여하고 음기陰氣가 부족하면 반드시 먼저 음기陰氣를 보補한 뒤에 양기陽氣를 사瀉하며, 양기陽氣가 허虛하고 음기陰氣가 실實하면 먼저 양기陽氣를 보補한 뒤에 음기陰氣를 사瀉해야 함을 설명하였다.

第77難

上工과 中工의 치료기술

經에 言上工은 治未病하고 中工은 治已病者는 何謂也오

然하다 所謂治未病者는 見肝之病하면 則知肝當傳之與脾라 故로 先實其脾氣하야 無令得受肝之邪라 故로 曰治未病焉이요 中工者는 見肝之病하면 不曉相傳하야 但一心治肝이라 故로 曰治已病也라

【國譯】

『의경醫經』에 상등上等 의사醫師는 아직 병들기 전에 미리 다스리고, 중등中等 의사醫師는 이미 병든 뒤에 치료한다고 하였는데 무엇을 말하는가?

'치미병治未病'이라 함은 간肝이 병든 것을 보면 바로 간병肝病이 비脾로 전하는 것을 알아 먼저 비기脾氣를 충실하게 하여 간肝의 사기邪氣를 받지 않게 하므로 '치미병治未病'이라 하는 것이고, 중등中等 의사醫師는 간肝이 병든 것을 보고도 상전相傳하는 원리에 밝지 못하여 다만 일심으로 간肝만을 치료하려 하므로 '치이병治已病'이라 하는 것이다.

【演義】

고대의 예방의학적 사상은 병들기 전의 예방[『내경內經』의 섭생방법攝生方法]뿐만 아니고 치료법에서도 예방사상을 적용하였다. 오행의 상생상극相生相克원리에 근거하여 질병의 전변과 발전 경향을 예측하고, 미리 처리하여 질병의 전변을 방지하고 그 과정을 단축한다. 위 원문을 예로 들어 설명하면 간肝은 목木에 속하고 비脾는 토土에 속하여 목木은 토土를 극克하니, 제53난에서 말한 '차전次傳'에 근거하여 장병臟病은 자기가 승勝하는 곳으로 전하니 간병肝病은 반드시 비脾에 전한다. 이에 따라 질병疾病이 아직 비장脾臟에 전해지기 전에 비기脾氣를 보익하여 비토脾土의 방어력을 강하게 하면 간병肝病이 비脾에 전하지 못하므로 질병의 발전을 막을 수가 있다는 것이다. 정덕용丁德用은 "사람의 오장五臟은 유여한 것은 승勝하고 부족한 것은 사기邪氣를 받는다. 이에 밝은 상등上等 의사는 먼저 부족한 것을 보하여 사기邪氣를 받지 않도록 한 뒤에 유여한 것을 사하는데, 이것이 바로 '치미병治未病'이다."라고 하였고, 섭림葉霖은 "모든 병은 미리 예방하여야 하며, 병이 이루어지길 기다려 치료함으로써 후회하는 일이 없도록 해야 한다. 치료를 미리 하면 힘을 적게 쓰고도 성과가 크나, 어리석게도 화재를 미리 방지한 사람은 버림받고 불난 뒤에 불 끈 사람은 후한 대접을 받는 것과 같이 근본을 잃어버리고 결과만 좋게 여기는 것이 된다."고 하였다. 본난에서는 간병肝病이 비脾로 전하면 먼저 비기脾氣를 충실히 해야 함을 예로 들어 상등上等 의사의 '치미병治未病'하는 의의를 설명하였다. 『영추靈樞·역순逆順』의 "상등 의사醫師는 아직 생하지 않은 것을 베어 버리고 차등 의사醫師는 아직 성하지 않은 것을 깎아 낸다."는 내용 및 『금궤요략金匱要略』 중의 "치미병治未病이라는 것은 간肝이 병든 것을 보면 간사肝邪가 비脾에 전해질 것을 알고 먼저 비脾를 충실히 한다."는 등의 구절과 본절의 정신이 기본적으로 일치하는바 그 속에 동의학 이론체계의 일관성을 볼 수 있다.

【本難 要點】

상등上等 의사와 중등中等 의사의 질병을 처리하는 방법이 서로 다름을 제시하였는데, 하나는 '치미병治未病'이고 다른 하나는 '치이병治已病'이다. 주로 상등上等 의사는 병을 보면 원천을 알아 미리 방지하는 예견성을 갖추었음을 설명하였는데, 아울러 간병肝病이 비脾로 전하는 것을 예로 상등上等 의사와 중등中等 의사의 기술상 우열의 차이를 설명하였다.

第78難

鍼刺壓手와 보사방법

鍼有補瀉하니 何謂也오

然하다 補瀉之法은 非必呼吸出內鍼也라 知爲鍼者는 信其左1)하고 不知爲鍼者는 信其右하니 當刺之時에 先以左手로 厭2)按所鍼滎俞之處하고 彈3)而努4)之하며 爪而下之5)하야 其氣之來가 如動脈之狀이면 順鍼而刺之하야 得氣因推而內之하니 是를 謂補요 動而伸之6)하니 是를 謂瀉라 不得氣면 乃與男外女內하고 不得氣면 是를 謂十死不治也라

【國譯】

침자鍼刺에 보사補瀉가 있으니 무엇을 말하는가?

---

1) 信其左 : 信은 善用의 뜻으로, 信其左는 자침할 때 왼손을 잘 쓴다는 뜻이다. 왼손을 쓰는 방법은 아래 문구의 '彈而努之', '爪而下之'의 종류이므로 徐靈胎는 "信其左는 그 방법이 왼손을 잘 쓰는 데 있다."고 하였는데 아래 문구에서 말한 것과 같다.

2) 厭 : 의미상 壓과 통한다.

3) 彈 : 자침 수기법의 하나로 보법에 속한다. 즉 침을 놓은 뒤에 손가락으로 침병을 가볍게 들어 올리는 것이다. 또 한 가지는 통감을 줄이려는 목적으로 손가락으로 피부를 튕기는 방법이 있는데 여기에서는 후자를 가리킨다.

4) 努 : 팽팽히 늘어난다는 뜻이다.

5) 爪而下之 : 滑伯仁은 "爪而下之는 약하게 누르는 것이다."고 하였으니, 곧 손톱자국을 이용하여 혈위에 진침하는 것으로서 침자할 때의 통증을 경감할 수 있다.

6) 動而伸之: 徐靈胎는 "흔들어 氣를 끌어내는 것이다."라고 하였다.

보사補瀉의 방법은 반드시 호흡에 따라 침을 출납出納하는 것만은 아니다. 침법을 아는 사람은 왼손을 잘 쓰고, 침법을 모르는 사람은 오른손만을 쓰니, 자침할 때에 먼저 왼손으로 자침하려는 혈위穴位를 누르고 손가락으로 피부를 튕겨 기육肌肉을 팽팽히 하고 다시 손톱으로 피부를 긁어 기氣가 오는 것이 동맥動脈의 형상과 비슷하면 손톱자국을 따라 자침하여 득기得氣가 된 뒤에 밀어 납침納鍼하니 이것을 보법補法이라 하고, 움직이면서 위로 발침하는 것을 사법瀉法이라 한다. 진침進鍼 후에 득기得氣가 되지 않으면 남자男子는 외外로 여자女子는 내內로 각각 제삽提插하는 방법을 쓰며, 그래도 득기得氣가 되지 않으면 이를 치료가 어려운 사증死證이라고 한다.

【演義】

내뱉는 숨에 자침하고 들이마시는 숨에 발침하는 것은 보법補法이고, 들이마시는 숨에 자침하고 내뱉는 숨에 발침하는 것은 사법瀉法으로서 이는 보사補瀉의 일반적인 방법이며, 『소문素問·이합진사론離合眞邪論』의 보사補瀉방법과 일치한다. 즉 "들이마시는 숨에 자침하여 기氣가 역행함이 없도록 하고, 가만히 오래도록 유침하여 사기邪氣가 퍼져 나가지 않도록 하니, 들이마시는 숨에 침을 돌려 득기得氣하였기 때문이다. 내뱉는 숨에 침鍼을 잡아당기고 내뱉는 숨이 다하면 완전히 발침하면 대기大氣가 모두 나가므로 사법瀉法이라고 한다."고 하였고, 또 "내뱉는 숨이 끝나면 납침納鍼하고 가만히 유침하여 기氣가 이르게 되는데, 이는 마치 귀인貴人을 기다리는 가운데 날 저무는 것도 모르는 것과 같이 기氣가 이르면 가서 지킨다. 들이마시는 숨에 침鍼을 잡아당기면 기氣가 나오지 않고 각각 그 혈위에 있게 되니 혈문을 밀어 닫아 신기神氣를 잔존케 하면 대기가 머물러 있으므로 보법補法이라 한다."고 하였다.

이상은 『소문素問』의 호흡출납보사呼吸出納補瀉의 일반적인 방법인데, 후세에는 이보다 더 발전하였다. 본난의 내용은 주로 침의 조작과 진침한 뒤의 기氣를 기다리는 방법을 설명하였는데, 보사補瀉를 나누어 행하는 것이 자침의 임상운용에서 중요한 기법의 하나이다. 침법에 능숙한 사람은 자침할 때 먼저 혈위를 정하고 오른손으로 침을 쥐는 것 외에 왼손을 잘 이용하나 먼저 왼손으로 자침할 혈위를 누르고, 손가락으로 피부를 튕겨 기육肌肉을 팽팽하게 한 다음에 다시 손톱으로 혈위를 누른 뒤에 자침한다. 진침하여 득기得氣된 뒤에 침을 내부로 향하여 밀어 넣으면 보법이고, 득기得氣된 뒤에 침을 동요시켜 잡아당기면 사법이다. 압수지침壓手指鍼 수기법手技法에 관하여 『의종금감醫宗金鑑 · 자구심법편刺灸心法篇』의 주해 중에 "침鍼을 놓을 때 왼손 엄지손가락 손톱으로 자침할 혈위를 세게 눌러 기혈氣血을 열고 환자로 하여금 마음을 안으로 전념하여 산만하지 않도록 한 뒤에 침을 놓아서 침이 영위營衛를 상하지 않도록 하여 침의 자입을 견디게 하는 것이 묘미이다."라고 하였고, 또한 "침을 놓는 의사가 반드시 생각은 작고 힘은 크게 하여 오른손으로 혈위상에서 침을 쥐고 마치 호랑이를 잡듯이 솜털도 놓치지 않을 듯이 힘을 주어 돌리면서 삽입하여 바로 침이 끝까지 이르면 숨을 세 번 들이 쉰 다음에 서서히 끌어당기니 삼재三才의 오묘한 이치를 마음으로 알고서 침을 놓으려는 사람은 이것으로써 다시 미루어 궁구해 볼 수 있을 것이다."라고 하였으니, 본난과 같이 참고할 수 있다.

【本難 要點】

1. 자침의 수기법상 득기得氣하였을 때 침을 밀어 넣으면 보補가 되고, 움직여서 빼면 사瀉가 됨을 설명하였다. 보사방법補瀉方法의 호흡진출보사법呼吸進出補瀉法과는 다르다.
2. 압수자침壓手刺鍼의 조작방법을 제시하였다
3. 득기得氣의 중요성을 설명하였다. 침을 자입한 뒤 득기得氣하는 것은 양호한 것이고, 유침한 뒤에 기氣가 여전히 이르지 않으면 다시 제삽提插방법으로 득기得氣할 수 있다. 만약 시간이 지나도 아무런 반응이 없다면 경기經氣가 끊어진 것이니 사증死證의 증후이다.

第79難

迎隨補瀉法

經에 言迎而奪之면 安得無虛며 隨而濟之면 安得無實잇가 虛之與實에 若得若失과 實之與虛에 若有若無는 何謂也오

然하다 迎而奪之者는 瀉其子也요 隨而濟之者는 補其母也니 假令心病에 瀉手心主兪면 是를 謂迎而奪之者也요 補手心主井이면 是를 謂隨而濟之者也라 所謂實之與虛者는 牢濡之意也니 氣來實牢者는 爲得이요 濡虛者는 爲失이라 故로 曰若得若失也라

【國譯】

영수보사迎隨補瀉에서 영迎으로 탈기奪氣하는 사법瀉法을 행하면 어떻게 허하지 않을 수 있으며, 수隨로 제기濟氣하는 보법補法을 행하면 어떻게 실하지 않을 수 있겠는가? 사기邪氣를 허하게 한 경우와 정기正氣를 실하게 한 경우에 득기得氣가 되고 실기失氣가 되는 것과, 침을 놓을 때 실함을 느끼거나 허함을 느끼는 경우에 기氣가 있는 듯하고 없는 듯한 것은 무엇을 말하는가?

영법迎法으로 탈기奪氣시키는 것은 자子를 사瀉하는 것이고, 수법隨法으로 제기濟氣시키는 것은 모母를 보補하는 것이니, 가령 심병心病에 수궐음심포경手厥陰心包經의 수혈兪穴을 사瀉하는 것을

'영迎으로 탈기奪氣하는 것'이라고 하고, 수궐음심포경手厥陰心包經의 정혈井穴을 보補하는 것을 '수隨로 제기濟氣하는 것'이라고 한다. '침을 놓을 때 실함을 느끼거나 허함을 느끼는 경우'라 함은 침자할 때 침 아래에서 느끼는 견고함과 유약함을 의미하는 것으로 경기經氣가 도달하여 견고하고 실實한 것은 득得이 되고, 유약하고 허虛한 것은 실失이 되므로 '기氣가 있는 듯하고 없는 듯한 것'이라고 한다.

【演義】

영迎으로 탈기奪氣하는 사법瀉法은 실사實邪를 허虛하게 할 수 있고, 수隨로 제기濟氣하는 보법補法은 정기正氣가 허虛한 것을 실實하게 할 수 있으니, 영수隨迎의 뜻은 앞에서 이미 설명하였다

이러한 보사방법은 『내경內經』에 기술된 것과 같으니 예를 들면 『영추靈樞 · 구침십이원九鍼十二原』에 "거슬러 그것을 빼앗으면 어찌 허虛해지지 않으며 쫓아가 그것을 더하면 어찌 실實해지지 않겠는가!"라 하고, 「소침해小鍼解」에 "'實與虛 若有若無'라 함은 실한 것은 기氣가 있고, 허한 것은 기氣가 없는 것을 말한 것이다. '爲虛爲實, 若得若失'이라 함은 보補는 마치 얻은 것과 같고, 사瀉는 유실된 것과 같다."고 하였다. 영수보사법迎隨補瀉法의 운용에 대해서 본난에서는 심병心病을 예로 들어 수혈兪穴은 사瀉하고 정혈井穴을 보補하는 자모보사법子母補瀉法을 설명하였다. 다만 심병心病에 심경心經의 혈을 취하지 않고, 심포경心包經의 혈을 취한 까닭은 『영추靈樞·사객邪客』에서 "모든 사기邪氣가 심心에 있다는

것은 모두 심포락心包絡에 있는 것이고, 심포락心包絡은 심주心主의 맥脈이다. 심心의 외경外經은 병이 드나 심心 자체는 병이 들지 않으므로 심포경心包經에 해당되는 손바닥 뒤의 예골銳骨 끝에서 혈을 취한다."고 한 것과 같다. 심心은 화火에 속하고 포락包絡도 화火에 속하여 포락包絡의 수혈兪穴은 대릉大陵[토土]이고, 정혈井穴은 중충中衝[목木]이다. 이는 곧 실하면 그 자子[수兪]혈을 사하고, 허하면 그 모母[정井]혈을 보한다는 의미이다. 본난과 제75난에서 말한 다른 경맥經脈의 자모보사법子母補瀉法과는 구별되며, 여기에서는 자침 시 영수보사법迎隨補瀉法에 의한 본경의 자모보사子母補瀉를 설명하였으니, 양현조楊玄操는 "이는 특정 장臟의 자병自病에 행하는 방법이지 오장五臟의 상승관계에 대한 것이 아니다."라고 하였다.

【本難 要點】

1. 본경의 자모보사법子母補瀉法을 제시하고, 심경心經질병에 심포락心包經의 정井 · 수兪 2개 혈을 취하는 것을 예로 들어 보모사자補母瀉子의 취혈법을 설명하였다.
2. 침을 놓은 뒤에 침 아래에 견실하게 느껴지는 것은 득기得氣가 되고, 유약하게 느껴지는 것은 실기失氣가 된 것을 근거로 함축된 의미를 설명하였다.

第80難

出鍼과 納鍼의 방법

經에 言有見[1]如[2]入하고 有見如出者는 何謂也오

然하다 所謂有見如入者는 謂左手見氣來至면 乃內鍼하고 鍼入에 見氣盡이면 乃出鍼하니 是를 謂有見如入하고 有見如出也라

【國譯】

『의경醫經』에 드러나는 것이 있으면 자입刺入하고, 드러나는 것이 있으면 출침出鍼한다는 것은 어떠한 것을 말하는가?

드러나는 것이 있으면 자입刺入한다는 것은 왼손에 경기經氣가 오는 것이 감지되면 침을 자입刺入하고, 침을 자입함에 경기經氣가 흩어지면 출침出鍼하는 것을 말하니, 이것이 "(경기經氣가 모임이) 드러나는 것이 있으면 자입刺入하고, (경기經氣가 흩어짐이) 드러나는 것이 있으면 출침出鍼한다."고 한 것이다.

【演義】

본난은 자침 시 출침出鍼과 진침進鍼의 방법을 논술하였는데 일

1) 見 : 現과 같다. 顔師古는 "見은 드러나는 것이다."라고 하였다.

2) 如 : '而'자와 의미가 같다.

반적으로 이는 경기經氣가 이르고 흩어지는 것에 따라 운용한다. “드러나는 것이 있으면 자입刺入하고, 드러나는 것이 있으면 출침出鍼한다.”라는 것은 자침할 때에 먼저 왼손으로 혈위를 눌러 고정하고, 혈 가운데 기氣가 이르면 진침進鍼하고 침을 자입한 뒤에 기氣가 흩어지면 출침出鍼하는데, 이는 침을 놓을 때 반드시 기氣가 이르고 흩어지는 것을 기다려 조작해야 함을 설명한 것이다.

【本難 要點】

자침할 때 기氣가 이르는 것을 기다려 진침進鍼하고 기氣가 다할 때 출침出鍼하는 방법을 설명하였다.

第81難

虛虛實實의 補瀉 錯誤

經에 言無實實虛虛하야 損不足而益有餘라하니 是는 寸口脈也아 將病自有虛實耶아 其損益은 奈何오

然하다 是病은 非謂寸口脈也요 謂病自有虛實也라 假令肝實而肺虛면 肝者는 木也요 肺者는 金也니 金木이 當更相平[1)]하야 當知金平木이나 假令肺實而肝虛에 微少氣를 用鍼不補其肝而反重實其肺라 故로 日實實虛虛하야 損不足而益有餘라하니 此者는 中工之所害也라

【國譯】

『의경醫經』에 실實한 것을 보補하여 더욱 실實하게 하고 허虛한 것을 사瀉하여 더욱 허虛하게 하여, 부족한 것을 덜고 유여한 것을 보태는 착오가 없도록 하라고 하였으니, 이것은 촌구맥寸口脈을 말하는가? 병 자체의 허실虛實을 말하는가? 그 손익損益이란 어떠한 것인가?

이 질병은 촌구맥寸口脈을 말하는 것은 아니고, 병 자체에 허실虛實이 있음을 말한 것이다. 가령 간肝이 실하고 폐肺가 허하면 간

1) 平 : 克也. 평정하다의 의미이다.

肝은 목木에 속하고 폐肺는 금金에 속하니 금목金木이 당연히 평형을 유지하여 금金이 목木을 극제克制함을 알 수 있으나, 만약 폐肺가 실하고 간肝이 허한데 기氣가 미소微少한 것을 침으로 간肝을 보補하지 않고 반대로 폐肺를 더 실하게 하므로 실한 것을 더 실하게 하고 허한 것을 더 허하게 하여 부족한 것을 덜고 유여한 것을 보탠다고 한 것이니 이는 중등 의사醫師가 위해를 끼친 것이다.

【演義】

허虛한 것은 보補하고 실實한 것은 사瀉하는 것이 올바른 치료원칙에 속하는데, 가령 실증實證에 보법補法을 운용하고 허증虛證에 사법瀉法을 운용한다면 "유여한 것을 보태고 부족한 것을 덜어낸다."는 오류를 범하게 된다.

『내경內經』에 특별히 경계하여 "허虛한 것을 허虛하게 하지 말고, 실實한 것을 실實하게 하지 마라."고 한 것은 허증虛證은 사瀉하면 안 되고, 실증實證은 보補하면 안 된다는 뜻이다. 본난은 『내경』의 정신에 근거하여 간실폐허肝實肺虛를 예로 들어 이러한 문제를 설명하였다. 간실폐허肝實肺虛한 병은 당연히 폐肺를 사瀉하고 간肝을 보補하여야 하나, 다만 서툰 의사는 폐肺를 보補하는 착오를 범하여 폐기肺氣를 더욱 항성하게 한다. 폐肺는 금金에 속하고 간肝은 목木에 속하여 금金이 항성하여 목木을 승勝하면 간肝은 더욱 허虛하게 되니 이러한 것이 치료상 실실허허實實虛虛의 착오이다. 그러므로 섭림葉霖은 "병을 다스리는 방법은 평형을 이루어 허虛한 것은 보補하고 실實한 것은 사瀉하여서 부족한 것은 더해주고 유여한 것은 덜어주어야 한다. 만약 실實한 것은 당연히 사瀉해야 하는데 반대로 보補하고, 허虛한 것은 당연히 보補해야 하는데 반대로 사瀉하여 부족한 것을 반대로 덜어내고 유여한 것을 반대로 더해주는 것은 모두 잘못된 치료이므로 '실한 것을 더 실하게 하고 허한 것을 더 허하게 하여 부족한 것을 덜고 유여한 것을 보태지 말라'라 하였다."고 하였다.

【本難 要點】

1. 치료에서 반드시 먼저 그 질병의 허실虛實을 살핀 뒤에 '허虛하면 보補하고 실實하면 사瀉한다.'는 원칙에 따라 치료해야 하며, 실實한 것을 보補하고 허虛한 것을 사瀉해서는 안 됨을 설명하였다.
2. 폐실간허肺實肝虛를 예로 들어 치료에서 폐肺를 보補하고 간肝을 사瀉하여 폐肺를 더욱 항성하게 되고 간肝은 더욱 허虛하게 되는 '허虛한 것을 허虛하게 하고 실實한 것을 실實하게 한다.'는 착오를 범하면 반드시 좋지 않은 결과를 초래함을 설명하였다.

역자 약력

琴埛樹

1958. 01. 23 대구 출생
1977. 02. 경북고등학교 졸
1984. 02. 원광대학교 한의과대학 졸
1990. 02. 원광대학교 대학원 한의학과 한의학박사 취득

1991. 03. 01~ 1996. 02. 29 원광대학교 한의예과장
1998. 09~ 2000. 03. 대한한의진단학회 부회장
2000. 02~ 2004. 01. 대한한의정보학회 회장
2002. 02~ 2006. 01. 대한한의학원전학회 부회장
2003. 03. 01~ 2006. 02. 28 원광대학교 대학원 부원장
2006. 03. 01~ 2007. 12. 31 한국학술진흥재단(현 한국연구재단) 한의학분야 전문위원
2006. 03. 01~ 2008. 02. 28 원광대학교 한의과대학 학장
2008. 03. 01~ 2010. 02. 28 한국전통의학연구소 소장
2008. 03. 01~ 2011. 01. 31 원광대학교 한의학전문대학원 원장
2010. 02. 01~ 2012. 01. 31 대한한의학원전학회 회장

1990. 03. 01 ~ 현재 원광대학교 한의과대학 교수
2013. 03. 01~ 현재 대한한의학원전학회 명예회장

저서
素問研究集成, 靈樞研究集成, 脈經研究集成, 金匱要略研究集成

宋志青

1972년 서울 출생
1991년 상계고등학교 졸
1996년 고려대학교 문과대학 동양사학과 졸
2003년 원광대학교 한의과대학 한의학과 졸
2011년 원광대학교 한의학전문대학원 한의학박사 취득

2014년 02 ~ 2016년 01 대한한의학원전학회 총무이사

2014년 ~ 현재 대구한의대학교 한의과대학 한의예과 조교수
2015년 02 ~ 현재 대구한의대학교 한의과대학 한의예과장